일차진료 한의사를 위

보험 한약 입문

- 둘째 판

이준우 지음

이준우

경희대학교 한의과대학교를 졸업, 동대학원에서 한방내과박사, 경희대학교 한방병원 수련 및 한방내과 전문의를 취득한 후 포천중문의대 한의과 교수 및 분당차한방병원 한방내과과장을 역임하고 현재는 분당 야탑동 탑마을경희한의원에서 9년째 개원중이다.
보험한약을 활용한 감기 위장질환 등 급성내과질환을 중심으로 한 일차진료에 매진하면서 민족의학신문에서 보험한약 임상사례 칼럼을 연재중이며, 보수교육 · 학회 등에서 보험한약 임상사례를 강의하고 있다.

일차진료 한의사를 위한

보험한약 입문 둘째판

첫째판 발행	2013년 6월 10일
둘째판 1쇄 발행	2016년 6월 3일
둘째판 2쇄 발행	2017년 6월 7일
둘째판 3쇄 발행	2019년 3월 22일
둘째판 4쇄 발행	2022년 6월 21일
둘째판 5쇄 발행	2024년 6월 7일

지 은 이 이준우
발 행 인 장주연
출 판 기 획 김도성
편집디자인 군자편집부
표지디자인 김재욱
제 작 담 당 황인우
발 행 처 군자출판사(주)
　　　　　등록 제4-139호(1991. 6. 24)
　　　　　본사 (10881) **파주출판단지** 경기도 파주시 회동길 338(서패동 474-1)
　　　　　전화 (031) 943-1888　　　팩스 (031) 955-9545
　　　　　홈페이지 ｜ www.koonja.co.kr

ISBN 979-11-5955-053-9

정가 25,000원

일차진료 한의사를 위한

보험
한약
입문

일차진료 한의사를 위한
보험한약 입문의 발간을 축하하며

지난 2월말 대학병원에서 정년을 하고 한의원을 개원해보니 그간 한의계가 어렵다는 말이 실감됩니다. 하지만 요즘처럼 세계적으로 경기가 침체된 상황에서 어려움이 없는 분야는 없습니다. 이 어려움을 얼마나 잘 극복해 나가는지, 그리고 이 어려움를 통해 얼마나 더 성장하는지에 따라 각 분야의 존폐 여부가 결정됩니다.

언제부터인가 유독 우리나라에서만 한약은 보약이라는 인식이 생겼습니다. 그래서 그동안 한의원들이 호황일 때는 보약 위주로 입지를 다져온 것도 사실입니다. 그러다가 최근 건강보조식품 시장이 확대되면서 한방의 입지는 점차 줄어들었고, 이에 따라 한의계가 어려워지는 하나의 계기가 되었습니다.

원래 한의학은 서양의학이 들어오기 전에, 이 땅에서 오랜 기간 동안 치료의학으로 발전해 온 의학입니다. 감기나 위장질환과 같은 내과질환에서부터 두통이나 어지럼증, 중풍과 같은 신경과 질환, 그리고 갱년기나 월경불순과 같은 부인과질환 등등 한의약으로 치료될 수 있는 각 과 질환들의 범위는 아주 넓습니다. 이제는 한의학 원래 모습인 치료의학으로 다시 태어나야 할 때가 왔습니다. 이미 시행되고 있는 보험한약은 대부분 치료약이고, 제도권에 들어 있어 한의원의 문턱을 낮출 수 있습니다. 그러 함에도, 현재 건강보험진료비 총액에서 보험한약 재료비가 차지하는 비중은 총진료비 대비 1~2% 수준으로 아주 미미합니다.

우리는 공공도구라고 할 수 있는 보험한약을 좀 더 적극적으로 사용해서 한의원의 문턱을 낮추어 치료 영역을 넓혀나가야 합니다. 그리고 더 많은 보험한약 처방들을 제도권에 진입시켜 한의계가 어려움을 벗어날 수 있는 계기로 삼아야 할 것입니다.

2013년에 개원가의 이준우 원장이 현실적인 안목에서 보험한약의 임상례에 대한 책을 발간하였습니다. 그 후, 올해 다시 내용을 보강해서 개정판을 발간하여 우리 한의계를 일깨우는 역할을 선도하는 것에 다시 한번 큰 박수를 보냅니다. 이 책이 비록 한의사 한명의 데이터일 뿐이지만 보험한약을 사용한 다양한 치험 례를 볼 수 있습니다. 이를 계기로 많은 한의사들이 보험한약에 대해 관심을 갖고 적용 범위를 넓혀가서, 그 데이터들이 누적되어 표준화된 진료를 할 수 있게 된다면, 그것이 곧 한의계의 어려움을 벗어나는 계기가 될 수 있습니다. 위기는 곧 기회라고 하였습니다. 지금의 위기를, 한의학이 치료의학으로 자리 잡는 기회로 삼아야 할 것입니다.

2016년 5월
전 경희대학교한의과대학 학장 김영석

이 책을 모든 한의사들의 책상에
올려 지기를 바라면서

한방의료는 5천년 역사와 함께 면면히 이어져 왔다. 한방의료는 19세기말 서양의학이 도입되기전까지 우리 민족의 유일한 의료수단이었다. 이러한 한의학은 일제 강점이후 근대화와 더불어 도입된 서양의학에 밀려 한때는 그 명맥마져 유지하기 어려운 상황이었다. 그러나 광복 후 우리 민족이 전통의학을 되살리자는 한의학 부흥운동이 일어나 1952년 한의사제도 설치와 함께 한방의료는 새로운 발전의 계기를 마련하게 되었다.

1987년 한방의료보험이 전국으로 확대 실시되었고, 시행 초기부터 양방의료와는 다른 여러 가지 고유한 한방의료의 특성들로 인해 발생하는 보험급여범위의 선정과 상반된 정부와 보건사회부 정책으로 많은 문제점들이 제기되었다. 초기 도입 당시의 보험급여 범위는 한방 진료의 모든 영역이 포함되지 못하고 한방 치료에서 가장 중요한 영역인 첩약이 제외된 체 극히 제한적인 급여항목만을 포함한 매우 단순한 형태로 시작되었다.

한방보험의 급여범위는 기본진료료, 투약 및 조제료, 한방검사료, 한방시술 및 처치료, 한약제제로 적용되어 왔지만 첩약치료는 보험급여의 대상이 되지 못하고 있으며, 침술항목의 경우는 일부만 진료가 인정되고 있어 국민들의 한약제 첩약에 대한 경제적 부담과 욕구를 충족시키지 못하고 있는 실정이다. 현재까지도 보험급여 범위와 수가체계가 여러번 개정되고 확대되었지만 주로 의료비를 인상하는 차원에서 변화가 이루어 졌으며, 근본적인 제도 자체에 대한 변화와 개선은 충분하게 이루어지지 못하였다.

한방의료는 양질의 의료서비스에 대한 국민욕구와 이용률이 증대되고 있는 것이 현실이다. 또한 국제적으로 관심이 높아져서 전통의학의 하나로써만 인식되거나 현대의학에 대한 일종의 보완적인 위치에 그치지 않고 보건의료체계의 한분야로 발전하고 있다. 이런 발전과 더불어 한방보험약의 사용빈도가 저조한 것은 40여년이 지난 지금에도 한약보험제제의 품질 관리적인 측면에서 무척 아쉬움이 있다고 사료된다.

환자의 한방치료 욕구의 증대와 경제적인 부담을 고려해 볼 때 한방보험제제를 이용하는 것은 매우 타당하다고 할 수 있다. 이런 면에서 한방보험제제를 누구보다 활발하게 처방하여 임상효과를 신문, 방송, 학회, 강의 등을 통해서 빈번하게 발표했던 내용들을 모아서 초판 〈일차진료 한의사를 위한 보험한약 입문〉라는 책을 낸 것이 엊그제 같은데, 임상에서 활용하는 한방보험제제가 좀 더 넓게, 좀 더 저렴하게, 좀 더 다양한 치료에 적용하여 한방의료기관을 자주 이용할 수 있는 욕구를 충족할 수 있도록 〈일차진료 한의사를 위한 보험한약 입문〉 증보판 발간은 한방보험제제 치료에 있어서 하나의 이정표가 될 것으로 확신하는 바입니다.

끝으로 일차진료 한의사를 위한 보험한약 입문 증보판 발간을 진심으로 축하하면서 이 책을 선후배 한의사에게 적극적으로 추천하는 바이다.

2016년 5월

강동경희대학교한방병원 병원장   고 창 남

보험한약 사용을 통해서 치료영역이 확대되기를 바라면서...

　　2013년도 6월에 "일차진료 한의사를 위한 보험한약 입문"이라는 책을 발간하고 이제 2년 이 조금 더 지났다. 이 책은 총 세 파트로 이루어졌는데, 첫째 2011년도 3월부터 민족의학신문에 기고한 "보험한약 임상사례" 59편을 모은 것과 둘째 2011년 5월부터 정인태원장과 함께 시작한 "보험진료 다지기 강의"의 내용 그리고 셋째 1987년부터 시작된 보험한약 역사와 현 고시내용을 간략하게 정리를 한 것이다. 그리고 이번 개정판은 세 파트를 조금씩 보충하는 내용으로 이루어졌다.

　　2011년 노인정액제가 보험한약 투약시 2만원으로 상향 조정되고 난 후 보험한약 사용이 2배 가량 늘었으나 그 후에 보험한약 사용량은 더 이상 증가하지 못하고 있다. 아직까지 "보험한약 사용의 확대를 통한 한의 치료영역의 확대"라고 하는 선순환을 이루지 못하고 있는 것이다. 이러한 조바심이 다시금 개정판을 출간하게 만드는 힘이 되었다.

　　보험한약 사용의 확대는 한의계에 두가지 긍정적인 효과를 가져올 수 있다고 생각되는데 첫째는 치료영역의 확대이며, 둘째는 한의진료의 표준화를 촉진시키는 것이다. 보험한약은 주로 감기나 비염 위장질환 방광염 등 내과질환을 비롯한 다양한 질환들을 다스릴 수 있기 때문에 침치료를 통한 통증위주의 진료형태를 극복할 수 있다. 그리고 침치료와 탕약치료는 너무 한의사마다 다양하게 이루어지기 때문에 진료의 표준화를 이루기 힘든 반면, 보험한약은 정해진 종류 내에서 선택해야 하기 때문에 진료 표준화를 이룰 수 여건을 만들어나갈 수 있다. 거듭 이야기 하지만 3만 한의사 시대에 한의사마다 진료형태가 다른 3만 한의학으로는 더 이상 설득력을 가질 수 없다. 이제는 신비의학 개인의학의 틀을 벗어나 표준화된 진료형태를 만들어 나가야 한다.

　　한의계가 다시 초심으로 돌아갔으면 좋겠다. 우리가 어려울수록 환자들의 어려움도 더 헤아릴 수 있었으면 좋겠다. 보험한약 사용으로 한의원의 문턱을 낮추고 다양한 질환들을 정성스럽게 치료해 나간다면 지금까지 잃어버렸던 한의진료에 대한 신뢰를 다시 되찾을 수 있다고 생각한다.

비록 보험한약을 이용한 높은 수준의 임상연구도 아니고 일개 한의사의 케이스 모음집이지만, 그간 보험한약에 대한 연구가 전무했던바 용기를 내어 이렇게 다시 세상에 발표하고자 한다. 부디 이 책이 보험한약 사용을 확대하고 보험한약 연구를 활성화시키는데 조금이나마 도움이 되었으면 좋겠다.

한 사람의 인생이 그 개인만의 몫이 아니듯이 한 사람의 글 또한 그 개인만의 몫이 아니라고 생각한다. 우선 임상, 임상연구와 EBM에 눈을 뜨게 해준 필자의 친정 경희대학교 한의과대학 순환신경내과학교실 교수님들 그리고 선후배님들에게 감사의 뜻을 전하고자 한다. 그리고 보험한약 임상사례를 5년동안 연재하도록 이끌어준 민족의학신문사 임철홍 회장님, 정광희선배, 강연석교수, 이예정전국장님, 홍창희국장님에게도 감사의 뜻을 전하고 싶다. 또한 글을 쓰는데 도움을 준 김동환원장, 정인태원장, 정동원원장, 윤희성원장, 이태규원장, 서병관교수, 류한진원장, 정재호원장, 이차로원장, 박상민원장, 유종민원장, 황남주선생님 및 한국신약 학술부와 한재진과장 그리고 격려와 응원의 메시지를 보내준 수많은 한의사 동료원장님들 그리고 한의과대학교 학생들에게 이 자리를 빌어 깊은 감사의 뜻을 전하고자 한다.

마지막으로 이 세상에 나를 있게 해주고 항상 귀감이 되는 부모님, 그 누구보다 현명하고 묵묵히 가정을 지켜주는 나의 아내 그리고 사랑하는 두 아들들, 하는 일마다 응원해주시는 처의 부모님과 가족들 그리고 국제기구에서 고생하는 내 동생과 그 가족들, 고마운 마음을 새기면서 이 글을 마치고자 한다.

2016년 5월 야탑동 진료실에서

한의사가 바라는 한의사상

91년도 처음 한의과대학을 입학하던 때가 떠오릅니다. 그 당시만 해도 한의학하면 떠오르는 이미지가 진맥을 하면 온갖 증상을 다 알아맞히고 달인 탕약을 먹으면 몸이 좋아지면서 온갖 질병이 다 낫는 신비한 의학이었습니다. 그래서 이 미지의 영역을 과학화해서 온갖 난치질환을 정복하는 한의사나 연구자가 되고 싶었습니다. 지금 돌이켜 보면 그 당시 한의학은 보약의학 예방의학 개인경험의학 이라고 정리할 수 있을 것 같습니다.

그 후로 20년이란 세월이 지나고 그동안 한의계는 군의관 · 공보의 전면실시, 전문의제도 실시, 국립한의학전문대학원 설립 등 제도권으로 편입이 되면서 이제는 일차진료와 치료의학으로 거듭나는 시대적 요구에 직면하고 있다고 생각됩니다. 또한 2만 한의사가 배출이 되고 EBM의 파도가 치면서 표준화된 매뉴얼을 가진 '보편적 한의사' 의 탄생이 앞으로의 과제라고 생각합니다.

제가 상상하는 미래의 한의원의 모습은 이렇습니다. 발이 삐끗하고 허리를 다치고 감기가 걸리고 체하거나 장염이 걸리고 등등 환자가 내원 했을 때, 어느 한의원에 가나 비슷한 질병에 대한 설명이 이루어지고 변증이 이루어져 보험한약과 침구치료로 치료가 이루어집니다. 필요하면 주변 방사선과에 검사를 의뢰하기도 하고 한의원에서 보기 부담스러운 질환이면 큰 병원으로 transfer 합니다. 간혹 자꾸 재발이 되는 만성질환이나 다이어트 그리고 수술 후 · 산후 등 기력이 쇠해서 보약을 원하시는 경우는 체질에 맞게 탕약을 처방해드립니다.

어느 한의원에 가나 비슷한 진료형태가 이루어져서 한의사도 축적된 임상연구를 바탕으로 한

전문적인 지식으로 무장되어 있으며, 환자도 '한의원' 하면 어느 정도 예상 가능한 진료형태가 이루어져서 몸에 큰 부담이 가지 않으면서 치료가 잘되는 이미지를 떠올릴 수 있는 날이 오기를 기다려 봅니다.

목차

목차

목차

보험한약 임상특강

보험한약 개요

보험한약 색인

보험한약
임상사례

침과 첩약의 한계,
보험제제로 극복한다

| 감기 위장질환 두통 어지럼증 등에 활발히 사용 |

 보험약을 쓰기 시작하다

필자가 보험약을 쓰기 시작한 것은 2008년 11월부터이다. 지금도 그 당시를 생각하면 주먹이 불끈 쥐어지곤 한다. 2007년 8월 개원을 하고 처음에 고전하다가 2007년 말부터 환자가 조금씩 늘어갔다. 그래서 2008년에는 1일 내원환자 수가 30명 정도로 늘었고, 비보험진료도 어느 정도 되는 보통 한의원으로 자리 잡았다.

그런데 그해 11월 금융위기가 몰아치면서 우리 한의원도 직격탄을 맞았다. 1일 내원환자 수 30명은 그대로 유지가 되었지만, 비보험진료가 거의 자취를 감춘 것이다. 우리 한의원은 월세가 비싸고 경비가 비교적 많이 들기 때문에 비보험진료가 줄어들면서 한의원 유지에 비상이 걸렸다.

그러던 중 친한 친구 중에 소아과 의사와 이비인후과 의사가 있었는데, 이들은 금융위기와 전혀 상관없이 겨울 찬바람이 불면서 오히려 환자가 늘었다는 소식을 전해왔다. 나는 그때 심한 혼란에 빠졌다.

'나는 의료인이고 의료는 경기와 상관없이 필요한 것인데, 왜 나는 경기에 민감하고 이비인후과와 소아과는 경기의 영향을 받지 않는 것일까?' 이런 물음은 나의 의료행위를 궁극적으로 다시 되돌아보게 하는 계기를 가져다주었다.

 보험한약 효과 기대 이상

그래서 내린 결론은 비보험진료에 대한 의존도를 낮추고 보험진료에 대한 의존도를 상대적으로 높여야 한의원이 보다 안정적이 된다는 것이었다. 필자는 개인적으로 한방내과를 수련해서 침치료

보다는 한약치료에 더 관심이 많았다. 그래서 목표를 침치료를 통한 근골격계 환자를 늘리는 것보다 보험한약으로 감기, 위장질환, 두통, 어지럼증 등을 치료해서 환자를 늘려보기로 마음을 먹었다.

우선 감기에 쓸 수 있는 구미강활탕, 연교패독산, 소청룡탕 등을 주문했다. 그래서 감기환자들이 오면 처방을 하기 시작했다. 침치료를 받다가도 감기 증상을 호소하면 보험한약이 있음을 소개하고 같이 따라온 보호자들 중에서도 감기를 호소하면 처방을 하기 시작했다.

그런데 원래 생각했던 것보다 보험한약의 효과가 상당히 괜찮았다. 그래서 보험한약 종류도 하나 둘씩 늘려나갔다. 감기약 다음으로는 위장질환에 쓸 수 있는 불환금정기산, 반하백출천마탕, 반하사심탕 등을 주문했다. 지금은 보험한약 쓰기 시작한지 만 2년이 넘어가는데 20가지 종류를 쓰고 있다.

보험한약을 쓰면 당장은 환자가 늘지 않지만 시간이 가면 갈수록 조금씩 환자가 느는 효과가 있다. 보통 허리통증으로 내원하는 분들은 1~2년에 한 번 내원하시는데, 침 맞다가 감기증상을 호소하셔서 연교패독산 보험한약으로 효과를 보신 분은 6개월 후에 다시 오시기도 하고 때로는 가족을 데리고 다음 달에 내원하시기도 한다.

 ### 환자 수 점차 증가

이렇게 해서 환자가 조금씩 늘어났다. 2008년에는 1일 내원환자 수가 30명 정도였는데 2009년에는 1일 내원환자 수가 35명 정도로 늘었으며, 2010년에는 1일 내원환자 수가 40명 정도로 늘어갔다. 비보험진료도 금융위기가 지나면서 다시 일정한 수준을 유지해나갔다. 위기가 지나가고 한숨 돌리게 된 것이다.

위기는 기회라는 말이 새삼 떠오른다. 금융위기로 인한 한의원의 위기는 나의 진료형태를 다시 돌아보게 하였고, 그래서 '침치료+비보험 탕약치료' 만으로는 한계가 있다는 문제인식을 갖게 만들어주었다.

요즘도 부담 없이 보험한약을 투약하면서 많은 환자들을 치료하고 있다. 그리고 최근에는 보다 많은 동료 한의사들이 보험한약을 사용해서 보험한약시장이 커졌으면 하는 바람이 생겼다.

 ### '쯔무라' 같은 제약사를…

우리나라에도 쯔무라같은 회사가 나오고 보험한약의 종류도 더 많이 생기면 한의학이 치료의학으로 다시 거듭나는 데 큰 기여를 할 것이라 생각한다. 그래서 앞으로 지면을 통해서 혹은 다양한 경로를 통해서 필자의 보험한약의 경험들을 공유하고 또 보험한약에 대한 관심을 모아보는 일에 힘을 보태고자 한다.

한방종합감기약 '연교패독산'

감기환자를 적극적으로 보기로 결심을 하고 처음에 주문한 보험한약은 '구미강활탕'이었다. 구미강활탕은 감기 초기에 '춥고 열이 나며 두통이 있고 뼈마디가 쑤시고 아플 때' 쓸 수 있는 처방이다. 하지만 의외로 그런 환자를 찾기가 쉽지 않다. 그래도 꾸준히 내원환자들을 대상으로 감기 증상에 대한 문진을 해본 결과 두 가지 결론을 도출해냈다.

첫째 관심을 가져보니 생각보다 내원환자들 중에서 감기 증상을 호소하시는 분들이 많다는 것이고, 둘째 '오한발열이나 통증'을 호소하는 경우보다 '목이 아프고 코가 나오며 기침하고 가래 뱉는' 등의 증상을 호소하는 경우가 훨씬 많다는 것이었다.

감기 증상 중 문진을 하면서 가장 자주 호소하는 것이 의외로 아침에 목이 아프다는 것이었다. '아침에 일어났더니 목이 따끔거리면서 아파요' 라고 호소하는 환자들이 의외로 많이 있었다. 조금 지나고 나면 콧물도 나고 기침도 하지만 한의원에서 가장 먼저 호소하는 증상은 '목이 따끔거려요' 였던 것이다.

이비인후과에서도 목이 아플 경우 타이레놀 같은 진통소염제와 함께 아목사실린 같은 항생제를 같이 처방한다. 이건 우리 보험한약 중에서는 바로 '연교패독산'에 해당한다. 그래서 "아침에 일어났더니 목이 따끔거려요"라고 호소하는 환자들은 루틴하게 연교패독산을 3일분씩 처방하기 시작하였다.

필자는 개인적으로 연교패독산을 한방종합감기약이라고 부른다. 연교, 금은화, 형개, 방풍, 강활, 독활, 시호, 전호, 천궁, 지각, 길경, 복령, 박하, 생강, 감초 등 총 15가지로 이루어진 연교패독산은 인삼패독산에서 인삼을 빼고 형개, 방풍, 연교, 금은화를 첨가한 처방이다.

인삼패독산은 「방약합편」에 "治傷寒 時氣發熱 頭痛 肢體痛 及傷風 咳嗽 鼻塞 聲重"이라고 되어 있다. 즉 인삼패독산은 구미강활탕에 비해 보다 상기도감염 증상인 해수 비색 성중 등에 쓸 수 있다.

그런데 연교패독산은 "治癰疽初發寒熱甚似傷寒"이라 하여 옹저로 인해 상한이 나타날 때 추천하고 있다. 이것은 감기 초기에 편도가 붓고 상기도감염 증상이 나타나는 경우라고 해석할 수 있다.

처음 개원을 했을 때 우리 건물에 한 정수기회사 지국이 있었다. 그 당시 지국장님이 50대 여자분이셨는데 운동도 좋아하고 밝고 경쾌하신 분이셨다. 그런데 그 분이 하루(2008년 4월)는 감기약을 지으러 내원하셨다.

목이 갈라지고 입이 마르며 밤에 마른기침을 심하게 한다는 것이다. 처음에는 태음인 표한증으로 진단을 내리고 마황발표탕 탕약을 처방했다. 복용을 하면서 조금씩 좋아지기는 하였지만 한제를 다 복용하고도 여전히 증세는 남아 있었다.

그러다 지국장님이 다른 곳으로 이사를 가고 2년 후인 2010년 4월 다시 감기로 내원하셨는데, 그 당시와 똑같은 증상이었다. 그래서 이번에는 연교패독산 보험약을 3일분 드렸는데 바로 효과가 있었다. 그 후로 3일분 7일분 2차례 더 복용하고 호전되었다.

그런데 이번에는 훨씬 부담없는 가격으로 감기가 호전되어 지국장님 소개로 많은 코디분들이 감기 치료를 받으러 한의원에 내원해 주셨던 기억이 난다. 지금도 감기환자가 내원하면 가장 우선적으로 선택을 하게 되는 것이 보험한약이다.

보험한약을 처음 시작할 때 너무 많은 종류를 구비해놓고 있다가 사용을 안 하게 되면 오히려 보험한약을 외면하는 결과를 낳기도 하는 것 같다. 그래서 처음에는 2~3가지 종류의 보험약을 준비해 놓고 쓰기 시작해서 사용이 많아지면 한두 가지씩 늘려 나가는 방법을 권하고 싶다. 특히 연교패독산은 보험한약을 준비하는 분들에게는 가장 먼저 추천하고 싶다.

맑은 콧물 감기치료에는
'소청룡탕' 추천

연교패독산 보험한약을 준비하면서 동시에 위장질환에 쓰이는 반하백출천마탕 보험한약을 준비하는 것은 조금 비효율적인 것 같다. 감기환자를 적극적으로 보기로 마음먹었으면 우선 감기환자를 다스릴 수 있는 보험한약들을 중심으로 구비해나가는 것이 더 나은 전략이라 생각된다. 그럴 경우 연교패독산과 함께 가장 먼저 추천하고픈 처방이 바로 소청룡탕이다.

 ## 비염치료뿐 아니라 기관지염에도 사용

'소청룡탕' 하면 가장 먼저 떠오르는 것은 아마도 비염일 것이다. 아침에 일어나서 '엣취~' 하면서 재채기를 하며 맑은 콧물을 훌쩍거리면서 코가 막히는 경우 가장 먼저 생각나는 보험한약이 소청룡탕이다. 소청룡탕의 알레르기 비염에 대한 치료효과는 EBM에서 상당히 높은 수준의 임상시험(이중맹검법)까지 검증받은 터라, 알레르기비염 환자나 추워서 생긴 급성 비염 환자들이 내원하면 소청룡탕을 투여하기 시작하였다.

하지만 간단한 것 같으면서도 정확한 적응증을 찾기가 어려운 것이 소청룡탕이다. 감기 초기에 맑은 콧물이 나오는 경우 소청룡탕을 2~3일분 처방하면 분명히 좋아지기는 하지만 오히려 누런 콧물로 발전하는 경우가 많이 있다.

그리고 오래된 알레르기 비염에는 기대한 만큼 효과가 잘 나타나지 않았다. 그러던 중 기관지염에 대한 소청룡탕의 임상시험논문을 접하게 되었는데, 그 후 기침환자에게 소청룡탕을 처방하면서 적응증이 조금씩 정리가 되어가는 계기가 되었다.

오래된 기침을 치료하다

한 번은 임신 27주의 임산부가 내원을 했는데, 가래를 동반한 기침을 시작한 지 2개월 이상이 되었다는 것이다. 이 임산부는 임신 중에 감기약 먹기를 꺼려 치료를 적극적으로 받지 않다가 꽤 악화된 상태로 내원했다. 진료실에서도 상당히 고통스럽게 기침을 했으며 밤에는 더 심하게 한다고 호소하였다.

참으로 안타까운 순간이었다. 우선은 만성 기침에 무난하게 쓸 수 있는 삼소음 보험한약을 처방했다. 조금 나은 듯 했으나 큰 차이는 없었다. 자음강화탕 보험한약도 역시 마찬가지였다.

그러다가 기관지염에 대한 소청룡탕의 효과가 생각나서 소청룡탕 보험한약을 처방하기 시작하였다. 다행히 다음 내원 때부터 기침이 조금씩 줄기 시작하였으며, 2주 정도 소청룡탕 보험한약을 투약하고 나서야 심한 기침이 멈추었다. 그 후 건강한 남아를 순산했다는 소식도 전해 들었다.

소청룡탕은 마황, 백작, 건강, 감초, 오미자, 계지, 세신, 반하 이렇게 8가지 약물로 구성된 처방으로서 「상한론」에서 "傷寒表不解 心下有水氣 乾嘔 發熱而咳 … 小靑龍湯 主之"라는 조문으로 소개되어 있다.

 ## 소청룡탕 장액성 비루에 사용해야

감기가 걸려서 맑은 콧물(점액농양성이 아닌 장액성 비루. 心下有水氣의 水氣라는 표현이 점액성이 아닌 장액성을 의미하는 것이 아닐까 싶다)이 생기는데, 이것이 기관지에 넘어가서 기관지염을 일으켜서 기침을 하거나 위장으로 넘어가서 헛구역질을 일으키는 경우에 사용한다는 것이다. 發表를 하면서도 水氣를 따뜻하게 말려주는 처방이라고 할 수 있다.

요컨대 소청룡탕의 적응증은 상기도의 염증으로 인해서 생긴 누런 콧물이나 편도염보다는 혈관의 과민반응과 점액의 과다 생성으로 인해서 생긴 맑은 콧물 그리고 이것이 기관지로 넘어가서 생긴 기침 등이 적응증이 되는 것 같다. 꼭 콧물이 확인되지 않더라도 감기로 인해 기침이 잘 낫지 않고 지속되는 경우에도 소청룡탕 보험한약을 고려해볼 수 있다.

보험한약 임상사례 (4)

누런 콧물감기에는 '형개연교탕'

│국소적 염증소견 뚜렷한 경우 사용│

 보험한약 품질이 좋아져

보험한약을 쓰기 전에는 보험한약에 대한 불평을 많이 했던 것 같다. 보험한약은 종류도 많지 않고 품질도 떨어지며 부형제도 많이 들어가서 부피가 커 먹기도 불편하다는 것이었다. 그러나 그때는 정작 보험한약을 전혀 써보지 않을 때였다.

그런데 막상 쓰기로 마음먹고 쓰기 시작하니 그동안의 선입견이 참 부끄럽게 느껴질 때가 많았다. 생각보다 종류도 많았으며 먹기도 편하고 효과도 상당히 만족스러웠다는 점이다. 그리고 또 우연찮게도 2008년부터 보험한약을 쓰기 시작하면서 보험한약의 품질이 해가 다르게 좋아져 갔다. 이제 부형제 함유량도 적고 품질도 많이 개선되고 있다.

 '형개연교탕' 국소염증에 잘 들어

맑은 콧물에 '소청룡탕'을 쓴다면 누런 콧물에 가장 우선적으로 선택해볼 수 있는 처방은 '형개연교탕'일 것이다. 「동의보감」에 '형개연교탕'의 쓰임으로 두 가지가 소개되어 있는데, 하나는 鼻淵에 쓰는 처방이고, 하나는 兩耳의 腫痛에 쓰는 처방이다.

두 가지의 처방내용은 약물 한가지씩이 다르긴 하지만 이 조문들을 보면, 형개연교탕의 방의는 국소적인 염증소견이 뚜렷한 경우에 사용할 수 있음을 시사하고 있다. 그래서 형개연교탕은 감기 초기 오한 발열 두통 지절통 등 표증에 해당하는 증상이 소실된 후 비염, 부비동염, 편도염, 중이염 등 국소적인 염증이 부각되었을 때 가장 우선적으로 써볼 수 있는 처방이며, 피부에 생긴 염증 등에도 활용해 볼 수 있다.

편도선염으로 인한 고열을 다스려

평소에 한약을 지으러 오던 초등학교 1학년 여자 아이가 있었는데, 한 번은 감기로 내원하였다. 편도가 붓고 고열이 있어 병원에 가서 처방을 받았는데, 열이 떨어지지 않아 보약을 먹여서 치료하고 싶다고 내원한 것이었다. 체온을 재보니 39도였다.

그래서 부모님에게 "지금 보약을 짓는 것보다도 열이 떨어지는 것이 우선이니 보험한약을 3일분 처방한 후 경과를 봐서 열이 떨어지면 보약을 처방해드리겠습니다"라고 설득시키고, 형개연교탕 3일분을 처방했다. 처음에 부모도 반신반의하였으나 설득에 응해 처방을 받아갔고, 3일 후에 다시 내원했는데 형개연교탕 복용 후 다음날 열이 떨어졌다고 하였다. 그래서 형개연교탕 3일분을 더 처방하였으며 그와 함께 감기로 인해 떨어진 체력을 회복시키는 보약을 처방하였다.

 ## 활용범위를 잘 잡아야

형개연교탕으로 모든 염증을 다스릴 수 있었던 것은 아니다. 가벼운 비염인데도 치료가 잘 안 되는 경우도 있었다. 화농이 심할 경우에는 급한 불을 끄기 위해서 양방병원에서 항생제를 처방받기를 권하기도 하였다.

중요한 점은 염증의 부위와 정도 그리고 상황에 맞게 프로토콜을 만들어서 형개연교탕의 활용범위를 찾아나가는 것이라 생각된다. 그런 의미에서 염증의 부위가 뚜렷할 경우 우선적으로 선택해볼 수 있는 보험한약이 '형개연교탕'이라고 생각되며, 적절하게 활용할 경우 적응증의 범위가 상당히 넓은 처방라고 생각된다.

※ '형개연교탕'에 대한 글에 도움을 준 중앙경희한의원 윤희성 원장에게 감사의 뜻을 전합니다.

잘 낫지 않는 오랜 감기에는 '삼소음'

잘 낫지 않는 오랜 감기에는 '삼소음' 입맛 없고, 체력 약해졌을 때 가장 효과

 3주된 기침을 다스리다

보험한약을 사용하기 시작하고 얼마 지나지 않아서의 일이다. 2009년 2월경 야간에 심한 기침과 맑은 가래를 호소하는 30대 중반의 여자 환자가 내원하였다. 환자의 감기는 3주 동안 지속이 되었으며, 그동안의 감기치료로도 호전이 되지 않고 있었다. 평소에 소화가 잘 안된다고 하였고 찬 물을 싫어했으며 손발이 차고 얼굴이 하얗고 푸석푸석한 전형적인 소음인 체질이었다.

진찰 후 삼소음 보험한약을 3일분 처방하였다. 정확히 3일 후 내원하였는데, 기침과 가래가 50%로 줄었다는 것이다. 그래서 다시 3일분을 처방하였으며 다시 3일 후에 내원하였는데 이제 거의 증세가 소실되었으며 기침과 가래가 10%정도 남았다고 하였다. 그래서 3일분 더 처방하고 마무리지었다.

 한의원에 대한 신뢰란?

감기가 다 나아갈 즈음에 이 환자는 원장실에 따로 들어와서 지난 이야기를 전해주었다. 예전에 아들이 비염이 심해서 비염전문 한의원에서 처방을 받았는데 고가의 한약으로 치료를 했지만 부작용이 나서 양방병원에서 치료받았으며 그 후에 한의원과 한약치료에 대한 불신이 생겼다는 것이다. 그래서 한동안 한의원에 내원을 안 하였는데, 이번에 보험한약으로 오랜 감기가 치료되어 한방치료를 다시 보는 계기가 되었다고 하였다. 그 후에도 본인 감기약은 물론이고 가족들이 감기가 걸려도 보험한약을 처방받으러 내원하였다.

👆 보험한약사용에 매진하다

이 일을 계기로 보험한약을 쓰는 일에 더욱 매진하게 된 것 같다. 보약이나 미용 다이어트를 목적으로 내원하는 환자에게 비보험 탕약을 처방한다고 한의사를 비난하는 사람은 아마도 없을 것이다. 하지만 아파서 오는 경우, 즉 양방에서 보험진료에 해당하는 환자에게 비보험 탕약을 권하는 것은 굉장히 신중해야 함을 깨닫게 된 것 같다. 비염도 증세가 오래되고 잘 낫지 않는 경우는 탕약을 권하기도 하지만, 그렇지 않는 경우에는 가급적 보험한약을 우선 사용하게 되었다.

👆 내상으로 인한 허증에도 '삼소음'

삼소음은 인삼, 자소엽, 전호, 반하, 갈근, 적복령, 길경, 지각, 감초, 생강, 대조 등 총 11가지 한약재로 이루어진 처방이다. 「동의보감」에 보면 "風寒에 傷하여 頭痛과 發熱이 있고 안으로는 七情으로 인하여 痰이 성하고 가슴이 가득하며 潮熱하는 등 증에 사용한다"고 되어 있다.

외감과 함께 내상으로 인한 허증을 겸했을 때 가장 먼저 선택해볼 수 있는 처방이다. 약재의 구성을 봐도 강하게 발산시키는 약재들보다는 補氣 理氣 寬中 시키는 약재들로 최대한 정기의 손상을 방지하면서 풍한을 발산하고 있는 처방이다. 필자의 경험으로도 감기와 함께 입맛도 떨어지고 소화기능이 약해지는 경우이거나 혹은 감기가 오래 낫지 않으면서 체력이 약해졌을 때 가장 효과가 좋았다.

태음인 감기 처방에는 '갈근해기탕'

 감기치료 부담이 없어야

보험한약을 사용하기 전에는 비보험 과립제를 사용했는데, 보통 하루분에 4~5천원 정도 받았으므로 3일분에 만원 이상 받았다.

침 치료비하고 겸하면 2만원 가량 되었다. 아무 소리 없이 비보험 과립제를 가져가시는 분들도 있지만 간혹 불평하시는 경우도 있다. 하지만 최근에는 자신 있게 보험한약을 권하는데, 보험한약 3일분 처방하면 침 치료비와 합해도 7천원이 넘어가지 않는다. 한의사 입장에서는 탕약에 비해 비보험 과립제도 싸다고 생각할 지 모르지만, 환자입장에서는 감기치료 때문에 매번 1~2만원씩 추가 부담하는 것은 꽤 부담스러운 일이다.

 '연교패독산'으로 부작용 생겨

평소에 무릎과 허리의 관절염으로 고생하는 60대 여자환자가 침을 맞으러 다니셨는데, 어느 날 감기가 걸려서 함께 치료해줄 것을 요구하였다.

이 여자환자는 감기로 인한 인후통 기침 가래를 호소해서 이럴 경우, 가장 우선적으로 선택하는 '연교패독산'을 3일분 처방하였다. 그런데 3일 후에 말씀하시기를 밤에 잠들기가 힘들고 평소에 변비가 있었는데, 약을 먹고 나니 대변보기가 더 힘들어졌다는 것이다.

그 때 불현듯 이 환자의 체질 때문에 그런 것이 아닐까 하는 생각이 들었다. 이 환자는 체중이 비교적 많이 나가서 무릎과 허리에 관절염이 왔으며, 그로 인해 치료받던 분이다. 비교적 오래 다니셨기 때문에 성격도 어느 정도 파악하고 있었는데, 전형적인 태음인으로 생각되는 환자였다. 그래서 '갈근해기탕' 보험한약으로 처방을 변경하였는데, 그 후엔 별 부작용 없이 잘 마무리되었다.

13

개체의 특이성 고려해야

감기치료에도 역시 개체의 특이성을 고려해야 하는 순간이었다. 병원에서 수련의로 근무할 당시, 고 이경섭 교수님께서 회진 중에 "소양인의 열은 炎上하는 열이고 태음인의 열은 鬱熱이기 때문에 소양인의 열은 降火시켜야 하고 태음인의 울열은 發散시켜야 한다"고 하셨던 기억이 난다.

일반적으로 해열을 하기 위해서는 체표의 혈액순환량을 늘려서 열을 떨어뜨려야 하는데, 기육이 두터운 태음인의 경우는 사기로 인해서 뭉친 肌肉도 함께 이완시켜야 체표의 혈액순환이 늘어 열이 떨어질 수 있다는 것이다.

 ## 기육 두터운 태음인에 잘 맞아

'갈근해기탕'은 갈근, 시호, 황금, 강활, 석고, 작약, 승마, 백지, 길경, 감초, 생강, 대조 등 총 12가지 약으로 구성된 처방으로 「동의보감」에 보면, "陽明經病에 눈이 아리고 코가 마르며 누워있지 못하는데 마땅히 解肌하여야 한다"고 설명되어 있다.

이는 두터운 肌肉으로 인해서 혈액순환이 충분히 체표에 도달하지 못해서 점막이 건조해질 경우 갈근과 작약을 이용한 '解肌'라는 방법을 통해서 체표혈액순환을 도와야함을 말하고 있는 것이다.

그런 의미에서 「동의수세보원」에서도 '갈근해기탕'을 기육이 두터운 태음인의 처방으로 분류하고 있다. 이렇듯 감기를 치료함에 있어서도 체질에 대한 고려가 필요하고 본다.

위장질환을 다스리는 '불환금정기산'

 사용할 기회 많은 보험한약 선택해야

보험한약을 사용하면서 고려해야 할 것 중의 하나가 그 보험한약을 활용할 만한 경우의 수가 많아야 한다는 것이다. 아무리 효과가 좋은 보험한약이라도 그것을 사용할 만한 환자가 드문 경우 사용할 기회가 적어지게 되고 그러다보면 보험한약에 대한 관심을 잃어버릴 수 있다.

그러므로 보다 많은 환자에게 투여할 수 있는 보험한약을 우선적으로 선택하는 것이 중요하다고 본다. 많은 환자에게 투여한다는 것은 두 가지 의미가 있는데 첫째는 흔한 질병을 다스리는 보험한약을 선택하는 것이고, 둘째는 다양한 병을 다스릴 수 있는 보험한약을 선택하는 것이라고 할 수 있다.

 다양한 적응증 가진 불환금정기산

다양한 질병을 다스리는 보험한약이라는 점에서는 불환금정기산 만큼이나 좋은 선택도 없을 것이다. 불환금정기산은 평위산에 곽향 반하를 포함하고 있어 구성만 보면 단순하지만 그 적응증은 상당히 다양하다고 할 수 있다.

「동의보감」에 보면 "傷寒陰症에 頭痛, 身疼하고 혹은 寒熱이 왕래하는 증을 다스린다"고 되어 있다. 상한음증이란 요즘 개념으로 보면 여름감기 즉 냉방병에 해당하는 것이다. 냉방을 하고 있는 사무실이나 가정에서 장시간 머물다가 오한 두통 현훈 등 증상과 함께 변비 설사 복통 등의 증상이 동반될 때 가장 우선적으로 사용할 수 있는 보험한약이 바로 '불환금정기산'이라고 할 수 있다.

소화제로도 활용할 수 있어

최근에 우리 한의원에서는 소화제를 달라고 할 경우에도 환약으로 만들어 놓고 드리는 대신 침치료와 함께 불환금정기산 보험한약을 처방한다. 가장 대표적인 한방소화제인 평위산에 降逆止嘔하는 반하 和胃止嘔하는 곽향이 들어가 있으니 오심구토 증상이 있을 경우에도 사용할 수 있다.

한 번은 초등학교 1학년 여자환자가 2주 동안 기침과 가래가 지속된다는 것이다. 이 여자환자는 소화도 잘 안되고 몸도 찬 편이어서 삼소음 보험한약을 4일분 처방하였다. 그 후 기침과 가래는 그쳤는데, 미식거리고 토한다고 호소하여 불환금정기산 보험한약을 2일분 처방해서 마무리지을 수 있었다.

 ## 흐트러진 기를 바로잡아

그 외에도 불환금정기산은 곽향정기산의 모태가 되는 처방으로 이름에서도 알 수 있듯이 흐트러진 기를 바로 잡아주기 때문에 스트레스로 인해서 가슴이 답답하다고 막힌 증상을 호소할 경우도 사용할 수 있다.

요컨대 불환금정기산은 스트레스나 과식 냉방 등으로 인해서 표와 리의 기의 순환이 흐트러져서 생기는 상태를 바로 잡아줄 수 있는 처방으로 그런 처방 의의에 부합되는 경우에 다양하게 활용해 볼 만한 처방이라고 생각한다.

위장질환 다스리는 '반하백출천마탕'

 ### 보편적인 한의사가 만들어져야

동전을 여러 번 던지면 앞면과 뒷면이 나올 확률은 점점 1/2로 회귀되어 간다. 표본의 수가 많아지면 표준편차는 점점 작아져야 하지만 지금 3만 한의사시대에 과연 보편적인 한의사라는 개념이 제대로 만들어지고 있는지 의문이다.

한 두명의 명의가 주름잡는 것은 3만 한의사시대에는 어울리지 않는다. 일반적인 한의원에서 이루어지고 있는 침치료와 탕약치료의 형태는 보편성을 얻기 어려운데, 침치료는 시술하는 의사에 따라 술기의 차이가 많고 탕약은 처방에 가감을 많이 하고 정보의 공개를 꺼리기 때문에 결국 개인차이가 늘어나는 구조가 되는 것이다.

 ### 기능성 위장질환에 육군자탕이 효과 좋아

그런 면에서 일본의 한방진료를 벤치마킹할 필요가 있다고 생각된다. 일본에서는 한방진료를 전문적으로 하는 의사들이 대부분 표준화된 보험한약을 위주로 처방하고 있으며 임상연구를 통해서 그 효과를 검증하고 있다. 그러므로 일본에서 한방진료를 하는 의사들은 보편적인 프로토콜을 가지고 있다고 볼 수 있다. 그 중 기능성 위장질환에 대해서는 육군자탕을 이용한 임상연구가 활발한데, 4주 이상 지속된 식욕부진, 상복부 불쾌감, 메스꺼움 등 운동부전형 증상(dysmotility-like dyspepsia)에 육군자탕 투여군이 저용량 대조군에 비해서 유의하게 효과가 있음이 이중맹검을 이용한 다기관 임상시험을 통해서 밝혀졌다(조기호역 한방처방의 EBM, 고려의학, 1998).

육군자탕 대신 반하백출천마탕 사용

육군자탕은 우리 보험한약 품목 중에는 아직 없다. 하지만 육군자탕을 모태로 하고 적응증도 폭 넓은 반하백출천마탕 보험한약이 있기에 기능성 위장질환에 반하백출천마탕 보험한약을 활용하기 시작하였다.

특히 기억에 남는 20살 젊은 여환이 있었는데 내원 5일 전부터 입맛을 잃고 미식거리고 구토해서 병원에 입원, 각종 검사와 치료로도 호전이 없어 한의원에 내원했었다.

탕약을 지으러 왔지만 필자는 우선 침치료와 반하백출천마탕 보험한약을 권했고 지속적인 내원을 권했다. 치료를 시작하고 바로 반응이 나타나기 시작했으며 이틀 뒤부터 죽을 먹기 시작하고 1주일쯤 지나서 식사를 할 수 있게 되었다. 1달 정도 치료하고 다시 건강한 상태로 회복되었으며 위장을 보하는 탕약치료로 마무리지었다.

 ## 반하백출천마탕은 두통 어지럼증에도 활용가능

육군자탕은 인삼, 백출, 백복령, 감초, 진피, 반하 등 6가지로 구성된 처방이고 반하백출천마탕은 육군자탕에서 감초가 빠지고 맥아, 신곡, 창출, 황기, 천마, 택사, 건강, 황백 등이 가해진 처방이다. 육군자탕이 보다 허증에 사용할 수 있다면 반하백출천마탕은 보다 실증에 사용할 수 있다. 아울러 「방약합편」에 반하백출천마탕은 '비위가 허약해서 담이 厥하여 나타난 頭痛如裂 身重如山 四肢厥 冷 嘔吐眩暈 등 증상에 쓴다'고 하여 비위허약과 함께 나타나는 두통이나 어지럼증에도 사용할 수 있음을 알 수 있다. 반하백출천마탕은 허증이 심한 경우에는 피하거나 짧게 써야하지만 그렇지 않은 경우 기능성위장질환이나 그와 함께 동반해서 나타난 두통, 어지럼증 등에 다양하게 활용할 수 있다.

위점막 손상으로 인한
위장질환에는 '반하사심탕'

반응성 위병증

위점막은 소염제(NSAIDs), 알코올, 문맥고혈압성 위병증, 코카인, 스트레스, 방사선 조사, 담즙역류, 허혈 등으로 인해 손상을 받을 수 있는데, 이럴 경우 출혈, 미란, 궤양 등의 양상만 나타내고 염증세포는 거의 없기 때문에 위염이라는 표현보다는 최근에는 반응성 위병증(reactive gastropathy, 기존의 급성 미란성 위염의 의미)이라고 부르고 있다.

반응성 위병증에서 위점막의 출혈 정도는 점막에 국한되기 때문에 출혈을 제외하고는 대부분 증상이 없으며 간혹 명치 부위 혹은 상복부 통증, 오심, 구토 등의 증상이 있을 수 있다(대한가정의학회편 최신가정의학, 한국의학, 2007).

위점막 손상에 '반하사심탕' 사용

진료를 하다보면 이와 같이 단순히 '체했다'든가 '소화가 안 된다' 이상의 위점막이 손상된 느낌을 받는 경우가 종종 있다. 그럴 경우 가장 우선적으로 선택할 수 있는 보험한약은 반하사심탕일 것이다.

반하사심탕은 반하, 황금, 건강, 인삼, 감초, 황연, 대조 총 7가지 약재로 구성된 처방이다. 「상한론」에 "傷寒五六日, 嘔而發熱者 柴胡證具, 而以他藥下之 … 若 心下滿而 硬痛者 此爲結胸也, 大陷胸湯主之, 但滿而不痛者, 此爲, 柴胡不中與之, 宜半夏瀉心湯"이라 하여 滿而不痛하는 證에 쓰는 것으로 소개되어 있다.

시호증을 誤下해서 寒熱錯雜해서 가 되었다는 것이 내용의 핵심으로 황금과 황련으로 열을 내리고 반하와 건강으로 한기를 제거하는 처방이다.

비증은 반응성 위병증에 가까워

이는 반응성 위병증에서 나타나는 상황과 일치한다고 볼 수 있는데, 위점막이 손상되어 나타나는 상복부 통증은 '열'에 해당하고 위장의 움직임이 떨어져서 나타나는 오심 구토 증상은 '한'을 의미한다. 시호증도 위장이 약해진 상태를 동반한다고 볼 수 있는데 誤下하는 약물로 인해서 나타난 滿而不痛으로 표현되는 證은 현대적 의미로 보면 誤下하는 약물이 위점막에 손상을 일으켜서 생기는 반응성 위병증으로 해석할 수 있겠다.

 ## 자극적 음식물로 인한 위점막 손상을 다스리다

작년 초에 30대 여자환자가 매운 음식을 먹고 위장이 탈이 나서 내원하였다. 명치부위가 답답하였으며 콕콕 찌르는 복통이 있어 체한 것을 다스리는 침 치료를 하고 불환금정기산을 처방했다. 다음날 또 침을 맞으러 내원했는데 호전이 없다고 해서 이번에는 매운 음식으로 인해 위점막에 손상이 온 것으로 판단하여 반하사심탕 보험한약으로 처방을 변경하였다. 그 후 증세가 호전되어 4일간 처방 후에 통증이 사라졌다.

이렇듯 자극적인 음식물로 인해서 체한 것 이상의 불편함을 호소할 경우 평위산 계통의 '한방소화제'만으로는 큰 효과가 없으며, 위점막의 손상으로 파악하여 반하사심탕 보험한약을 투여해야 증세가 가라앉기 시작한다. 그 외에도 스트레스나 과음으로 인한 복통, 오심, 구토 등 위점막 자극증상이 나타날 때에도 반하사심탕 보험한약이 효과가 있다.

위장 수축이 과도해서 생긴
질환에는 '황금작약탕'

 보험진료의 의의

보험한약의 사용을 권하다 보면 마진이 없다고 불평하는 경우를 종종 본다. 보험한약은 약 마진이 없기 때문에 사용을 해봐야 오히려 손해라는 것이다. 이러한 인식은 보험진료의 정신을 이해하지 못한 것인데, 보험진료는 약 마진을 남기는 진료가 아니라 진료행위를 정당하게 평가받는 것이다.

즉 보험한약을 사용해서 효과가 좋아 환자가 늘어나서 진료비가 늘어나게 되는 것이 보험진료의 의의라고 할 수 있다. 그래서 하루 30명씩 보던 한의원이 35명이 되고, 35명씩 보던 한의원이 40명을 보게 되어, 보다 많은 환자들의 질병을 치료해나가는 것이 보험진료의 정신에 합당한 것이라 할 수 있다.

 황금작약탕으로 역류성식도염 치료

한 번은 30대 중반의 남자환자가 내원하였는데 3일 전에 사랑니를 뽑고 나서 고열이 있은 후 공복시와 식후에 흉통이 생겨서 내시경으로 역류성식도염을 진단받고 내원했다. 이 남자환자는 5년 전부터 간혹 역류성식도염을 앓았던 환자인데 이번에도 사랑니를 뽑고 나서 식도염이 생긴 것이다.

아마도 치과에서 처방받은 진통소염제를 복용해서 역류성식도염이 생긴 것으로 생각된다. 어쨌든 이 환자는 갈증도 많고 땀도 많아, 위장에 열이 많은 체질이라고 생각되어 황금작약탕 보험한약을 3일분 처방하고 다시 내원해 줄 것을 당부했다. 그리고 3일 후에 내원하였는데 증세가 거의 소실되었다는 것이다. 그래서 황금작약탕을 3일분 더 처방하고 치료를 마무리하였다.

보험한약 황금작약탕을 만나다

황금작약탕은 황금, 작약, 감초 세 가지 약물로 이루어진 처방으로 「동의보감」에 "下痢에 膿血이 내리고 身熱 腹痛하고 맥이 洪數한 증을 다스린다"고 하여 장염으로 인한 설사와 혈변에 사용하고 있음을 알 수 있다.

원래 위장질환을 치료하면서 작약감초탕 보험한약이 있었으면 하는 아쉬움이 있었다. 그래서 56 종 보험한약 처방을 하나하나 확인하던 중 황금작약탕 보험한약이 눈에 들어와서 주문하게 된 것이다.

 ## 진경 · 진통작용을 가진 작약

특히 작약이라는 약물의 효능에 대해 주목할 필요가 있는데, 작약은 평활근 이완작용이 있어 장관의 과도한 흥분으로 인한 자발성 수축을 억제하여 진경 · 진통작용을 나타낸다. 특히 작약의 주성분인 paeoniflorin은 흰쥐의 적출 장관과 체내의 위의 운동을 고루 억제하는 작용이 있다(김호철 저 한약약리학, 집문당, 2008).

위장의 수축력이 떨어져서 문제가 되기도 하지만, 반대로 위장의 수축이 과도하게 일어나서 복통, 설사 등의 문제가 생기는 경우도 있는데, 이럴 경우 작약의 진경 · 진통작용을 이용할 수 있는 것이다. 그러므로 황금작약탕은 위장의 수축이 과도하게 일어나서 생기는 복통, 설사, 속쓰림 등의 증상이 있으면서 열증의 경향을 나타낼 때 우선적으로 선택해볼 수 있겠다.

보험한약 임상사례 (11)

보험한약 불면증을 치료하다

 ### 진료의 불확실성이 대중으로부터 멀게 해

미용의 목적으로 성형외과나 피부과에 가면서 보험진료를 예상하고 가지는 않을 것이며, 반대로 아무리 부유한 동네라도 소아과나 내과에서 치료받으면서 수십만 원을 지불할 것이라 생각하지는 않을 것이다.

다양한 질환을 치료하기 위해 한의원에 내원하지만 어떤 한의원은 우선 침 치료부터 해보자고 하는 반면, 다른 한의원은 수십만 원짜리 탕약을 권하기도 한다. 환자들 입장에서는 과연 어떤 것이 한의원의 일반적인 모습인지 혼란스러울 수밖에 없으며 이런 진료의 불확실성이 최근 한의원이 대중으로부터 멀어지게 되는 요인 중의 하나라 생각된다.

 ### 복령보심탕으로 불면증을 치료하다

필자의 친한 친구가 어머니를 모시고 내원하였는데, 어머님이 1년간 불면증으로 시달리고 계시다는 것이다. 서울 유명대학의 교수직을 은퇴하신 지 1년이 지났는데, 은퇴 이후부터 잠을 깊게 못 주무시고 잠이 들어도 새벽 2~3시면 깨신다는 것이다.

탕약처방을 원하였지만 오래된 불면증이어서 탕약보다는 우선 보험한약과 침 치료를 병행하시면서 꾸준히 내원하기를 권해드렸으며, 마음을 안정시키는 침 치료와 함께 복령보심탕 보험한약을 처방하였다. 이제 2달 정도 치료하였는데, 잠을 깊게 잘 자고 3시나 4시에 잠시 깼다가도 금방 다시 잠들어 5~6시까지 잘 수 있게 되어, 수면의 질과 양이 많이 좋아져서 이제는 일상생활에 전혀 지장이 없게 되었다고 하셨다.

혈허를 다스리는 복령보심탕

복령보심탕은 백작약, 숙지황, 당귀, 천궁, 백복령, 인삼, 반하, 전호, 진피, 지각, 길경, 갈근, 소엽, 감초, 생강, 대조 총 16가지 약재로 구성된 처방으로, 그 주치증이 '勞心吐血'로 되어 있다.

구성내용을 분석해보면 '사물탕+삼소음'으로 되어 있어 혈을 보하면서도 補氣 順氣를 시켜주는 처방이라 할 수 있다. 勞心吐血이란 결국 신경을 많이 써서 혈분에까지 손상을 미친 상태라고 볼 수 있으며, 불면증도 처음에는 기체나 기울로 시작되었다가 오래되면 血虛로 발전해가는 것을 볼 수 있다.

특히 친구 어머님의 경우 1년 정도 지속된 불면증이어서 血虛가 위주가 된 불면증이라 생각되어 복령보심탕 보험한약을 처방하였다.

 ## Circardian rhythm disorder

친구 어머니의 경우, 퇴직과 함께 생활의 리듬을 잃어버린 일주기리듬장애(circar dian rhythm disor der)로 인한 불면증이라고 할 수 있다.

우리 몸은 낮에는 긴장하고 밤에는 이완하면서 긴장과 이완을 반복해야 하는데, 퇴직을 해서 갑자기 낮 시간의 활동이 줄어들면서 에너지를 제대로 소모하지 못하고 밤에도 그 긴장이 남아 충분한 이완이 되지 못하여 숙면에 이르지 못한 것이다.

이를 「동의보감」에는 "衛氣가 음에 들어가지 못하면 양에 머무를 수밖에 없어서 눈을 감고 있지 못 한다" "血이 靜하지 않으면 누워도 간으로 돌아가지 못하는 고로 잘 누워 있지 못 한다"고 설명하고 있다. 결국 복령보심탕 보험한약을 이용한 補血順氣라는 치법을 통해 일상생활의 리듬을 되찾아 불면증을 극복할 수 있었다.

무릎 손상에는 '구미강활탕' 활용

 강활과 독활은 NSAID와 유사

외상으로 인해서 근육이나 관절 등 주로 움직임에 관여하는 조직이 손상되어 염증이 생긴 경우에는 NSAID계통의 진통소염제를 사용하여 염증을 다스리는 반면, 피부염이나 비염 등 인체의 외부를 감싸고 있는 조직에 생긴 염증을 다스릴 때에는 진통소염제보다는 항히스타민제를 사용하는 것을 볼 수 있다.

본초에서 발산지제에 해당하는 약재들은 그 효능에 따라 양방의 진통소염제나 항히스타민제와 가장 유사하다고 생각되는데, 그 중에서도 강활과 독활 등은 NSAID와 유사하다고 생각되는 반면 형개와 방풍 등은 항히스타민제와 효능이 유사함을 알 수 있다.

「동의수세보원」에 보면 형개와 방풍은 흉격의 풍을 발산하며, 강활과 독활은 방광의 진음을 보한다고 하여 형개와 방풍은 임맥을 다스리고, 강활과 독활은 독맥을 다스림을 시사하고 있다.

구미강활탕 슬내장을 다스리다

강활이 군약인 구미강활탕은 상한으로 인한 골절통을 다스리기도 하지만 필자는 외상으로 인한 근골격계 손상에 침 치료와 함께 병행하는 경우가 더 많다.

얼마 전 체중이 많이 나가는 11세 남자아이가 2일 전 축구를 하던 중 오른쪽 무릎을 심하게 다친 후 무릎이 붓고 열나고 통증이 있어서, 응급실에서 X-ray를 찍고 깁스를 했으며, 보행이 전혀 불가능하여 목발을 한 상태로 내원하였다.

이렇게 외상으로 인해서 슬관절에 부수되는 연조직의 손상 및 장애를 슬내장(internal derangement of the knee joint)이라고 하는데, 보호자는 MRI를 찍기 전에 한방치료를 하기를 원하였다. 이학적 검사상 연골이나 인대 등에 심한 손상은 없는 것으로 확인되어 우선 침 치료와 함께 구미강활탕 보험한약을 처방하였다. 2~3차례 침 치료 후 깁스 없이 잘 걸어 다녔으며, 7번 치료 후 거의 통증을 못 느낀다고 하였다. 그래서 5~6회 더 치료한 연후에 보행에 완전히 지장이 없는 것을 확인하고 치료를 종결하였다.

 ## 외상으로 인한 손상에 구미강활탕

이런 경우 가장 적절한 처방을 선택하라면 대강활탕이 해당될 것이다. 이는 보험한약으로는 구미 강활탕이 가장 유사하다고 생각되어 구미강활탕 보험한약을 선택하였다.

구미강활탕은 강활, 방풍, 천궁, 백지, 창출, 황금, 생지황, 세신, 감초 총 9가지 약물로 구성되어 있다. 「동의보감」에 "四時에 상관없이 頭痛 骨節痛과 함께 發熱 惡寒하며 無汗 脈浮緊 하면 이 처방을 써서 마황을 대신한다"고 하여 상한 초기에 사용할 수 있으며, 양약으로 보면 타이레놀과 같이 진통소염제를 투약하는 적응증과 거의 일치함을 볼 수 있다.

대강활탕에 포함된 방기, 위령선, 택사와 같이 거습시켜서 부종을 제거하는 효과는 떨어지지만 부종 역시 염증으로 인해서 생긴 것이며, 초기에 생긴 근골격계의 급성염증을 가라앉히는 데에는 구미강활탕이 효과적이라 생각되어 구미강활탕을 침 치료와 함께 병행하였다.

결과적으로 치료기간을 훨씬 단축시킬 수 있었던 것 같다. 이렇듯 외상으로 인해서 생기는 근골격계의 손상에는 침 치료와 함께 구미강활탕 보험한약을 처방할 수 있겠다.

* '구미강활탕' 글에 대한 도움을 준 강동경희대학교 한방병원 서병관 교수에게 감사의 뜻을 전합니다.

중풍에는 '황련해독탕' 활용

 '보험한약'이라는 용어의 사용을 제안함

3만 한의사의 시대, 보험진료를 중심으로 한 표준화된 진료가 요구되는 이 시점에서 보험한약의 중요성은 그 어느 때보다 절실하다고 생각된다. 그래서 필자는 기존의 보험약이나 한방보험약이라는 말 대신 '보험한약'이라는 용어의 사용을 제안하고 싶다.

예전에 요업공학과가 무기재료공학과로 바뀌면서 커트라인이 상승했듯이 기존의 '보험약'이라는 표현 대신 한약이라는 단어의 고급스런 이미지를 포함한 '보험한약'이라는 용어의 사용을 제안하는 바이다. 한약을 처방할 때와 같은 정성으로 보험한약을 처방해나간다면 앞으로 많은 질환들을 다스려 나갈 수 있을 것이라 확신한다.

 '황련해독탕'으로 중풍환자 치료

최근 50대 후반의 남자환자가 중풍으로 진단받고 좌반신에 감각이 떨어지는 증상을 호소하며 내원하였다. 큰 병원에서 MRI상 시상(thalamus)에 생긴 뇌경색으로 진단받고 입원치료 후 1주일 만에 퇴원했으며, 퇴원하고 바로 내원한 것이다.

환자는 얼굴이 붉으며 땀도 많고 더위도 많이 타며 손발에 열이 많고 성격이 급한 등등 중풍유형 중 火熱型으로 변증되었다. 마비를 풀어주는 중풍칠처혈 위주의 침 치료와 함께 황련해독탕 보험한약을 처방하였다. 치료받을 때마다 조금씩 좋아진다고 하였으며, 3주 동안 17회 정도 치료 후에는 감각이 70~80% 정도 돌아왔다. 그리고 남의 살 같이 부자연스러웠던 손과 발이 이제 많이 자연스러워졌다고 하였다.

27

뇌혈관장애후유증에도 효과

뇌혈관장애후유증을 대상으로 해서 황련해독탕을 사용한 임상사례연구가 일본의 16개의 시설에서 이루어졌다. 그 결과 8주 후의 성적으로는 96례 중 현저하게 개선 1례, 중간정도 개선 10례, 가벼운 개선 59례, 불변 25례, 악화 1례로 가벼운 개선 이상의 증례가 73%였다.

신경증상 중에서는 불안·초조감, 억울, 불면, 자발성 저하 등에서 높은 개선율이 나타났다. 그리고 황련해독탕이 뇌혈류를 증가시키고 허혈변연부(penumbra)의 혈류를 증가시키며, 경색부위를 축소시키는 작용이 있다는 사실도 함께 밝혀졌다(「동서의학 진료 가이드북」 조기호 저, 고려의학, 2001).

 ## 일체의 열독을 다스려

황련해독탕은 황련, 황금, 황백, 치자 네 가지 약물로 구성된 처방으로, 「동의보감」에 "상한의 대열과 번조로 인하여 잠자지 못하고 혹은 나은 뒤에 술을 마셔서 병이 다시 심해진 증과 일체의 열독을 다스린다"고 하였다.

필자의 경험으로도 중풍환자들은 주로 열이 많고 다혈질인 경향이 많았던 것 같다. 고혈압, 당뇨, 고지혈증, 음주, 흡연 등이 혈관내막에 손상을 일으켜서 동맥경화가 생기고 딱딱해진 혈관이 막히거나 터져서 뇌신경세포의 손상을 일으킨 질환이 중풍이라고 볼 수 있다. 최근 임상연구에서 뇌혈액순환이 떨어져서 생긴 중풍, 치매 등에 황련해독탕의 연구가 활발하며, 특히 열이 많고 성격이 급한 유형에게 뇌혈류가 떨어져서 생기는 질환에 다양하게 응용해 볼 수 있겠다.

해열작용이 뚜렷한 소시호탕

 ## KMD와 앞으로의 전략

얼마 전 민족의학신문에서 노스캐롤라이나 주립대학교 박종배 교수님이 '한의사 = Korean Medicine Doctor'로 번역하자는 기고문을 읽었다. 국제사회 속에서 한국한의사의 정체성을 한 땀 한 땀 찾아가는 치열함이 묻어나오는 느낌을 받았으며, 필자도 그 번역과 내용을 따르고자 한다.

그 글에서 "KMD의 국제무대에서의 이미지는 한국에만 있는 의료인으로서 적정 현대의학 지식과 한의학 지식을 갖추고 국가 의료보험제도에 참여하는 의사라고들 많이 알고 있습니다"라고 서술하고 있다. 그런 맥락에서 우리의 제도적 뒷받침을 충분히 활용할 수 있는 전략적 틀을 만들어가야 한다고 생각된다.

 ## 邪氣위주의 질환은 보험진료가 중심이 되어야

현재 우리나라의 보험제도를 충분히 활용한다면, 食傷·外感·外傷 등 발병시기와 병인이 명확한 邪氣위주의 질환은 보험한약과 침 치료 등 보험진료 위주로 접근해가는 반면, 발병이 오래되거나 자꾸 재발되어 만성질환이 된 경우는 正氣의 문제가 더 우세하다고 볼 수 있는데, 이 경우에는 탕약을 중심으로 한 비보험진료 위주로 접근해가는 것이 효율적이라 생각한다.

그리고 그런 큰 틀 속에서 보험진료의 영역을 확대해가고 비보험진료를 적절히 병행해간다면 한방진료의 외연을 보다 더 넓혀 갈 수 있지 않을까 싶다. 아울러 보험진료의 영역과 비보험진료의 영역에 대한 구체적인 가이드라인을 설정해나가는 노력도 함께 해나간다면 일관성 있는 한의원의 모습을 만들어 갈 수 있을 것이라 생각한다.

식상 · 외감 · 외상 등 사기위주의 질환 → 보험한약과 침치료 위주
정기의 문제가 더 우세해진 만성질환 → 탕약을 중심으로 비보험진료 위주

소시호탕 해열효과 뚜렷

감기환자들을 보다가 발열이 있는 경우 의사입장에서 조금 부담스러워지는 것 같다. 9살 남아가 39℃가 넘는 발열과 함께 누런 콧물과 기침을 호소하면서 내원하였는데, 이틀 전부터 증세가 시작되었으며 해열제 복용 후에도 열이 떨어지지 않는다는 것이다. 이럴 경우 38℃ 이하의 발열에서는 주로 연교패독산만 투약하지만 39℃가 넘는 고열인 경우 연교패독산과 함께 소시호탕 보험한약을 투약하면 효과적이다.

최근에는 두 가지 보험한약을 동시에 투약할 수 있도록 건강보험제도가 바뀌었으며 연교패독산과 소시호탕 보험한약을 동시에 처방해서 반반씩 복용케 하였다. 이틀 후에 다시 내원하였는데, 다음날부터 열이 내리고 기침과 콧물만 남았다는 것이다. 이번에는 연교패독산만 처방하였으며 한차례 더 내원 후 치료를 종결하였다.

 시호, 여러 종류의 발열성 질환에 사용할 수 있어

소시호탕은 시호, 황금, 인삼, 반하, 생강, 대조 총 6가지 약물로 구성된 처방이다. 특히 시호의 해열효과에 주목할 필요가 있는데, 「본초강목」에 열이 피부에 있건, 장부에 있건, 골수에 있건, 시호를 사용하여야 한다고 하여 여러 종류의 발열성 질환에 사용할 수 있다는 사실을 제시하였으며, 시호의 주사제, 정유 및 총 saponin 등은 장티푸스백신, 대장균, 효모 등으로 발열을 유발한 동물실험에서 해열작용을 보였다(김호철 著 「한약약리학」 집문당, 2008). 그러므로 고열을 동반한 감기질환의 경우 소시호탕을 비롯한 시호지제의 사용을 활용해볼 수 있겠다.

자음강화탕, 전립선비대증을 치료하다

 메니에르병으로 내원

재작년 여름에 4년 동안 발작적으로 어지럼증과 두통을 호소하면서 서서히 청력이 감퇴하고 있는 60대 남자 환자가 내원하였다. 키가 작고 마르며 다부진 체격의 환자는 고혈압 약을 10년 전부터 복용하고 있으며, 2년 전부터는 전립선비대증으로 고생하고 있다고 하였다.

대학병원에서 MRI를 찍고 전정기관에 대한 검사를 하였으나 이상이 없고 청각의 약화만 확인된 상태였다. 1달에 한두 번 증세가 발작한다고 하였으며 그럴 때마다 응급실에 가서 치료받은 후 5일 정도에 걸쳐서 서서히 증세가 소실되었다. 메니에르병으로 진단을 받고 치료 중이었으며 평소에 혈액순환제와 고혈압 약 등을 처방받고 복용하다가 증세가 발작하면 상비약으로 가지고 있는 진정제를 복용하였다.

 침 치료 시작

완치시키겠다는 생각보다는 발작이 있을 때 조금이라도 증세를 완화해서 삶의 질을 향상시키는 것을 목표로 잡고 침구치료를 시작하였다. 陰虛火旺으로 인한 虛火上衝으로 변증을 하고 귀 주위의 혈액순환을 돕는 이문, 청궁, 예풍 등 혈자리와 함께 중완, 백회, 양곡, 해계, 소충, 대돈, 부류, 태백, 태계 등 심, 신, 위경락 위주로 혈자리를 선택하고 동시에 중완에 간접구를 시행하였다. 발작할 때마다 내원을 하였는데 침을 맞고 나면 증세가 호전된다고 하였다. 그리고 이전에는 두통과 어지럼증이 오면서 수축기혈압이 180mmHg 가까이 되고 몸이 굉장히 힘들었는데, 침을 맞은 이후로는 발작시 수축기혈압도 140~150mmHg 정도까지 내려왔고 몸도 가벼워졌다고 하였다.

보험한약 '자음강화탕' 처방

그러다 올해 6월에 "전립선 약을 먹으면 증세가 심해진다"는 말을 듣고는 불현듯 전립선 치료제인 알파차단제로 인해 말초혈관이 확장하면서 뇌혈류량이 떨어져 어지럼증이 심해지는 것이 아닐까 하는 의심이 들었다.

그래서 전립선 약을 중단시키고 자음강화탕 보험한약을 처방하였다. 1개월 정도 처방 후 "원래 소변이 찔끔찔끔 나오고 2시간에 한 번 깨서 소변을 누면 배뇨통이 심했는데, 이제는 자다가 한 번쯤 깨며, 배뇨통이 사라지고 소변을 시원하게 본다"는 것이다. 그리고 전립선 증상과 함께 어지럼증과 두통도 강도가 약해지고 청각도 많이 호전되어 원음 분별이 잘된다고 하였다. 필자도 환자와 대화하기가 많이 편하게 되었다.

 ### 자음강화탕은 '음허화왕' 다스려

자음강화탕은 백작약, 당귀, 숙지황, 천문동, 백출, 생지황, 진피, 지모, 황백, 감초, 생강, 맥문동, 대조 총 13가지 약물로 이루어진 처방으로, 「동의보감」에 腎水不足 陰虛 火動을 다스린다고 하였다. 전립선비대증은 나이가 들어 腎氣가 쇠약해지면서 진행된다고 볼 수 있는데, '음허화왕'으로 변증될 경우 자음강화탕 보험한약을 선택해볼 수 있겠다.

삼소음으로 부비동염을 치료하다

 ## 일차 진료, 감별진단이 중요

일차 진료에 임하면서 가장 중요한 덕목 중의 하나가 '감별진단'이 아닐까 싶다. 감기는 콧물과 비폐색을 주증상으로 하는 바이러스 감염성 질환이라고 할 수 있는데, 다음 몇 가지 질환들과의 감별진단이 중요하다. 알레르기 비염은 가려움과 재채기가 빈번하고 부비동염은 두통, 안면통, 안구 주위의 부종, 콧물 또는 기침이 10~14일 이상 지속되는 점 등으로 감별할 수 있다. 연쇄구균에 의한 비인두염은 바이러스에 의한 비인두염 보다 발열, 인두통 등 증상이 더 심하며 백일해는 지속적인 발작성 기침이 있고, 선천성 매독의 경우는 생후 3개월 이내에 시작된 지속적인 콧물과 비폐색 등이 있어 감별될 수 있다(소아알레르기 호흡기학 대한 알레르기 및 호흡기학회 편, 군자출판사, 2005).

 ## 부비동염으로 내원

올 4월 말경에 콧속 통증과 후비루 오른쪽 이명 증상을 호소하는 60대 후반 여자 환자가 내원하였다. 발병한지 10일 정도 되었으며, 이비인후과에서 X-ray 검사상 부비동염으로 진단받고 치료하였는데, 양약을 복용해서 속이 쓰리고 소화가 잘 안되어 한의원으로 오게 되었다고 하였다. 키가 크고 호리호리한 체격의 환자였는데 평소 추위를 잘 타고 따뜻한 물을 좋아한다고 하였다. 비내시경으로 비강 속을 살펴보니 화농성 비루는 보이지 않고 그저 맑은 콧물만 비추고 있었고, 점막상태도 발적되어 있지는 않았다.

鼻淵을 다스리는 형개연교탕 보험한약을 우선 처방하고 염증을 가라앉히는 침 치료를 병행하였다. 2일 후에 다시 내원하였는데 큰 차도가 없다고 하였다. 그래서 다시 2일분을 처방하고 3일 후 내원하였는데, 이 한약도 속이 쓰리고 불편하다는 것이다. 그래서 삼소음 보험한약으로 변경했으며 침 치료도 위경락을 보하는 침으로 변경하여 치료하였다.

 ## 변증의 가치 다시 되새겨

그 후 콧속의 통증과 후비루가 호전되기 시작하였으며, 6차례 더 치료 후 치료를 종결할 수 있었다. 부비동염이라는 진단에 얽매여 항생제 대신이라는 생각으로 형개연교탕을 선택하였지만, 이 환자의 경우 추위를 잘 타고 따뜻한 물을 좋아하였으며, 콧물도 맑고 비점막도 습윤한 상태여서 風熱證이 아닌 風寒證에 해당되어 삼소음 보험한약에 효과를 나타낸 것이라 생각된다.

 ## 급성부비동염의 감별진단

바이러스 부비동염과 세균성 부비동염을 감별하는데 가장 도움을 주는 것은 증상의 기간이며, 콧물의 성상이나 색 등은 아니다. 바이러스는 대부분 7~10일 이내에 호전되므로 특징적인 증상(화농성 비루, 안면통증, 치통 등)이 10일 이상 지속되거나, 5~7일 후에도 증상이 악화된다면 세균성 부비동염을 의심해 보아야 하며, 이런 경우에도 50% 이상은 바이러스 부비동염일 가능성이 높다(최신가정의학 대한가정의학회편, 한국의학, 2007).

즉 오래 지속되지 않고 증세가 심하지 않는 부비동염일 경우 일반적인 감기의 변증유형에 준해서 보험한약을 선택하면 된다고 볼 수 있겠다.

형개연교탕 지루성피부염을 치료하다

 금의 장기들

한의학에서 오행 중 금에 해당하는 장기들에는 폐, 코, 피부, 대장 등이 해당되는데, 이들은 주로 외부환경에 1차적으로 인체가 노출되고 있는 부분이며, 인체의 방어벽을 형성하고 있는 곳이라 할 수 있다. 이 장기들은 주로 약산성이나 산성을 띠면서 세균을 죽이고 알레르기라고 하는 항원항체 반응을 일으켜 이종물질로부터 생체를 보호하는 역할을 한다. 즉 한의학에서 금에 해당하는 장기들은 인체의 최전방 방어선에 해당한다고 볼 수 있으며, 다양한 방어시스템으로 인체를 보호하는 역할을 한다.

 피부염에는 NSAID 사용 안해

근골격계의 염증을 가라앉히기 위해 NSAID를 사용하는데 반해 피부에 생긴 염증에는 NSAID를 거의 사용하지 않고 대신에 스테로이드, 항균제, 항히스타민제 등을 활용하여 염증을 가라앉히는 것을 볼 수 있다.

이는 우리 한의학에서도 비슷하게 나타나는데 피부의 염증을 가라앉히는 처방에는 발산지제 중에서도 강활이나 독활과 같은 약재보다는 형개와 방풍과 같은 약재를 주로 사용하고 있으며, 아울러 금은화, 연교 등 청열지제를 중심으로 처방이 구성되고 있음을 알 수 있다.

 지루성피부염에 형개연교탕

작년 11월 군복무중인 20대 남자환자가 요통이 있어 휴가기간 중에 침 치료를 받으러 왔다. 치료를 받고 나서 이야기하기를 2년 전부터 지루성 피부염으로 고생하고 있는데 머리가 가렵고 비듬이 많다는 것이다. 피부과에서 치료를 받았으나 크게 호전이 없어서 한방으로 혹시 방법이 없는지 문의를 해왔다.

휴가가 얼마 남지 않아 탕약을 권할 상황은 아니라 생각되어 형개연교탕 보험한약을 5일분 처방하였다. 다음 내원 시 머리가 덜 가렵다고 하였으며 7일분을 더 처방하였다. 올 5월에는 휴가 나오자마자 지루성피부염치료를 위해 본원에 내원하였으며 보험한약과 함께 염증을 가라앉히는 침 치료를 병행하였다. 4차례 치료 후 가려움증이 20~30% 정도로 줄어 처음보다 훨씬 덜 가렵다고 하였다. 그래서 복귀해서 복용하도록 2주분 더 처방하였다.

 ## 지루성피부염은?

지루성피부염은 피지선이 활발히 분포하는 부위인 두부와 상체를 침범하는 인설상의 표재성습진이 특징인 만성염증질환이다. 지루성피부염은 건성 혹은 기름기가 있는 인설이 특징이며, 다양한 모양과 크기의 분홍색 또는 황색의 반을 형성하고 호전과 악화를 되풀이하며 약간의 소양감을 동반한다(최신가정의학, 대한가정의학회편, 한국의학, 2007).

상기 환자는 마르고 열이 많은 체질이고 기름기가 있는 인설과 소양감을 동반하여 풍열로 변증이 되어 형개연교탕을 처방하였으며, 소양감을 많이 줄일 수 있었다. 상기 환자의 경우 완치된 것은 아니지만 증세가 호전되어 삶의 질이 향상된 것으로도 크게 도움이 되었다고 생각된다.

*글 쓸 때 마다 많은 격려와 도움을 주시는 한의사당과 성남시한의사협회 원장님들께 진심으로 감사드립니다.

보험한약 임상사례 (18)

보험한약 사용 EBM을 잘 활용해야

 EBM이란?

근거중심의학(EBM, evidence based medicine)은 의학계의 시대적 흐름이라 할 수 있으며 한의계라 해서 피해갈 수 없다. 근거중심의학이란 지금 사용하고 있는 치료약이나 치료기술이 정말 효과가 있는지를 임상연구를 통해서 검증하는 것이다. 조금 더 쉽게 말하자면 '지금 당신이 하는 치료행위가 효과가 있다고 말씀하시는데 근거(evidence)가 있습니까?'에 대해 최대한 합리적이고 공정한 임상연구를 통해 확률로 표현되는 근거를 제시하고자 하는 의학을 근거중심의학이라 할 수 있다.

 개원의에게 EBM이란

필자와 같은 개원한의사가 EBM에 참여하는 방법은 우선 EBM의 내용을 충분히 이해하는 것에서 출발한다. EBM자료와 논문들을 접하고 내용을 이해하면서 그것을 임상에 활용해나간다면 보다 검증된 치료를 할 수 있을 것이라 생각된다. 그러기 위해서는 두 가지 부분을 준비해야 하는데, 첫째 나에게 필요한 EBM 자료가 어디에 있는지 찾아야 하고, 둘째 그 EBM 자료의 내용을 충분히 파악해낼 수 있어야 한다. 그렇게 해서 쌓인 EBM 지식들을 임상을 하면서 적절히 활용해나가면 될 것이다.

 중이염 잘 걸리는 어린이, 십전대보탕으로 개선

24명의 중이염이 잘 걸리는 7세 미만의 아이들에게 쯔무라 십전대보탕 엑기스(TJ-48)를 3개월 동안 복용시켰는데, 평균 한 달에 3.41번 걸리던 아이들이 0.53번으로 줄었으며(p=0.000 by wilcoxon signed rank test), 발열도 한 달에 4.74일 지속되던 것이 1.15일로 줄었다(p=0.000).

항생제 투여도 한 달에 9.62일이었는데 4.36일로 줄었으며(p=0.001), 응급실 방문횟수도 7.28일에서 3.59일로 줄었다(p=0.001)*. 비록 대조군은 없는 논문이지만 쯔무라 십전대보탕 엑기스를 복용후 중이염이 자주 걸리던 아이들이 많이 개선되었다는 것은 충분히 증명하였다고 할 수 있다.

 ## Wilcoxon signed rank test

임상시험의 디자인을 파악하기 위해서는 어떤 통계방법을 썼는지를 아는 것이 중요하다. 이 논문에 쓰인 wilcoxon signed rank test는 '비모수 전후 비교'를 검증하는 것인데, 비모수(non parametric)란 모수가 아니란 뜻이며, 정규분포의 형태를 띠지 않을 때 쓰는 통계방법이며, 주로 대상이 30명 이하일 때 사용하게 된다.

전후 비교는 대조군이 없이 치료 전과 후를 비교하는 것이다. 간단하게 설명하자면 치료 전 데이터와 치료 후 데이터를 모두 일렬로 세워 ranking을 매기는 것이다. 예컨대 십선혈 자락 전후 수축기 혈압을 비교를 한다고 하면, 자락 전에 150 160 155 157 이렇게 나왔는데, 자락 후에 140 130 133 120 이렇게 나와서, ranking이 뚜렷하게 차이가 나면 유의성이 있는 것이고, 자락 후에 152 162 153 156 이렇게 나와서, ranking에 큰 차이가 없으면 유의성이 없는 것이다.

160 157 155 150 140 133 130 120 -〉 유의성 있음
162 160 157 156 155 153 152 150 -〉 유의성 없음

* Maruyama Y et al. Effects of Japanese herbal medicine, Juzen-taiho-to, in otitis-prone children-a preliminary study. Acta Otolaryngol, 2009 Jan;129(1):14-8.

보험한약 임상사례 (19)

잘 낫지 않는 감기에 보중익기탕

 ## 보험진료는 토목공사에 해당

한의사라면 학생 때부터 후세방, 상한방, 사상방 등 수없이 많은 처방들을 배웠으며, 임상에 나와서도 한의사를 대상으로 하는 처방강의들이 많이 있지만 탕약을 처방할 기회는 오히려 점점 줄어들고 있는 것이 현실이다.

이럴 때일수록 보험진료를 통해서 안정적인 기반을 구축하는 것이 중요하다고 생각되는데, EBM에 바탕을 둔 침 치료와 보험한약치료로 내원환자수를 조금씩 늘려간다면 상대적으로 탕약을 처방할 수 있는 기회도 많아질 것이다. 보험진료를 토목공사, 비보험진료를 건축물에 비유할 수 있는데, 지금은 토목공사에 힘을 기울여 차분히 기초를 다져나가야 할 시기라 생각된다.

 ## 한 달된 중이염과 축농증으로 내원하다

올해 4월에 7세 남아가 1달 동안 오른쪽 귀의 통증과 누런 콧물이 잘 낫지 않아 내원하였다. 소아과에서 중이염과 축농증으로 진단받고 치료하였으나 잘 낫지 않아 한의학적 치료를 찾게 된 것이다. 고막주위에는 농이나 염증이 관찰되지 않았으나 비강 안을 보니 중비갑개상에 농성비루가 흘러내리는 것이 관찰되어 비연으로 진단하고 형개연교탕을 3일분 처방하였다.

귀의 통증과 누런 콧물은 조금씩 좋아지기 시작하였으며, 6차례 정도 처방 후 귀의 통증과 누런 콧물이 많이 호전되고 대신 맑은 콧물이 남아있다고 하였다. 그래서 소청룡탕으로 변경해서 3일분 처방하였는데, 3일 후 다시 누런 콧물이 관찰되었다. 염증이 아직 가라앉지 않았던 것이라 생각되어 다시 형개연교탕으로 처방하였다. 하지만 이번에 형개연교탕으로 바꾼 후에도 큰 차도가 없었다.

염증이 오래 가는 것은 면역력이 떨어진 것으로 판단하여 보중익기탕 보험한약을 함께 처방해서 반반씩 복용케 하였다. 3일간 복용 후 다시 호전되기 시작하였으며, 2차례 더 함께 처방한 연후에야 누런 콧물이 없어지고 치료를 종결할 수 있었다.

보중익기탕은 면역회복능력이 있어

보중익기탕은 황기, 인삼, 백출, 감초, 당귀, 진피, 승마, 시호 총 8가지 약물로 구성되어 있으며, 기허증 특히 중기하함증에 쓰이는 가장 대표적인 처방이다. 기가 허하다는 것은 결국 면역능력이 떨어진다는 것을 의미한다고 볼 수 있는데, 보중익기탕을 노령마우스에 경구투여한 후에 T세포 수, NK세포 수, 항체생산능력 등이 회복되었으며, 인플루엔자에 감염된 마우스에 경구투여하자 생존기간이 연장되었다(한방처방의 동서의학적 해석, 조기호 편저, 퍼시픽출판사, 2006.).

그리고 피로, 식욕부진, 소화불량, 체중감소 등을 호소하는 노인들에게 보중익기탕과 안중산을 4개월간 복용시켰더니 보중익기탕을 복용한 집단이 안중산을 복용한 집단보다 NK activity가 현저하게 향상되었으며, NK activity와 관계가 있다고 생각되는 IFN-γ의 혈청 농도가 유의하게 올라갔다(Kuroiwa A et al. Effect of a traditional Japanese herbal medicine, hochu-ekki-to(Bu-Zhong-Yi-Qi Tang), on immunity in elderly persons. Int Immunopharmacol. 2004 Feb;4(2):317-24.). 그러므로 감기 증세가 잘 떨어지지 않고, 회복이 더디고 아울러 기허증이 동반될 경우 보중익기탕 보험한약을 병행해볼 수 있겠다.

보험한약 임상사례 (20)

한의원에 맞는 보험한약의
선택이 중요하다

 어느 보수교육에서...

어느 보수교육에서 보험한약에 대한 강의를 초청받고 임상사례를 발표한 적이 있었다. 그때 "농촌지역에서는 어떤 보험한약을 우선적으로 사용하는 것이 좋겠느냐"는 질문을 받은 적이 있다.

"아무래도 연세 드신 분들이 많이 계시니 실증을 다스리는 것보다는 허증을 다스리는 보험한약을 우선적으로 선택하시는 것이 좋겠다. 하지만 우리 한의원은 연세 드신 분들이 상대적으로 적기 때문에 정확한 답변을 드릴 입장은 아닌 것 같다."고 대답했던 기억이 난다.

보험한약을 처음 사용하는데 있어서 한의원의 환경에 맞게 가장 적절한 보험한약을 선택하는 것은 아주 중요하다고 생각된다.

 2009년도 공보의 설문조사결과

한방처방 중에서 보험한약을 위주로 사용하고 있는 집단이 공중보건의 선생님들이라고 생각되어 2009년 초에 한의사 카페와 공보의 카페의 도움을 받아 보험한약 사용현황에 대한 설문조사를 실시했던 적이 있다.

그때 77명의 공보의 선생님들이 취지에 공감해서 설문에 응해주었으며, 특히 감기질환에 보험한약을 사용하는 현황을 중점적으로 질문하였다. 공중보건의는 주로 도시보다는 농어촌지역을 위주로 의료시설이 부족한 곳에 배치가 되고 내원환자도 연세 드신 분들이 많기에 이 설문조사 결과가 농촌지역에서 감기질환에 우선적으로 사용할 수 있는 보험한약을 선택하는데 조금이나마 참고가 될 수 있지 않을까 싶다.

설문조사 결과

(1) 지난 3개월간 일평균 내원 환자 수는?

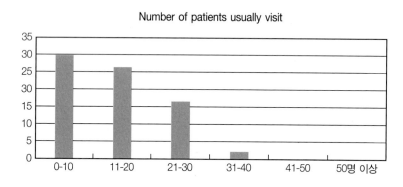

(2) 지난 3개월간 내원환자 중 감기환자 비율은?

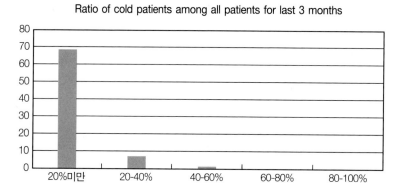

(3) 내원환자 중 보험한약 처방비율은?

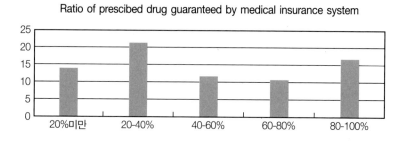

(4) 보험한약을 가장 많이 사용하고 있는 질환은?

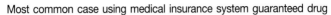

Most common case using medical insurance system guaranteed drug

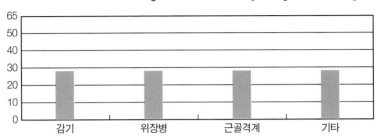

(5) 감기치료에 있어 보험한약 치료효과에 만족하고 계십니까?

How much are you satisfied with effect of medical insurance system
guaranteed drug incase of common cold patients

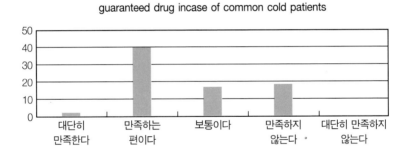

(6) 현재 감기에 사용하고 있는 보험한약은? (3개 중복가능)

Frequently used drug for common cold

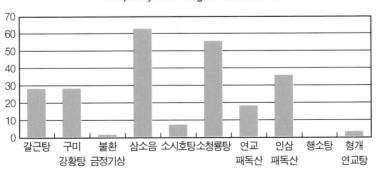

농촌이나 고령환자에게는 허증과 한증을 고려해야

특히 6번 설문의 결과상 그 당시 공보의 선생님들은 감기질환에 삼소음, 소청룡탕, 인삼패독산을 가장 많이 사용하고 있는 것으로 나타났으며, 특히 삼소음의 비중이 가장 높았다. 이는 필자의 임상경험하고도 일맥상통하는데, 필자도 65세 이상 환자분들에게는 삼소음 보험한약을 처방한 경우가 가장 많았던 것 같다.

감기는 처음에 풍사나 한사가 들어오지만 바이러스에 저항하는 면역반응에 의해 염증이 생기면서 發熱, 咽喉痛, 鼻流濁涕, 喀黃痰 등 熱證으로 변하는데, 사기의 종류와 상관없이 인체의 면역반응으로 인해서 熱證으로 변하는 것을 유하간은 六氣皆從火化라고 표현하고 있다.

이 급성 열성 염증은 시간이 지나면서 사기의 세력이 약해짐과 동시에 인체의 면역력이 떨어지고 만성화되면서 차가운 염증으로 바뀌게 된다. 그리고 그 증상들도 飮食無味, 喀淸痰, 咳嗽 등으로 변해 가는데 이때가 삼소음이 적당한 시기라고 볼 수 있다. 특히 면역력이 약한 노인층은 보다 쉽게 허증을 동반한 차가운 염증으로 변하기에 삼소음을 빈번하게 사용하게 된다고 볼 수 있겠다.

* 설문에 응해주신 77명의 공보의 선생님들에게 다시 한 번 감사드립니다. 그리고 표를 만드는데 도움을 준 자생한방병원 정동원 원장에게도 감사의 뜻을 전합니다. (필자 주)

시호지제의 이해

|시호, 스트레스나 감기로 중심순환압력 상승시 유효|

 열기구

커다란 공기주머니가 따뜻한 공기를 한껏 머금으면서 점점 팽창되어간다. 그러다 공기주머니가 팽팽해지면 날아오르기 시작하고 하늘위로 둥실둥실 떠다니게 된다. 이렇게 둥실둥실 떠다니는 열기구를 내려오게 하기 위해서는 두 가지 방법이 있을 수 있는데, 첫째는 열기구 안의 공기를 차갑게 하면 부피가 작아지면서 내려오게 되고, 둘째는 열기구에 구멍을 뚫으면 바람이 빠지면서 부피가 작아지면서 내려오게 될 것이다.

이때 열기구를 차갑게 해서 압력을 낮추는 약을 시호라 한다면 열기구에 구멍을 뚫어서 압력을 낮추는 약은 형개, 방풍, 강활, 독활에 해당한다고 볼 수 있다. 시호는 해열작용과 함께 카페인 등으로 인한 중추신경흥분 작용에 길항하기 때문에 그 효과를 'cool down & calm down'이라고 정리해 볼 수 있다.

하지만 「동의수세보원」에서는 시호 대신 형개와 방풍으로 인체의 전면(양명경과 임맥)에 구멍을 뚫고, 강활과 독활로 인체의 후면(태양경과 독맥)에 구멍을 뚫어 양명경에 위치한 정기와 태양경에 위치한 사기가 소양경에서 대치하고 있는 상황을 풀어내겠다는 전략을 쓰고 있다.

 교감신경

외부의 위협이 닥쳤을 때 우리 몸에 경각심을 알려주는 역할을 교감신경이 하는데, 위협적인 상황이 닥치거나 혹은 에피네프린 같은 교감신경 흥분제를 주사하게 되면 심장은 수축력과 맥박이 증가하고 말초 동맥은 좁아지면서(α-receptor는 세동맥을 수축시키는 반면, α-receptor는 세동맥을 확장시킨다), 점점 열기구와 같이 팽창 및 상승기류가 형성되어 간다.

교감신경이 흥분되고 상대적으로 부교감신경이 억제가 되면 분비기능이 떨어지면서 입이 쓰고

(口苦) 인후가 마르고(咽乾) 눈이 아찔한(目眩) 등의 증상이 나타나는데, 이를 「상한론」에서는 소양병이라 하여 소시호탕을 사용하고 있다.

하지만 이 상황에서 이제마 선생님은 "不當用 小柴胡湯 當用 荊防敗毒散 荊防導赤散 荊防瀉白散"이라 하여 시호 대신 형개, 방풍, 강활, 독활을 사용할 것을 주장하고 있다. 이는 소양인 表寒證(차가운 날씨에 떠다니는 열기구를 떠올리면 적당할 것 같다)에 降表陰이라는 하강기류를 만들어서 치료하는 방법인데, 수축된 말초의 혈관과 근육을 이완시켜 중심순환압력을 떨어뜨리고자 한 시도라고 볼 수 있다.

그런데 재미있는 사실은 이들 처방의 주치증이 소양병의 주증인 口苦, 咽乾, 目眩이 아니라 모두 '治頭痛'이라고 되어 있다는 점이다. 이제마 선생님이 시호의 사용을 비판하면서도 동시에 소양인 表寒證의 주치증이 감기나 스트레스 등으로 인한 두통임을 명확히 제시한 것을 볼 수 있다.

 ### 시호지제 보험한약들

그럼에도 불구하고 시호의 활용가치는 상당히 높다고 생각된다. 중심순환압력이 지속적으로 상승되어 나타나는 긴장상태는 주로 형개, 방풍, 강활, 독활 등으로 풀어내지만, 스트레스나 감기로 인해 갑작스럽게 중심순환압력이 올라간 경우는 여전히 시호의 사용이 유효하다고 생각되며, 「동의수세보원」에 있는 형방패독산에도 '시호'를 포함시키고 있다.

처방 이름에 시호가 들어간 보험한약만 해도 대시호탕, 소시호탕, 시호계지탕, 시호소간탕, 시경반하탕, 시호청간탕, 삼호작약탕 등 7가지나 있으며, 가미소요산, 형개연교탕, 보중익기탕, 패독산류 등에도 시호가 들어 있듯이 시호의 활용범위는 굉장히 넓다고 할 수 있다. 그런 만큼 보험한약을 사용함에 있어 시호에 대한 이해는 필수적이라 생각된다.

족저근막염 치료
'자음강화탕'을 병행하다

족저근막염

족저근막염은 발뒤꿈치 바닥에서 생기는 통증의 가장 흔한 질환이며, 족저근막이 발뒤꿈치뼈, 즉 종골에 부착되는 부위에 미세손상이 반복되어 생기는 과사용 증후군의 일종이다. 발은 바닥으로부터 신체로 전달되는 충격을 최소화시키기 위해 부드럽게 되어야 하고, 신체가 앞으로 나아가기 위해 단단해져야 한다(양용준. 족저근막염. 가정의학회지 제23권 제11호 별책 2002).

하지만 달리기, 걷기, 등산 등 발바닥에 무리가 가는 경우 족저근막이 손상되어 족저근막염이 생기기도 하며, 나이가 들어 족저근막에 퇴행성 변화가 생기고 충격을 흡수하는 능력이 떨어져도 족저근막염이 발생할 위험이 올라간다. 특히 갱년기 여성은 발바닥의 지방층이 얇아져 족저근막염이 생기기 쉬운 환경이 된다.

족저근막의 염증은 實熱보다는 虛熱에 가까워

족저근막염의 치료는 국소적인 염증을 가라앉히는 방법이 우선한다고 생각된다. 하지만 침이나 봉약침 등으로도 차도가 없거나 좋아지더라도 마무리가 잘 안되는 경우, 약물치료를 병행해볼 수 있을 것이다.

족저근막에 생긴 염증은 급성적인 조직손상이라기 보다는 과사용으로 인해서 생기는 염증이기에 한의학적으로도 실열보다는 허열에 더 가깝다고 볼 수 있다. 그러므로 혈허나 음허로 변증되는 족저근막염 환자에게 국소적인 치료로도 차도가 없거나 경과가 더딜 경우 자음강화탕 보험한약을 병행해볼 수 있겠다.

첫 번째 케이스

올해 2월에 20대 초반 여자환자가 자전거를 타다가 오른쪽 발목과 발뒤꿈치가 아파서 내원하였다. 발목의 통증은 족관절 염좌로 진단을 내렸고, 발뒤꿈치 통증은 페달을 밟으면서 족저근막이 과신장(over-stretched)되면서 생긴 족저근막염으로 진단하고, 구허혈을 중심으로 족외과 주위 혈자리와 함께 방광경근을 이완시켜줄 목적으로 양측 상양, 지음, 위중, 족삼리 등을 선택하여 침 치료를 시행하였다.

3주 동안 8차례 정도 치료를 하는데 발목은 대부분 호전되었지만, 발뒤꿈치 통증은 큰 차도가 없다는 것이다. 이 환자는 더위를 많이 타는 편이었고, 얼굴은 약간 상기되어 붉은 편이었고, 여드름이 군데군데 있었으며, 상체는 약간 통통한 반면 하체는 가는 편이었다.

맥도 가늘고 빠른 편이어서 陰虛한 체질로 판단하였으며, 음허로 인한 虛熱로 진단을 내리고 자음강화탕 보험한약을 3일분 처방하였다. 그 후로 발뒤꿈치 통증이 가벼워지기 시작하였으며 3일분 더 처방을 한 연후에 치료를 종결할 수 있었다.

 ### 두 번째 케이스

올해 5월에는 30대 중반의 여자환자가 족저근막염으로 내원하였는데, 작년 9월부터 양측 발뒤꿈치가 아팠으며, 특히 보행 후에 심해져서 정형외과에서 치료 중 큰 차도가 없어 본원에 내원하였다.

약간 통통한 환자였으며, 손발이 차고 추위도 많이 타고, 변비가 조금 있고, 숙면을 취하지 못한다고 하였다. 血虛證에 가깝다고 생각되었지만, 만성적인 통증은 虛熱이라 생각이 되어 자음강화탕 보험한약과 함께 부류 태계 등 신장경락을 위주로 치료를 시작하였다. 한 달 동안 총 6차례 정도 치료하였는데, 통증은 처음 내원당시보다 30% 정도 수준으로 감소하였으며, 걷는데 크게 불편하지 않다고 하였다.

* 글을 쓰는데 도움을 준 경희원한의원 류한진 원장에게 감사의 뜻을 전합니다. (필자 주)

시호소간탕으로 월경통을 다스리다

 표준화

산업에서의 표준화란 부품의 규격을 통일함으로써 호환성을 확보하여 대량생산을 가능하게 하는 것을 말한다. 즉 표준화를 통해 대량생산이 가능하게 되고, 대량생산을 통해 공급단가를 낮추게 되어 최종적으로 공급이 대폭적으로 확대되는 것이다.

우리는 표준화를 외치면서도 변증명, 처방명 등 지나치게 결과물에 대한 표준화만 강조되어 왔던 것 같다. 생산라인이 동일해야 같은 제품이 생산 되듯이 한의계의 표준화에 있어 보다 중요한 덕목은 진료과정의 표준화라 생각되며, 진료과정에서도 특히 진찰 및 차팅에서 어느 정도 통일성이 있어야 유사한 결론에 도달해서 비슷한 처방을 구사할 수 있을 것이다.

양방의 경우 같은 '신경과 전문의'이면 진찰 및 차팅이 비슷하게 이루어져서 동일한 진단명과 처방이라는 결론에 이르게 되는데 반해, 우리 한의계는 한의사들마다 진찰 및 차팅이 상이한 상황이라 서로 다른 결론에 도달할 확률이 높다고 생각된다. 특히 보험한약 사용의 확대를 위해서라도 급성내과질환에 대한 진찰 및 차팅에 대한 매뉴얼화가 필수적이라 생각된다.

 월경통을 호소하다

우리 한의원에 경항통을 주소로 침 치료를 받던 여자환자가 있었다. 얼마 전 중학생 딸이 학교에서 수업 중에 전화가 왔는데. 월경통이 너무 심해서 수업에 참여할 수가 없으며 귀가조치를 할 테니 뭔가 대책을 세워달라는 것이다.

답답해하던 그 여자환자는 그 내용 그대로 필자에게 문의를 해왔으며, 아울러 "중학생 딸이 월경통이 보통 2~3일 정도 지속되는데, 생리 때가 되면 짜증이 많아지며 이번에는 특히 짜증이 많다"고 하였다.

그 중학생 딸은 본원에서도 치료받은 적이 있었기 때문에 초진기록과 경과기록 등이 남아 있었다. 평소에 손발이 차고 손발에 땀이 많이 나는 예민한 여환이었는데, 생리할 때 짜증도 많이 나고 통증이 심하다고 하여 '간기울결+어혈'이라고 진단을 내리고 시호소간탕 보험한약과 함께 계지복령환 비보험한약을 각각 2일분 처방하고 한 봉지씩 함께 복용토록 하였다.

며칠 후 여환의 어머니가 침 치료받으러 오시면서 말씀하시기를 한약처방을 두 번 복용 후 통증이 사라졌으며, 남은 한약처방은 다음 생리 때 복용코자 남겨 놓았다고 하였다. 그러면서 "짜증도 좀 덜 내는 것 같다"는 말씀도 함께 해주었다.

🍵 시호소간탕

시호소간탕은 시호, 진피, 천궁, 백작약, 지각, 향부자, 감초 총 8가지 약물로 구성되어 있는데, 특히 향부자는 자궁평활근을 이완시키고 수축력을 감소시켜 긴장을 완화해 주는 작용이 있어(김호철 著「한약약리학」, 집문당 2008), 월경통을 다스리는 대표적인 약재라고 할 수 있다.

월경통은 월경시 자궁근육이 강하게 수축을 일으키면서 자궁 내 프로스타글란딘의 생성이 증가하면서 나타나는 증상이다. 스트레스로 인해 교감신경이 흥분하고 부교감신경이 억제되면 내장 평활근의 혈액순환이 떨어지면서 통증은 더 심해질 수 있다.

이렇게 월경통과 함께 심한 스트레스가 동반되어 간기울결이라고 변증이 되면 시호소간탕 보험한약을 선택해 볼 수 있으며, 통증이 심할 경우 계지복령환과 같은 어혈지제의 병행을 통해 그 효과를 높일 수 있겠다.

일본한방의 시스템을 배워야

 ## 한약분쟁

93년도, 95, 96년도 한약투쟁을 했었다. 처음에는 '약사의 한약조제금지'가 목표였지만, 이것이 의약분업과 연동되어 있기 때문에 이원화된 의약분업을 해야 한다고 주장했었고, 한약학과를 만들어야 한다고 주장을 했는데, 그런 투쟁의 결과로 한약학과가 탄생하게 되었다. 이원화된 제도를 고착화시키기 위해서 동시에 주장한 것은 의료일원화반대였으며, 일원화의 반대 명분은 일본식 양진한치를 반대한다는 것이 그 핵심이었다.

즉 일본은 한의사제도가 없어졌으며, 의료일원화 상태였는데 이렇게 되면 그냥 병명에 해당하는 처방을 일대일 대응 식으로 처방하게 되기 때문에 결국 제대로 된 한의학은 사라진다는 것이 그 명분이었다. 아마도 그 당시 제대로 된 한의학이란 '변증시치'를 제대로 하는 한의학이라는 뜻이었던 것으로 기억한다.

 ## 2008년도 추계 중풍학회

그로부터 10여년이 지나서 2008년도 대한중풍학회 추계연수강좌에서 도야마대학 한방진료부의 고토히로조 교수님이 파킨슨씨병의 한방치료에 대해서 소개를 했다. 파킨슨씨병의 stage는 Hoehn and Yahr의 분류에 의하면, 그 정도에 따라서 stage I, II, III, IV, V의 다섯 가지로 나뉘는데, 이를 한의학적으로는 early stage(Stage 1), middle stage(Stage 2, 3), Last stage(Stage 4, 5)로 나눠서 early stage는 tremor and rigidity of one side에 포커스를 맞춰서 간실증으로 변증하여 억간산, 억간산가작약황련, 작약감초탕 등으로 치료하였다.

Middle stage는 주로 식욕저하, 피로, 위장관 장애 등이 동반되어 나타나는 시점으로 기허증으로 변증이 되어 육군자탕을 위주로 처방하였으며, 간혹 bowel movement가 항진된 경우는 계지가작약탕을 처방하였다. last stage는 피부의 위축, 근경련 근육의 경직과 약화 등 혈허증이 관찰되지만 사물탕보다는 팔미지황환이 더 유효하다는 것을 보여주었다.

그래서 last stage의 두 케이스를 발표하였는데, 첫 번째 케이스는 인삼탕만 10주 동안 투여하다가 10주 이후부터 인삼탕합팔미지황환을 처방하였으며, 그때부터 가파르게 호전되기 시작하여 이후 40주 동안 처방이 이루어진다. disability score도 4점대 중반에서 2점대 중반으로 호전된다.

두 번째 케이스는 인삼탕합사물탕으로 20주간 처방하다가 20주부터 인삼탕합팔미지황환으로 처방을 변경하였으며, 그때부터 가파르게 호전되기 시작하여 이후 30주 동안 처방이 이루어진다. 역시 disablility score가 4점대 중반에서 2점대 초중반으로 회복된다.

 ## 환자에게 외면받는 의학은 더 이상 설자리 없어

그 현장에서 필자가 한의과대학교에 입학했던 당시 꿈인 난치질환을 한의학으로 다스려나가는 모습을 보았으며, 우리 한의학이 앞으로 나아가야할 모습을 보았던 것 같다. 2009년도 일본에서 사용된 보험한약 규모는 1천100억엔, 한화로 1조 5천억 원의 규모인데 반해, 2010년도 한국에서 사용된 보험한약 규모는 155억원이었다. 정확히 1/100인 셈이다.

우리가 '양진한치'라고 비웃던 일본한방은 표준화된 진료형태를 통해 해마다 성장을 거듭해왔으며, 그런 양적 성장에 힘입어 쯔무라를 비롯해서 양질의 보험한약시장을 만들어온 반면, 우리의 한방시장 특히 탕약시장은 최근 들어 정체하고 있으며, 표준화된 진료형태와 보험한약 사용에 있어서는 아무런 진전을 이루지 못하고 있는 실정이다.

3만 한의사시대에 아직도 한의사 개개인의 개인적 임상경험의 굴레에서 벗어나지 못한다면, 우리의 존립기반은 당연히 위태로워질 수밖에 없다. 쯔무라와 같은 보험한약 회사가 없음을 한탄하지 말고, 지금부터라도 차분히 보험한약 사용을 늘려나간다면, 우리도 일본한방과 같은 시스템을 충분히 만들어낼 수 있다고 생각한다.

소청룡탕과 연교패독산

 ### 림프구와 과립구

방어시스템의 기본은 과립구와 림프구의 협력작업이라 할 수 있다. 감기 때문에 발생하는 콧물은 림프구가 바이러스와 싸우기 때문에 내는 분비를 수반하는 카타르성 염증이며, 그것이 낫게 되면 젤리 모양이나 끈적끈적한 누런색 콧물로 바뀌게 되는데, 이것은 과립구가 이물질을 처리하여 화농성 염증으로 바뀐 결과이다.

실험에 의하면, 교감신경이 활동하여 몸이 움직이고 있을 때는 과립구가 증가하고 림프구가 감소하며, 그와 반대로 부교감신경이 활동하는 휴식상태에서는 과립구가 감소하고 림프구가 증가한다. 즉 림프구는 부교감신경의 자극으로 활성화되고, 교감신경의 자극을 받으면 억제되며 과립구는 그 반대인 것이다(「50대가 꼭 알아야할 건강비법」 아보도루, (주)한언, 2008).

 ### 풍한감모와 풍열감모

알레르기비염 혹은 비염시 콧물은 주로 부교감신경(콜린성) 자극에 의하며, 항콜린제인 ipratropium 분무제는 알레르기 및 비알레르기비염과 감기에서 콧물을 감소시키는데 효과적이다. 그러다 급성 부비동염으로 발전하여 화농성 비루가 생기면 amoxicillin과 같은 항생제를 처방한다 (「소아알레르기 호흡기학」 대한 알레르기 및 호흡기학회 편, 군자출판사, 2005).

한의학에서도 감기 초기에 맑은 콧물과 재채기를 수반하는 경우 風寒感冒라고 하여 소청룡탕 보험한약을 주로 처방한다. 하지만 소청룡탕을 처방하고도 누렇고 찐득한 콧물로 바뀌거나 인후가 붓고 아픈 증상으로 바뀌는 경우 風熱感冒라고 하며 연교패독산이나 형개연교탕과 같은 보험한약으로 바꿔줘야 한다.

즉 감기초기에 부교감신경이 흥분해서 나타나는 secretion 위주의 감기인 경우 풍한감모라고 할 수 있는 반면, 누런 콧물이나 편도종창, 중이염 등 화농성 염증으로 발전하여 항생제 처방을 고려하게 되는 경우는 풍열감모에 해당될 수 있으며, 연교나 금은화 등 청열해독하는 한약재가 포함된 처방으로 다스리고 있다.

 ### 40대 남자환자의 감기치료

지난해 11월 40대 초반의 남자환자가 3일 전부터 맑은 콧물과 재채기가 심하다고 해서 내원하였다. 풍한감모로 변증을 하고 소청룡탕 보험한약을 처방하였는데, 다음날 다시 내원해서 이야기하기를 "맑은 콧물과 재채기는 좋아졌는데 기침이 심하고 목이 따끔거린다"는 것이다. 그래서 연교패독산 보험한약으로 변경해서 2일분 처방하였다. 2일 후에 증세가 호전되었으며 3일분 더 처방한 연후에 마무리 지을 수 있었다.

 ### 급성내과질환은 보험한약 사용이 필수

이와 같이 감기나 위장질환과 같은 급성 내과질환의 경우, 초기 증세의 변화가 심하기 때문에 바로 투약이 가능해야 하며, short term하게 투약하면서 경과를 관찰해야 한다. 그러므로 보관이 쉽고 먹기 간편하며 가격 부담이 적은 보험한약의 준비가 필수적이다.

이번 케이스처럼 風寒으로 변증되는 감기의 경우, secretion 위주의 감기는 소청룡탕 그리고 몸살 위주의 감기는 구미강활탕 등을 처방하는데, 이런 경우 반드시 목이 따끔거리거나 누런 콧물이 나오는 風熱型 감기로 전변될 수 있음을 미리 teaching하는 것이 중요하다. 그와 동시에 2~3일 후에 내원케 해서 경과를 확인한 연후에 다시 처방하도록 plan을 짜는 것이 보다 설득력 있는 진료과정이 될 것이라 생각한다.

보험한약에 대한 인식을 바꾸자

 한의원에서 보험한약 사용이 활성화되지 않는 이유

보험한약을 사용하지 않는 표면상의 이유는 효과가 떨어진다, 먹기 불편하다, 종류가 부족하다 등등으로 알려져 있는 것 같다.

하지만 필자가 사용해본 결과 효과도 상당히 괜찮으며, 먹기도 많이 좋아졌고, 종류도 56가지면 미흡하긴 하지만 충분히 쓸 만한 정도라 생각된다.

이런 표면적인 이유보다 개원의 현실을 이해해야 이 문제를 정확히 파악할 수 있다고 생각되는데, 가장 궁극적인 이유는 '보험한약사용이 한의원을 운영하는데 도움이 되지 않는다고 여기는 것'이라 생각되며, 이 부분에 대한 한의원 운영의 구조를 우선 이해할 필요가 있다고 생각된다.

즉 똑같이 환자 1일 평균 30명을 본다고 할 때 보험한약을 사용하지 않고 30명을 보는 것이 보험한약을 사용해서 30명을 보는 것보다 더 이득이다. 왜냐하면 보험한약을 사용하면 한약 재료비가 그만큼 증가하기 때문에 차라리 부항이나 뜸 등을 더 청구하는 것이 결과적으로 더 이득이라는 것이다.

그리고 보험한약을 처방하다 보면 오히려 탕약을 꺼리게 되지 않을까 하는 부담감도 함께 작용한다고 볼 수 있다.

특히 환자수가 많은 한의원에서는 보험한약을 더 처방하게 되면 보험청구액수가 그만큼 늘게 되어 심사평가원의 표적이 될 수 있는 것도 큰 부담이다.

 보험한약에 대한 인식을 바꿔야

하지만 필자가 보험한약을 사용하면서 내린 결론은 '보험한약 사용을 하면 결코 한의원에 불리하지 않고 오히려 한의원을 유지하는데 큰 도움이 될 수 있다'는 것이다.

표 1 보험한약 진료영역

	내과 질환	외상 질환
급성	보험한약	침구
만성(중증)	탕약	추나, 봉독, 탕약

왜냐하면 보험한약이 다스리는 질환과 침구치료가 다스리는 질환이 명백히 다르기 때문에 보험한약을 통해서 새로운 영역을 개척해나갈 수 있기 때문이다. 즉 보험한약으로 개척할 수 있는 진료영역과 침 치료로 개척할 수 있는 진료영역이 서로 다름〈표 참조〉을 분명히 인식할 필요가 있다고 생각된다.

특히 감기환자나 어린이 비염환자 같은 경우 침구치료에 응하지 않을 수 있으나 이를 억지로 침을 놓는다든지 혹은 탕약을 처방한다든지 하면 오히려 환자들에게 거부감을 줄 수 있다.

그러므로 침구치료에 거부감이 있는 환자들에게도 한의원이 편하게 다닐 수 있는 곳이라는 느낌을 주기 위해서도 보험한약의 준비가 필요하다고 볼 수 있다.

 ## 보험한약 사용은 재내원 시기를 앞당겨

침을 잘 놓고 치료효과가 올라가면 근골격계 질환의 환자 수는 빠르게 상승하는 경우가 많다. 왜냐하면 침 치료 환자들은 대체로 2~3주 씩 꾸준히 내원하는 경우가 많기 때문이다.

반면에 급성내과질환 환자들은 일반적으로 3~4회 내원하고 말기 때문에 환자수의 빠른 상승을 기대하기는 힘들다.

하지만 허리를 삐어서 내원한 환자가 다시 내원하는 것이 2~3년 후가 된다면 침 치료를 받다가 도중에 몸살감기가 있어서 보험한약으로 치료가 잘 될 경우, 그 환자는 3~4개월 후에 다시 내원하는 경우가 많다. 즉 재내원시기를 앞당겨줄 수 있다는 것이다.

그리고 그렇게 치료가 잘 될 경우 보호자나 가족들도 감기가 걸리거나 소화가 잘 안되면 보험한약을 처방받으러 다시 내원하게 된다. 그렇게 시간이 6개월, 1년 지나다 보면 침 환자군과는 다른 '보험한약 환자군' 이라는 새로운 환자층이 형성이 되어 훨씬 진료영역이 다변화된다는 것이다.

삼성전자가 세계적 불황에도 불구하고 오히려 더 큰 성장을 이룰 수 있었던 이유도 반도체에만 집중하지 않고 휴대폰, 고급가전 등등으로 수출품목의 다변화를 꾀했다는 점이 큰 몫을 했듯이 우리도 침 환자군에만 너무 의존하지 말고 보험한약 사용을 통해서 급성내과질환이라는 영역을 개척해나간다면 보다 안정적으로 한의원 운영을 해나갈 수 있을 것이라 생각된다.

후비루로 인한 기침에 형개연교탕

 ## 기침의 서양의학적 분류

기침은 호흡기계로부터 이물질이나 분비물을 제거하는데 중요한 자연스러운 반사작용으로 기침이 지속된 기간이 3주 미만인 경우를 급성 기침, 3주에서 8주 사이일 경우를 아급성 기침, 8주 이상일 경우를 만성 기침이라고 정의한다.

우선 급성 기침은 대부분 감기에서와 같이 일시적인 현상이지만, 급성 기침 환자가 가래가 동반된 기침을 한다면 influenza A 바이러스 등에 의한 하기도 감염성 급성 기관지염도 염두에 두어야 하며, 경우에 따라서는 폐색전증, 심부전, 폐렴과 같은 위중한 질병과 연관이 있을 수 있다.

아급성 기침이 상기도 감염으로 시작된 경우라면 그 기전은 계속되는 후비루, 상기도 자극, 과도한 분비와 감소된 배출로 인한 객담의 증가, 또는 일시적인 기관지 민감도 증가 등으로 인한다. 만약 기도 감염 후에 지속된 기침이 아니라면 만성 기침과 똑같이 진단 및 치료해야 한다.

만성 기침의 경우는 안지오텐신 전환효소 억제제를 사용하거나 흡연자인 경우를 제외하면, 대부분 과거에 후비루 증후군이라고 불렸던 상기도 기침 증후군, 기침 이형 천식, 그리고 위식도 역류에 의해서 기침이 유발된다(대한가정의학회편 최신가정의학, 한국의학, 2007).

 ## 감기로 인한 기침

결국 감기로 인한 기침은 우선 호흡기계를 자극하는 요인이 후비루로 인한 것인지, 아니면 기관지 자체에 생긴 염증인지를 감별하는 것이 중요하다. 후비루라고 생각되면 세균성 부비동염이 있는지 확인해야 할 것이며, 기관지에 문제가 있다면 감염성 염증인지 천식으로 인한 염증인지 혹은 염증없이 기침만 하는 것인지 등을 감별할 필요가 있을 것이다.

일반적인 감기로 인한 기침이라면 1세대 항히스타민제와 비충혈제거제를 동시에 투여하면 기침과 함께 후비루를 완화시켜 주는 효과가 있는데, 보험한약 중에서는 소청룡탕, 형개연교탕, 갈근탕 보험한약 등이 적용될 수 있을 것이다. 특히 후비루로 인한 기침은 코에서 생긴 분비물이 뒤로 넘어가면서 하게 되는데, 누워 있을 때 많이 하기 때문에 주로 잠자는 동안 또는 이른 아침에 심해진다.

 ### 후비루로 인한 기침에 형개연교탕

얼마 전에 필자의 둘째 아이가 어린이집을 다녀온 후 맑은 콧물을 줄줄 흘리면서 기침을 하기 시작하였다. 다섯 살 비교적 활달한 편인 남자 아이로 우선 風寒에 傷한 것으로 보아 소청룡탕 보험한약을 반 봉지씩 처방하였다.

다음날 콧물이 탁해지고 이마에 열감이 있어 風熱로 변증하고 연교패독산 보험한약으로 변경하였는데, 그 날 저녁부터 밤새 기침을 하기 시작하였다. 기침은 눕기 시작하면서 시작되어 아침까지 계속 이어졌는데, 가까이에서 콧물이 뒤로 넘어가는 것과 같은 물 흐르는 소리가 계속 들렸다.

몇 개월 전에 거의 비슷한 상황이 있었는데, 그때는 연교패독산 보험한약을 5일 가량 투약하였으나 기침이 치료가 잘 안되었고, 동료 원장이 "저희 아이들은 후비루에 형개연교탕 보험한약이 잘 들더라고요"라고 이야기했던 것이 떠올라 연교패독산 투약을 중단하고 형개연교탕 보험한약으로 변경하여 처방하였다.

그 날 저녁에는 여전히 밤새 기침을 하였지만 형개연교탕 보험한약을 계속 먹였으며, 그 다음날에는 기침이 현저히 줄어서 밤에 한두 차례만 하고 더 이상 기침을 하지 않았다. 그리고 2, 3일 더 투약한 연후에 감기치료를 마무리 지을 수 있었다.

※ 글을 쓰는데 영감을 준 경희어울림한의원 정인태 원장에게 감사의 뜻을 전합니다.

胃冷한 체질의 진통소염제, 삼소음

 양 하지 통증으로 내원

작년 연말에 고등학교 동기들과 모임을 하는데, 친구 중의 한 명이 "처가 한달 전부터 양쪽 다리에 통증이 있어 걷기 힘들고 물리치료를 받았으나 효과가 없어 큰 병원에서 검사를 받아보려고 하는데 혹시 한의원에서도 치료가 가능한지"를 물어왔다. 큰 병원에 가기 전에 우선 한의원에 내원해서 진찰받아 보기를 권했고, 친구와 그의 처는 12월 31일 한의원에 방문했다.

환자가 호소하기를 "걸을 때마다 종아리가 당기고 아프며 허리도 아프고 발목, 특히 뒤꿈치 부분이 아파서 걷기 힘들며 가만히 있을 때도 욱신욱신 쑤신다"고 하였으며, "한 달 전부터 온 몸이 붓는다"고도 하였다. 자세한 병력을 들어보니 양측 다리의 통증은 한 달 전부터 시작이 되었는데, 아프기 전에 감기를 심하게 앓아서 수액과 함께 항생제 주사도 맞았으며, 그 후에 오른쪽 아킬레스건염으로 진통소염제도 1주일 정도 복용하고 나서 감기와 아킬레스건염이 치료되고 나자 바로 상기 증세가 발하였다는 것이다.

 삼소음을 처방하다

친구의 처는 6개월 전에도 한의원에 내원해서 한약을 지어갔는데, 손발이 차고 위장이 약한 체질이어서 위장을 따뜻하게 보하는 한약처방으로 소화기도 좋아지고 컨디션도 많이 좋아졌었다. 그래서 이번 경우도 위가 냉한 체질인데 진통소염제나 항생제 등의 복용 과다가 위장에 부담이 된 것으로 판단하였으며, 아킬레스건염으로 인한 비정상적인 보행으로 허리나 무릎 발목 등 관절에 부담이 누적되다가 차가운 염증의 형태로 통증이 나타난 것으로 판단하여 삼소음 보험한약을 처방하였다. 그리고 통증이 주로 방광경상으로 나타났기 때문에 방광경의 寒氣를 제거한다는 목적으로 방광승격 즉 족삼리, 위중, 補, 속골, 임읍, 瀉(영수보사)로 침 치료를 시작하였다.

4일 후에 다시 내원하였는데 걷기 조금 편해졌다고 하였다. 다시 2일 후에 내원하였는데 종아리가 당기고 통증이 있던 것이 처음에 비해 30% 정도로 호전되어 걷기 편해졌다고 하였으며, 다시 1주일 후에는 양측 다리의 통증이 10~20% 정도로 호전되어 더 이상 걸어다닐 때 통증을 느끼지 않는다고 하였다. 물론 온 몸이 붓던 것도 더 이상 없다고 하였다.

 ### 진통소염제와 삼소음

조직의 손상에 의해 세포막의 인지질에 저장되어 있던 arachidonic acid가 유리되어 나오면 효소의 촉매에 의해 프로스타글란딘이 생성되어 염증과 통증을 유발하는데, 대부분의 진통소염제(NSAID)들은 cyclooxygenase라고 알려진 프로스타글란딘(G/H) 합성효소를 억제하므로써 작용을 나타낸다.

체온조절은 열의 생산과 손실 사이의 정밀한 균형을 요하는데, 시상하부가 체온이 유지되는 설정값(set point)을 조절한다. 고열(fever)은 이 체온 설정 값이 높아져 있기 때문이며, 진통소염제는 이것의 정상으로의 복귀를 촉진한다(안영수 엮음, 이우주의 약리학강의 제 6판, 의학문화사, 2008).

이렇듯 진통소염제는 진통, 해열 및 항염증 효과 등이 있어 조직의 손상으로 인한 제 증상을 다스리는 데는 도움이 된다. 일반적인 급성 염증은 한의학적으로 熱證이라고 볼 수 있으며 진통소염제로 인해 '解熱'이 되면서 염증이 가라앉지만, 상기의 환자와 같이 위가 냉하고 몸이 찬 환자에게 진통소염제를 과다하게 사용할 경우 몸을 더 차게 만들어 만성적인 염증이나 면역력의 저하로 이행될 수 있다고 생각된다.

이럴 경우 삼소음 보험한약의 사용이 적절한 대안이 될 수 있다고 생각되며, 아울러 진통소염제의 과다사용에 대한 한의학적 검토와 체계적인 대응방안도 추후 이루어졌으면 한다.

두드러기 치료에 '형개연교탕'

 두드러기와 은진

두드러기는 창백하고 약간 올라온 중심부(팽진)와 주변부의 발적으로 둘러싸인 가려움증을 동반한 전신적 발진이다. 두드러기는 표피층으로 혈관에서 새어나온 혈장이 유입되면서 생긴 것인데, 대부분의 두드러기 초기 피부반응(early-phase cutaneous reaction)은 비만세포로부터 분비되는 히스타민에 의한 다양한 염증반응으로 일어나며, 그 결과로 즉시 팽진과 발적이 일어난다. 후기 피부반응(late-phase cutaneous response)은 다양한 비만세포 매개체(사이토카인, chemokine, 류코트리엔 등)에 의해서 일어나고, 이들이 탈과립된 부위에 염증세포를 동원하는 역할을 한다(「소아알레르기 호흡기학」, 대한 알레르기 및 호흡기학회 편, 군자출판사, 2005).

「동의보감」隱疹門에 보면, "隱疹은 많이 脾에 속하니 은은하게 피부의 사이에 있는 고로 隱疹이라고 한다. … 疹이란 증은 붉은 사마귀 같은 것이 은은하게 피부 밖에 나타나며 가렵기만 하고 종통하지는 않는 증이니 이름을 은진이라고 한다"고 하여 지금의 두드러기에 해당한다고 볼 수 있다.

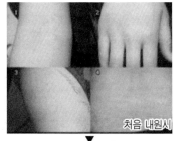
처음 내원시

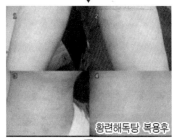
황련해독탕 복용후

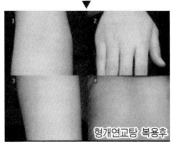
형개연교탕 복용후

透疹과 항히스타민제

두드러기의 치료는 H1 항히스타민제의 복용으로 시작되며 심한 두드러기나 만성 두드러기에서 스테로이드요법을 제한적으로 사용할 수 있다. H2 항히스타민제를 병행하거나 leukotriene 길항제 등을 사용하기도 한다.

한의학에서도 급성두드러기에 사용할 수 있는 약재들은 형개, 방풍, 갈근, 승마, 우방자, 선태 등과 같은 '투진'의 효능을 가진 발산제들이 가장 유사하다고 할 수 있을 것이다. 예컨대 형개의 경우 IgE 매개 피부 알레르기 반응과 인간 비만세포주로부터 히스타민 방출을 감소시켰으며, 염증 전구성 cytokines의 유전자 발현과 분비를 감소시키는 효능을 가지고 있다(Yoo JS et al. Anti-allergic effects of Schizonepeta tenuifolia on mast cell-medicated allergy model. Natural Product Sciences 2011;17(3):239-244).

 ## 급성 두드러기에 형개연교탕

작년 10월경에 20대 중반의 여환이 손등, 목, 허리, 팔다리(접히는 부분이 심함) 등에 팽진과 소양감을 호소하며 내원하였다. 4일 전에 발병하였는데 발병 시에 대학병원 응급실에 방문해서 항히스타민제를 처방받았으며, 약을 복용하면 두드러기가 가라앉고 어느 정도 시간이 지나면 다시 반복된다고 하였다. 가려움증은 밤에 심해진다고 하였으며, 특별히 두드러기를 유발시키는 원인을 모르겠다고 하였다.

두드러기는 2009년도에 처음 시작되었는데 2010년도에는 1달에 한 번 꼴로 두드러기가 발생하였으나 2011년도 10월에는 1년만에 처음 생겼다고 하였다. 체격은 좋은 편이였으며 얼굴은 희고 피부는 건조했으며, 손발이 차고 추위를 많이 탄다고 하였다. 반면에 땀을 많이 흘리고 차가운 물을 좋아하며 물을 자주 마신다고 하였다.

진찰을 마친 연후에 겉은 냉하지만 본질적으로 속에 열이 있는 체질이라 판단하였으며, 우선 황련해독탕 보험한약을 처방하였다. 그런데 다음날 내원해서는 두드러기가 훨씬 더 심해졌다는 것이다. 목 부위는 눈에 띄게 심해지고 등허리 부위나 팔다리도 팽진이 크고 넓어졌으며 가려움도 심해졌다고 호소하였다. 그래서 형개연교탕 보험한약으로 처방을 변경하였다. 두드러기는 다음날부터 가라앉았으며 3일후에 내원하였을 때는 더 이상 두드러기가 나지 않는다고 하였으며, 육안으로도 관찰되지 않았다. 그로부터 1주일 후에 다시 내원하였는데 1주일동안 두드러기가 나지 않고 괜찮다고 하였으며 그것으로 치료는 종결되었다.

고찰

　3년 전에 처음 발병하였고 중간에도 자주 나타났기 때문에 처음에는 만성 두드러기로 판단하고 淸熱하는 황련해독탕 보험한약을 처방하였으나, 이는 필자의 판단착오였다고 생각된다. 처음 발병은 오래되었지만 이번에 발병한 것은 1년 만에 다시 나타난 것이기에 새롭게 두드러기가 생긴 것으로 볼 수 있는 것 같다. 그러므로 火熱證이 아니라 風熱證으로 변증할 수 있으며, 형개연교탕 보험한약이 유효했던 것으로 생각된다.

　'형개연교탕 = 항히스타민제'라고 할 수는 없지만 형개연교탕의 구성약물이나 주치증으로 볼 때 항히스타민제와 유사한 부분이 많다고 생각되며 항히스타민제를 투약하고자 하는 질환에 風熱로 변증될 경우 가장 우선적으로 선택해볼 수 있는 보험한약이 아닐까 싶다(형개연교탕은 즉시형 과민반응에서부터 지연형 과민반응에 걸쳐 넓게 작용한다고 생각되기 때문에 항알레르기 효과가 있다고 표현하는 것이 적절하다고 생각된다).

보험한약 임상논문을 준비하자

 일본의 임상논문 2편

첫째는 동경대학교 의치과병원 갱년기 클리닉에서 1995년부터 2009년까지 이루어진 Systematic Health and Nutrition Education Program(SHNEP)에 참가한 갱년기와 폐경기 여성 1천523명의 임상 기록을 후향적으로 분석한 연구이다.

이 중에서 고혈압과 전고혈압 환자이면서 교육만 받은 그룹(대조군)과 고혈압과 전고혈압 환자이면서 교육과 함께 쯔무라 계지복령환을 하루에 7.5g 처방받은 그룹(치료군)을 대상으로 하였고, 에스트로겐이나 고혈압약 혹은 계지복령환이 아닌 한방약을 처방받은 군은 제외하였다.

평균 6개월 정도 경과 관찰을 하였는데, 계지복령환 처방군에서 수축기혈압은 148.4±2.6mmHg에서 134.8±2.8mmHg로 유의하게 떨어졌으며, 이완기혈압은 89.7±2.1mmHg에서 83.7±1.9mmHg로 유의하게 떨어졌다. 분당 맥박수는 79.5±1.7회에서 73.5±1.5회로 유의하게 떨어졌으며, 기초에너지소비량(resting energy expenditure) 역시 1552±73kcal/day에서 1373±56kcal/day로 유의하게 떨어졌다.

같은 기간 동안 대조군은 수축기혈압, 이완기혈압, 분당 맥박수 등은 처음에 비해 떨어졌으나 유의한 변화는 없었으며, 기초 에너지소비량은 증가하였으나 역시 유의한 변화는 없었다(M. Terauchi et al. Effects of the Kampo medication keishibukuryogan on blood pressure in perimenopausal and postmenopausal women. Internal Journal of Gynecology and Obstetrics 2011;114:149-152). 〈그림 1 참조〉

둘째는 2007년부터 2009년까지 병원에 방문한 19명의 기침환자에 대한 임상논문으로, 감기 후에 기침이 3주 이상 지속된 환자들을 대상으로 하였다. 이들은 진해거담제(맥문동탕, 베타2항진제, 항콜린제를 복용했던 환자는 제외하였다.)를 복용해도 효과가 없는 환자들이었으며 후비루, 알레르기 비염, 만성부비동염, 기관지천식, 기침이형천식, 아토피 기침, COPD, 위식도역류질환, ACE 억제제

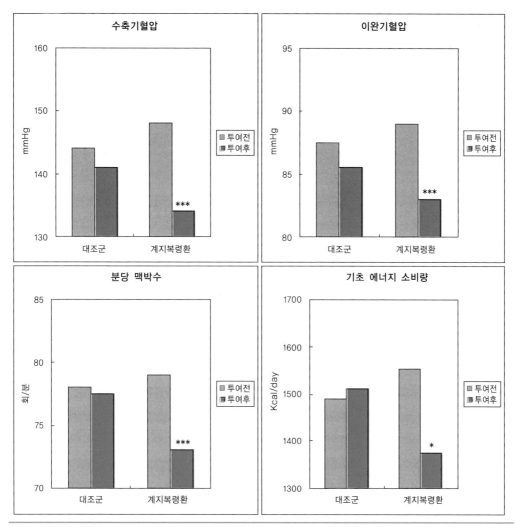

그림 1 치료 전·후의 심혈관계 지표들 *$p < 0.05$, paired *t* test ***$p < 0.01$, paired *t* test (대조군과 비교한 것이 아니라 전·후 비교이다.)

로 인한 기침 등이 의심되는 경우는 제외하였다.

　모집된 27명 중 19명만이 임상시험을 마쳤으며, 19명 중에 11명(A군)에게는 진해거담제인 Meptin 만을 투약하였고, 나머지 8명(B군)에게는 Meptin과 함께 맥문동탕을 투약하였다. Multi-center에서 시행되었으며 randomization을 통해 맥문동탕 투여군과 대조군이 나뉘었다.

　그리고 cough diary라는 것을 작성하였는데, 이는 기침의 정도를 4단계로 나누고 [0:기침이 없음, 1:약한 기침, 2:심한 기침, 3:아주 심한 기침] 하루를 3가지 시간대로 나눠서 아침부터 오후

(6:00~14:00), 오후부터 저녁(14:00~22:00), 그리고 취침 후(22:00~6:00)로 하여서 각 시간대별로 점수를 매긴 뒤에 모두 더하면 점수가 0~9 사이가 된다.

이를 치료 전날부터 14일 동안 지속적으로 작성하였다. 특히 맥문동탕 투여군에서는 맥문동탕 투여 4일째와 5일째에서 유의한 호전을 보이고 있다(p<0.05 spearman's rank correlation coefficient). (K. Irifune et al. Antitussive effect of bakumondoto a fixed kampo medicine for treatment of post-infectious prolonged cough:Controlled clinical pilot study with 19 patients. Phytomedicine 2011;18:630-633). 〈그림 2 참조〉

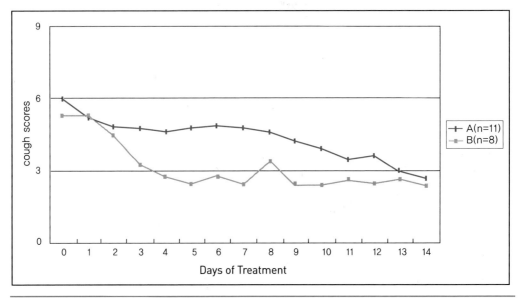

그림 2 치료 전·후 cough scores. 치료시작 4, 5일째에 맥문동탕투여군(Group B)에서 대조군(Group A)보다 유의한 개선을 보여준다. *p<0.05

 한의원 환자 대상으로 보험한약 임상논문 써야

일본에서 나온 임상논문들은 진료현장을 그대로 옮겨 놓았다는 점이 큰 장점이라 생각된다. 즉 진료과정에서 이루어진 데이터들이 모여서 논문이 되기 때문에 불필요한 노력없이 논문을 만들 수 있으며, 그 결과들은 전국의 한방진료실에서 그대로 다시 활용될 수 있다.

첫 번째 논문은 수축기혈압, 이완기혈압, 분당 맥박수 등 간단한 지표들을 이용하고 있으며, 두 번째 논문은 cough diary라는 지표를 만들어서 치료효과를 평가하고 있다. 이렇게 진료가 연구로

이어지고 연구가 진료에 다시 활용되는 선순환이 반복되면서 지금의 일본 EBM을 이루었다고 할 수 있다.

일본의 보험한약 사용은 주로 대학병원 한방과에서 이루어지는 반면, 우리나라 보험한약 사용은 대부분 동네 한의원에서 이루어지고 있다. 그러므로 우리나라에서는 한의원에 내원한 환자들을 대상으로 한 보험한약 임상논문이 만들어져야 한다.

'한의원 실정에 맞게' 만들어진 임상논문이어야 그대로 한의원에서 활용될 수 있으며, 그런 선순환을 만들어내야 우리 한의계가 지속적인 성장의 발판을 마련할 수 있다. 우선은 보험한약을 이용한 1 case나 case series 논문들로부터 시작이 되어야 한다.

Case series가 대조군 연구로 발전하고, 대조군 연구가 RCT로 발전해서 한의원에서 환자를 모집하고 IRB를 거치고 임상연구를 진행하는 시스템이 만들어진다면 SCI급 논문도 충분히 만들 수 있다고 생각한다. 한 가지 덧붙이자면 '임상논문교육센터'를 만들어서 젊고 유능한 인재들에게 임상논문작성법을 교육시키고 한의과대학, 개원 한의원과 연계해서 임상논문을 만들어나가면 어떨까 싶다.

* 그림들을 만들어준 자생한방병원 정동원 원장에게 감사의 뜻을 전합니다.

보험한약 임상사례 (31)

위식도역류질환에 반하사심탕합작약감초탕

 위식도역류질환이란

위식도역류질환이란 위산이 식도로 넘어와 식도에 염증을 일으키거나 증상이 나타나는 질병을 말한다. 여기서 식도는 피해자가 되고 가해자는 위산을 포함한 위 내용물이 되기 때문에 결국 중요한 것은 위산이 역류되는 위장의 환경을 치료하는 것이 위식도역류질환의 핵심이라고 볼 수 있다.

위식도역류질환은 주로 두 가지 과정에 문제가 있어서 생기는데, 첫째는 정상인에 비해서 위산의 역류가 자주 생긴다는 점이고, 둘째는 식도내로 역류된 위산이 제대로 제거되지 않아서 생기는 것이다. 위식도 역류가 생기는 기전으로는 하부식도괄약근의 일시적인 이완현상, 열공 허니아, 하부식도괄약근의 낮은 압력 등이 해당이 되며, 역류된 위산이 제거가 안되는 기전은 식도의 연동운동에 장애가 있거나 타액분비 감소 등이 해당이 된다(소화기계 질환, 김정룡 편저, 2000, 일조각).

 위식도역류질환의 양방치료

표 1 Healing Probabilities and Weeks with GERD

Drug	Total daily dose	% healed at 4 weeks	% healed at 8 weeks	% healed at 12 weeks	#weeks with GERD
Ranitidine	300mg	38% (CI:19-58)	59% (CI:41-78)	—	5.4
Ranitidine	600mg	40% (CI:6-74)	59% (CI:41-78)	—	5.2
Omeprazole	20mg	59% (CI:41-78)	59% (CI:41-78)	—	4.1
Omeprazole	40mg	59% (CI:41-78)	59% (CI:41-78)	—	3.9
Cisapride	40mg	—	—	59% (CI:41-78)	9.6

표 2 GERD Recurrence Probabilities

Drug Regimen	% Recurrence 0 ~ 6 months	% Recurrence 6 ~ 12 months
Placebo	62% (CI:32-92)	29% (CI:0-61)
Ranitidine 300mg daily	59% (CI:22-95)	31% (CI:3-58)
Omeprazole 20mg daily	13% (CI:0-26)	10% (CI:0-29)
Cisapride 20mg daily	22% (CI:2-42)	14% (CI:0-34)

위식도역류질환 환자의 치료는 일반적으로 프로톤펌프 차단제(PPI)나 히스타민-2 수용체 길항제 (H2-Receptor Antagonist, H2RA)를 사용하거나 혹은 이와 함께 장운동 촉진제(prokinetics)를 병용 투여할 수 있다. 프로톤펌프 차단제나 히스타민 길항제는 식도를 손상시키는 위산의 분비를 억제하는 효과를 가지고 있으며, 장운동 촉진제는 위장기능을 활발하게 만들어 하부식도괄약근의 압력을 높여서 역류를 방지하는 역할을 한다.

한 보고서에 따르면 식도염의 치료율은 PPI > H2RA > prokinetics〈표 1〉였으며 재발억제율은 PPI > prokinetics > H2RA〈표 2〉로 나타났다. (Pharmaceutical management of gastroesophageal reflux disease, CCOHTA, 1996) 즉 위식도역류질환의 치료는 위산분비억제라는 화학적 소화기능에 대한 치료와 위장운동 촉진이라는 기계적 소화기능에 대한 치료로 구성되어 있다고 볼 수 있다.

 ## 한방에서 위식도역류질환의 치료전략

한방에서 위식도역류질환을 치료함에 있어서는 첫째, 위식도역류질환이 급성기인지 아니면 자꾸 재발이 되는 만성기인지에 따라 다르게 접근해야 하며, 위식도역류질환 환자의 위장이 기계적 소화 기능에 더 문제가 있는지 화학적 소화기능에 더 문제가 있는지를 나눠서 치료해야 한다.

위식도역류질환의 대표적인 증상이 흉통과 탄산인데, 이를 「동의보감」에서 찾아보면 胃心痛 조문과 呑酸 조문이 해당된다. 특히 위심통문의 청울산은 반하, 진피, 백복령, 창출, 변향부자, 신곡, 황련강즙초, 치자강즙초, 천궁, 건강초흑, 감초, 생강 총 12가지 약재로 구성되고, 탄산문의 증미이 진탕은 반하, 진피, 적복령, 치자, 황연, 향부자, 지실, 천궁, 창출, 백작약, 신곡초, 감초, 생강 총 13 가지 약재로 구성되어 있는데, 그 중 10가지 약재가 동일해서 처방의 성격이 거의 같으며 두 처방 모두 급성기 위식도역류질환에 적절한 처방이라고 볼 수 있다.

보험한약 중에서는 반하사심탕이 가장 적절한 선택이 될 수 있으며 작약, 향부자, 신곡과 같은 단미제가 있으면 상황에 맞게 가미할 수 있겠다.

위식도역류질환으로 내원하다

올 2월에 30대 중반의 여자 환자가 심하부위의 통증과 인후통을 호소하면서 내원하였다. 2주 전 음주 후에 증세가 시작되었으며 과식 후와 공복시에 통증이 있었으며 통증의 양상은 욱씬욱씬 쑤신다고 하였다. 7개월 전 음주 후에 처음 복통이 생겼으며, 그때 내시경 상으로 역류성식도염 진단을 받은 연후에 음주를 할 때마다 복통이 있었는데, 지금까지는 복통이 있으면 양약을 복용하고 바로 호전되었으나 이번에는 양약을 1주일 넘게 먹었는데 통증이 가라앉지 않는다고 하였다.

우선 이 환자의 진단은 급성위염과 함께 인후부위에 통증이 있는 것은 위식도역류질환으로 인한 역류성 후두염이라고 할 수 있다. 약간 마른 편이었으며 평소에 잘 체하고 손발은 찬 편이며 따뜻한 물을 마시기를 좋아하며 찬 물을 마시면 배탈이 나서 설사를 한다고 하였고 맥도 세약하고 설색도 담홍한 편으로 전반적으로 위냉한 체질이라고 판단하였다.

 ## 반하사심탕합작약감초탕을 처방하다

하지만 변증에서 素證보다 중요한 것은 '어떤 종류의 자극에 의해서 증상이 유발되고 악화되느냐?'라고 할 수 있는데, 이 환자의 경우 음주로 인해서 증상이 나타났고 떡볶이를 먹고 증세가 악화가 되는 등 '熱性' 자극에 민감하게 반응하는 것으로 보아 胃熱證으로 변증을 할 수 있다.

식후 통증과 공복시 통증이 함께 있어 반하사심탕 보험한약과 작약감초탕 임의처방 보험한약을 함께 처방하였으며, 침 치료는 중완 사관과 함께 족삼리, 곡지, 양곡, 해계, 공손 등을 선혈하여 치료하였다. 3일 후에 내원해서 통증은 많이 없어지고 소화도 잘 된다고 하였다. 4일 후에 다시 내원해서는 아침에는 속이 쓰리고 가스가 차는 것 같다고 하였으며, 다음 4일 후에 내원해서는 통증이 거의 없다고 해서 한 차례 더 치료 후 치료를 종결하였다.

근육이완제 작약감초탕

 임의처방

최근에 보험한약에 대한 관심이 높아지면서 보험한약 사용 활성화를 위한 논의가 활발한 것 같다. 새로운 제도를 만들어가는 것도 중요하지만 그에 못지않게 중요한 것은 기존의 제도를 충분히 잘 활용하는 것이라 생각된다. 보험한약의 품질을 지속적으로 모니터링할 수 있는 시스템을 만들고, 그에 맞게 개선할 방향을 제시할 필요가 있다. 그리고 지금까지 수십년 간 고정된 보험한약 수가를 현실화하는 것도 건의해나갔으면 한다.

특히 보험한약에는 56종 혼합엑스산제와 함께 68종 단미엑스산제가 있으며, 이들 단미엑스산제를 이용해서 만든 처방을 임의처방이라고 하는데, 이들 임의처방만 잘 활용하면 지금보다 훨씬 다양한 종류의 보험한약 처방을 구사할 수 있다.

 작약감초탕 임의처방

임의처방 중에서 가장 우선적으로 사용해볼 만한 것이 작약감초탕 보험한약이다. 작약감초탕은 골격근 및 평활근의 급격한 경련성 동통에 체질의 강약에 관계없이 사용할 수 있는데, 요로 · 담도 · 소화관 등의 산통이나 과로로 인한 근육통 · 급성요통 · 비복근경련 · 좌골신경통 · 염좌 등에 적절히 활용해 볼 수 있다(조기호 편저, 한방처방의 동서의학적 해석, 퍼시픽출판사, 2006).

그리고 경희대학교 한방병원의 2내과 외래진료실에서 작약감초탕을 투여한 환자들에 대한 후향적 연구를 시행하였는데, 의무기록이 잘 되어있는 81명을 대상으로 하였으며, 그 중 29명은 야간 하지근육경련, 28명은 경추증, 13명은 thalamic pain, 11명은 수근관증후군이었다. 증상이 50% 이상 개선된 것을 유효한 것으로 간주하였는데, 그런 경우 유효성은 각각 86.2%, 60.7%, 45.5%, 72.8% 이었다.

그래서 작약감초탕이 근육경련과 통증에 효과가 있음을 제시하고 있다(Jung, WS et al, Clinical assessment of usefulness, effectiveness and safety of jackyakamcho-tang(shaoyaogancao-tang) on muscle spasm and pain:case series, Am J Chin Med. 2004;32(4):611-20).

 ### 요부염좌를 치료하다

최근에 30대 남자 환자가 무거운 것을 들다가 허리가 삐끗하면서 1주일 전부터 요통을 호소하며 내원하였다. 비교적 키가 큰 환자였는데, 허리를 펼 때 통증이 심해진다고 하였으며 하지방사통은 관찰되지 않아 신전근육에 손상을 받은 요부염좌로 진단을 하고 침 치료를 시행하였다. 치료를 마치고 다음날 내원하기를 권하였는데, 평일에는 내원할 수가 없다고 하여 작약감초탕 보험한약을 3일분 처방하였다. 10일 후쯤 토요일 다시 내원했는데 증세는 많이 호전되었다고 하였고 다시 침 치료와 함께 작약감초탕 보험한약을 처방하였다. 3주 후에 어깨가 아파서 내원하였는데, 요통은 그 당시에 잘 마무리되었다고 하였다.

 ### 작약감초탕의 활용

단순한 근육통이나 급성 염좌로 내원하는 경우 일반적으로 침, 뜸, 부항으로 치료를 할 것이다. 하지만 사정이 있어 내원하기 힘든 경우 작약감초탕 보험한약을 함께 처방하면 치료에 도움이 될 수 있으며, 침 치료 도중에도 간혹 근육의 연축이 심해져서 통증이 더 심해지거나 큰 차도가 없다고 하는 경우도 있는데, 이런 경우에도 작약감초탕 보험한약을 처방하면 만족할 만한 결과를 얻을 수 있다.

다만 감초를 오래 처방할 경우 가성 aldosteronism이라는 부작용이 나타날 수 있어 부종이나 체중증가가 나타날 경우 중단해야 할 것이다(가성 aldosteronism의 경우 이뇨를 억제해서 나트륨과 체액을 저류시키는 반면 칼륨은 배출시키기 때문에 저칼륨혈증도 함께 나타날 수 있다).

 ### 작약감초탕의 의의와 한계

작약은 본초서적에 補血藥으로 분류되어 있으며, 감초는 補氣藥으로 분류되어 있다. 감초는 부신피질호르몬과 유사한 작용이 있어 이뇨를 억제하고 나트륨과 체액을 저류시키고 작약은 평활근을 이완하고 관상동맥과 말초혈관을 확장시킨다. 감초는 緩急止痛하는 효능이 있고 작약은 養血斂陰하고 柔肝止痛하는 효능이 있다(김호철저 한약약리학, 집문당, 2008).

즉 작약감초탕은 우리 몸의 수분의 손실을 최소화하고 국소적인 혈류량을 늘리면서 수축된 근육을 이완시키고자 한다고 볼 수 있다. 하지만 기본적으로 작약감초탕은 보기보혈하는 효능을 통해서 근육을 이완시키므로 근육의 손상이 심하여 국소적인 열감이나 부종이 있는 등 熱證이 나타날 때는 적절하지 않으며 염증을 가라앉히는 치료가 우선되어야 할 것이다.

* 이것은 여담이지만 筋을 木이라고 한다면 水生木으로 치료하는 것은 작약감초탕이고, 손상이 심할 경우 사법으로 다스리는데 金克木으로 치료하는 것은 갈근, 강활, 독활과 같은 발표제로 치료하는 것이 아닐까 하는 재미있는 상상을 해본다.

위기능장애로 인한
구취에 반하백출천마탕

 구취로 내원하다

2010년 8월에 연초부터 시작된 구취로 50대 초반 여자환자가 내원하였다. 구취는 주로 식후에 심해진다고 하였으며, 입이 마른다고 하였다. 대변은 보고 나도 시원하지 않다고 하였으며, 손발이 원래는 찼으나 폐경 후에 손발이 뜨거워졌다고 하였다. 기타 식사나 수면은 큰 이상이 없었다.

구강 내 문제는 없었으며 식후에 심해진다고 하여 우선은 胃熱證으로 변증을 하고 침 치료와 함께 반하사심탕 보험한약을 3일분 처방하였다. 2일 후에 다시 내원하였는데 차도가 별로 없다고 하였다.

폐경 후에 땀도 많이 나고 더위도 많이 타고 손발이 뜨거워지는 등 熱證 경향이 생겼다고 하였으나, 맥은 滑弱하였고 혀도 淡紅色이었으며 폐경 전에는 손발도 차고 추위도 많이 탔었다고 하는 등 원래는 寒證 경향이며 구취도 상당히 오래된 점 등으로 보아 胃虛證으로 변증을 변경하고 반하백출천마탕 보험한약을 3일분 처방하였다.

4일 후에 내원해서는 입 냄새가 조금 덜하다고 표현하였으며 그 후로 한 달간 총 10차례 침 치료와 함께 반하백출천마탕 보험한약을 처방받고 입 냄새는 더 이상 나지 않는다고 하였다.

그리고 대변을 보고 나서 후중감이 있었는데, 치료를 하면서 후중감도 소실되었다. 입 냄새와 함께 구건 증상도 조금씩 호전되어 50% 정도까지는 개선되었으나 구건 증상은 마무리가 되지 않았으며 그 후로 2~3차례 더 치료 후 구건 증상은 마무리가 되지 않는 채 치료를 종결하였다.

 구취

구취는 입안의 박테리아가 단백질을 분해하면서 생기는 휘발성 황화합물로 인해 입에서 불쾌한 냄새가 나는 증상이다.

혀의 안쪽에 서식하는 많은 양의 박테리아가 입 안에 남아있는 음식물 찌꺼기, 죽은 세포, 콧물 등을 부패시키는 과정에서 썩은 달걀 냄새를 발생시키게 된다(네이버 의료정보, 서울대학교병원 제공). 입 냄새의 대부분은 치아, 잇몸, 혀, 인두 등 구강에 원인이 있지만, 먹는 음식과 이를 소화시키는 위장 기능의 장애도 원인이 된다.

구취에 반하백출천마탕을 사용하는 경우는 역류성 식도염과 같은 위장기능의 장애로 인한 경우에 해당한다고 볼 수 있으며, 특히 상기 환자와 같이 식후에 증세가 심해고 경과가 비교적 오래되었을 경우에 적절하다고 생각된다.

위장운동촉진제와 반하백출천마탕

위장관 운동이 저하되어 있는 경우 구역질, 구토, 소화불량 등이 나타나며, 위장운동 촉진제(prokinetics)를 처방하는데, 위장운동촉진제는 장운동의 동조(coordination)를 유발하여 장 내용물의 이동을 촉진하는 약물이다.

현재 주로 쓰이는 장운동 촉진제는 근육층 신경총의 뉴론에 작용하는 도파민성 D2 수용체 봉쇄제인 Metoclopramide, Domperidone와 세로토닌성 5-HT4 수용체 효현제인 Cisapride, Tegaserod 등이 해당하는데, Cisapride는 심혈관계 부작용으로 현재 사용을 하지 못하고 있으며, Metocloparamide도 대량 투여시 신경과민, 근 긴장 이상이 흔하며 추체외로 증상으로 파킨슨 증후군이 나타날 수 있다(안영수 엮음, 이우주의 약리학강의 제 6판, 의학문화사, 2008).

이에 반해 반하백출천마탕의 모태가 되는 육군자탕은 식욕부진, 위부팽만감, 위부불쾌감, 그득함, 구토증 등 운동부전형 상복부증상에 유효함이 이중맹검 군간 비교법으로 확인되었으며, 만성 위염 등의 다양한 소화기 증상에 대하여 Cisapride보다 개선도가 높고, 임상상 유용하다고 평가되었다(일본동양의학회 EBM 특별위원회 편저, 근거중심의 한방처방, 군자출판사, 2011).

이렇게 기계적 소화기능이 약해져서 나타나는 다양한 증상들이 胃虛證으로 변증이 되었을 때 우리 실정에 맞게 반하백출천마탕 보험한약을 활용해볼 수 있겠다.

보험한약 임상사례 (34)

장염에는 불환금정기산

 규모의 경제와 쯔무라

규모의 경제란 생산량이 증가하면 할수록 평균비용이 상대적으로 줄어드는 현상을 말한다. 예컨대 제약회사가 농가에서 인삼을 구입할 경우 1kg을 사는 경우에 비해 1톤을 사는 경우 g당 단가는 현저히 줄어들 것이다.

일본의 보험한약시장의 최근 10년간 변화를 보면, 2000년도 보험한약 총사용액이 900억 엔 정도인데 반해서 2009년도에는 1100억 엔을 상회하고 있다. 그런데 재미있는 사실은 일본 보험한약의 제1기업인 쯔무라제약의 경우 같은 기간 동안 그 점유율이 70% 초반에서 80% 중반으로 점점 증가

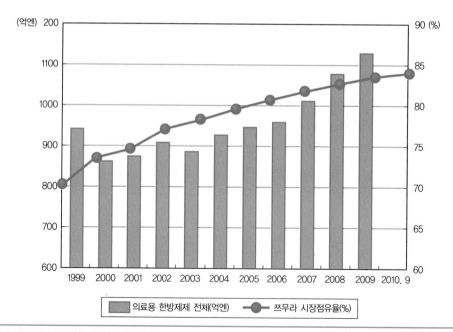

그림 1 일본 보험한약 시장의 변화추세

하고 있다는 사실이다〈그림 1 참조〉.

이는 규모의 경제를 잘 활용한 예라고 볼 수 있는데, 쯔무라의 경우 생산규모가 커지면서 원료한약재를 더 좋은 품질로 더 싸게 들여올 수 있고, 그래도 남는 비용으로 품질관리와 임상논문지원 그리고 자사제품의 교육과 홍보 등을 지속적으로 해왔기에 가능했던 결과라고 생각된다.

 ## 장염으로 내원하다

지난 4월에 30대 여자환자가 내원하였다. 내원 당시 목에 뭔가 걸린 것 같다고 하였으며, 메슥거리고 토하고 싶다고 하였다. 체온을 재보니 37.8℃였으며, 그 전날 뷔페에서 생선회를 먹었는데 그 후에 2차례 설사를 하였다고 했다. Neck stiffness는 관찰되지 않아 뇌수막염은 배제하였고, 장염으로 진단을 내리고 불환금정기산 보험한약을 처방하였다.

다음날 내원하였는데, 체온은 36℃로 떨어져 있었고 설사는 하지 않았으며 속은 여전히 메슥거리나 복부증상은 1/3로 줄어들었다. 주말이어서 월요일에 다시 내원하였는데, 더 이상 불편함이 없다고 하여 마지막으로 치료하고 종결하였다.

 ## 5월에는 불환금정기산을 준비해야

4월 초만 해도 추웠던 것 같은데 5월로 접어드니 많이 더워졌다. 이 시기에 보험한약 사용을 시작해보고자 한다면 불환금정기산 보험한약을 가장 우선적으로 추천하고 싶다.

날씨가 더워지면서 우리 몸은 체온을 떨어뜨리기 위해 땀을 흘리게 되며 그러기 위해 체표혈액순환이 활발해지는데, 상대적으로 위장 쪽으로 가는 혈액순환은 떨어지게 된다. 또한 날씨가 더워지면서 음식물이 상하기 쉬워져 장염의 발생이 빈번해진다. 이렇게 날씨가 더워지면서 장염이 생기거나 혹은 오심 구토 등 상복부 증상이 생길 경우 불환금정기산 보험한약이 가장 우선적으로 고려될 수 있다.

그리고 에어컨으로 인한 냉방병 역시도 傷寒陰症에 해당된다고 볼 수 있으며, 이 역시도 불환금정기산 보험한약 적응증에 해당한다. 특히 장염의 경우 물설사가 심할 때에는 오령산 비보험과립제를 준비해서 함께 투약하면 더 좋은 결과를 얻을 수 있다.

요컨대 이제부터 불환금정기산 보험한약이 가장 필요한 시기라 생각되며, 여름철 위장의 濕滯로 인해 上下가 不通해서 나타나는 여러 가지 상황들 즉 급체로 인한 오심·구토, 위장염, 냉방병 등에 불환금정기산 보험한약을 다양하게 활용해볼 수 있겠다.

* 자료를 만들어서 보내준 한국신약 관리부와 한국신약 한재진 과장에게 감사의 뜻을 전합니다.

보험한약 임상사례 (35)

긴장형 두통에 청상견통탕

 두통의 분류

두통을 더 잘 이해하고 두통의 진단과 치료계획을 수립하기 위해서는 국제두통학회(International Headache Society)의 두통분류체계를 참고하면 좋다. 그러나 일차의료인들에게는 2분법적인 분류, 즉 특별한 기질적 질병이 없는 1차성 두통(primary headache)과 다른 기질적인 질병에 의해 두통이 초래되는 2차성 두통(secondary headache)으로 나누는 분류법을 사용하는 것이 편리하다.

1차성 두통에는 (1)편두통 (2)군발성 두통 (3)긴장형 두통 등이 대다수를 차지한다. 특히 문진상 〈표 1〉과 같은 양상이 발견되면 2차성 두통의 가능성을 생각하고 주의를 기울여야 한다(최신가정의학, 대한가정의학회편, 한국의학, 2007).

표 1 주의를 요하는 두통

• 갑자기 시작하는 처음 있는 심한 두통
• 50세 이후에 새로 시작되는 두통
• 열, 발진 또는 목의 경직이 동반되는 두통
• 신경학적 증상이나 징후가 동반되는 두통
• 의식의 변화가 동반되는 두통
• 성격이 다른 종류의 두통
• 정도가 점점 심해지는 두통
• 고혈압과 서맥이 있는 두통
• 분출성 구토를 동반하는 두통
• 운동, 성교, 기침, 재채기 시에 발생하는 두통
• 두부 외상의 과거력이 있는 두통

긴장형 두통으로 내원하다

얼마 전에 50대 중반의 여자환자가 두통으로 내원하였다. 올해 2~3월에 집안에 일이 있어 신경을 많이 써서 두통이 시작되었는데, 두통의 양상은 '열이 올라오는 느낌이 들고 지끈거리고 쥐가 나는 것 같으며 따뜻한 곳에 가면 심해지고 시원한 곳에 있으면 한결 낫다'고 표현하였다.

두통은 1주일 전부터 심해졌으며, 두통과 더불어 어지럼증도 호소하였다. 두통문진표〈표 2〉를 참고해서 긴장형 두통으로 진단을 내렸으며, 비교적 實證 두통에 쓸 수 있는 청상견통탕 보험한약을 처방하고 침 치료를 병행하였다. 다음날 내원해서는 증세가 호전되었다고 하였으며 2번 더 치료받고 나서는 통증이 20%로 줄어들었다고 하였다. 1주일 후에 다시 내원했는데 통증이 아직 완전히 없어지지 않는 것 같다고 해서 다시 청상견통탕을 처방하고 침 치료를 하였으며, 2차례 더 치료 후 통증이 거의 소실이 되어 치료를 종결하였다. 이 여자환자의 경우 간혹 두통을 호소하여 본원에 내원했던 환자인데, 작년 7월경에도 두통으로 내원했으며 그 당시에는 두통이 심하지 않아 청상견통탕을 한 번 처방한 연후에 호전된 바 있다.

 ## 청상견통탕은 虛寒한 경우에 피해야

청상견통탕은 「수세보원」에 나온 처방으로 당귀, 천궁, 백지, 세신, 강활, 방풍, 국화, 만형자, 창출, 맥문동, 독활, 감초, 황금 총 13가지 약재로 이루어진 처방이다. 「방약합편」에는 일체 두통에 사용하며 新久 左右에 상관없이 모두 효과가 있다고 하였으며, 나이 들고 허약한 사람이 實熱이 없으면 사용할 수 없다고 하여, 비교적 문안하게 사용할 수 있으나 허약하고 몸이 찬 경우에는 피해야 한다고 하고 있다.

필자의 경험으로도 찬 곳에 가면 두통이 편해지고(喜冷惡溫), 손을 머리에 갖다 대는 것이 불편한(拒按) 경우에는 보다 효과가 좋았던 것으로 기억되며, 반면에 따뜻한 곳에 가면 두통이 편해지고(喜溫惡冷), 머리를 손으로 감싸면 편안하다(喜按)고 하는 경우는 청상견통탕 보험한약 사용을 피하는 것이 낫다고 생각한다. 즉 虛하고 寒한 경우보다는 實하고 熱한 경우에 맞다고 볼 수 있으며, 딱히 변증이 애매한 경우에도 두통이 있으면 무난하게 처방할 수 있다는 것이다. 또한 虛寒하면서 비위가 약한 환자의 긴장성 두통일 경우 담궐두통으로 변증되는 경우가 많으며 반하백출천마탕 보험한약과 함께 침 치료를 병행하면 잘 치료될 수 있다.

두통 문진표

아래 항목에 답변해 주십시오.

두통은 언제부터 시작 되었습니까?	( )일 전	( )개월 전	( )년 전
두통은 발생 빈도는 어느 정도 입니까?	☐ 주 ( )회 정도 ☐ 월 ( )회 정도	☐ 매일	☐ 년 ( )회 정도
두통이 계속되는 시간은 어느 정도 입니까?	☐ 3시간~1일간 ☐ 1일~3일간	☐ 4일 이상	☐ 3시간 이내

통증에 대한 질문입니다.

번호	1	2	3
통증이 자주 발생하는 부위는 어디 입니까?	☐ 주로 머리 한쪽편이 아파진다.	☐ 머리 전체 ☐ 후두부에서 목덜미, 관자놀이	☐ 한쪽 눈의 깊숙한 곳
어떻게 아픕니까?	☐ 맥박이 뛰는 듯이 욱신욱신 아프다 ☐ 머리가 쾅쾅거리면서 심하게 아프다	☐ 머리 전체가 죄이는 것처럼 아프다 ☐ 어깨, 목덜미가 결리고 아프다	☐ 눈알을 도려내는 듯이 아프다 ☐ 망치로 두두려 맞은 듯이 아프다
통증의 강도는 어떤 느낌입니까?	☐ 몸을 움직이면 머리가 울린다 ☐ 심한 통증 때문에 일상 활동을 할 수 없다	☐ 참을 수 있을 정도 ☐ 일상생활에 지장을 주지 않는다	☐ 참을 수 없을 정도 ☐ 너무 아파서 자다가 깬다
어떤 때에 통증이 심해집니까?	☐ 뛴다든지 몸을 움직였을때 ☐ 긴장이 풀어졌을때 (주말 등) ☐ 생리 중이나 그 전후	☐ 직장이나 가정에서 같은 자세를 계속하고 있을때 ☐ 강한 스트레스를 받았을때	☐ 술을 마셨을때
두통이 일어날 때 전조 증상이 있습니까?	☐ 예		☐ 없다
두통 이외에 다른 증상이 있습니까?	☐ 메스꺼움, 구토증 ☐ 소리나 빛에 민감해진다 ☐ 두통과 함께 어지러움증이 자주 생긴다 ☐ 머리가 아프면 안구 통증이 같이 생긴다	☐ 어깨, 목덜미가 결린다 ☐ 가끔 현기증이 난다 ☐ 눈이 피곤하다	☐ 눈물이 나오거나 충혈된다 ☐ 콧물이 나오거나 코가 막힌다 ☐ 얼굴이 빨갛게 된다
위의 총 항목에 해당 개수를 합해 보세요.	( )개	( )개	( )개
전조증상: 두통 전에 발생하는 시야 장애나 감각장애 등의 이상한 현상			
진통제를 복용했을 경우 효과가 있습니까?	☐ 예 　　　　☐ 아니오		
두통 발생시 복용한 약이 있습니까?	☐ 있다 (　　　　　) ☐ 아니오		
대한두통학회 인증 1번 대답 dominant: 편두통(migraine) 　　　2번 대답 dominant: 긴장형 투통(tension headache) 3번 대답 dominant: 군집성 두통(cluster headache) 　　1+2번 대답: 혼합형 두통(mixed headache)			

코 막힘 위주의 감기에 갈근탕

 ## 코 막힘

코 막힘은 비강 내에서 공기의 흐름이 없어지는 것을 말하는데, 실제로 공기의 흐름에 장애가 있어 코 막힘이 발생하는 경우와 공기의 흐름에 장애는 없지만 심리적으로 코 막힘을 느끼는 경우가 있다. 코 막힘의 병적 특성을 이해하기 위해서는 정상적인 코의 생리를 이해할 필요가 있다. 코는 숨을 쉴 때 상부기도의 일부가 되며, 하부기도에서 적절한 산소교환이 일어날 수 있도록 들이마신 공기에서 이물질을 걸러내고, 체온에 맞춰 31~37℃ 온도를 유지하고 75~96% 정도로 습도를 조절하는 역할을 한다.

또한 냄새를 맡고, 공기 중의 독성물질이 있는지를 알아내고 이에 대한 적절한 반사작용을 하며, 소리를 낼 때 공명강의 역할을 한다. 코 막힘이 있으면 이런 기본적인 코의 역할들이 지장을 받아서 코가 제 기능을 수행할 수 없게 된다(코막힘, 알레르기 질환. 제120회 조선일보사-삼성서울병원 공동 건강교실. 2007).

 ## 슈도에페드린과 마황

코 막힘의 경우 원인질환에 따라 다르게 치료해야하지만, 원인에 상관없이 에페드린과 슈도에페드린은 코 막힘 치료에 있어 좋은 대안이 될 수 있다(Nasal congesion, Wikipedia). 경구적으로 투여하는 점막수축제의 경우 교감신경 자극제인 에페드린, 슈도에페드린 등이 주로 쓰인다. 이들 약제들은 주로 비강내의 아드레날린 수용체에 작용하여 혈관을 수축시키므로 혈류가 감소되어 비점막의 울혈과 부종이 감소되므로 비폐색의 증상이 호전된다(일차진료를 위한 이비인후과학 임상, 민양기 외 공저, 일조각, 2001).

이는 한의학도 마찬가지인데, 마황에 에페드린과 슈도에페드린이 함유되어 있으며, 보험한약 중에서는 마황이 포함된 처방인 소청룡탕과 갈근탕이 비염으로 인한 코 막힘 치료에 우선적으로 활용되는 처방들이다.

 ## 코 막힘으로 내원하다

올 2월 말, 20대 중반의 남자환자가 코 막힘을 주소로 내원하였다. 1달 전부터 감기가 걸리면서 코 막힘이 시작되었고 코가 속에 차 있는 것 같다고 하였으며, 기침은 없는데 가래가 있다고 하였다.

뚱뚱한 느낌은 아니지만 체격이 좋은 편이었으며, 식사, 소화, 대소변 등은 문제가 없었으며, 땀이 많은 편이고, 갈증은 많지 않으나 찬 음료를 좋아한다고 하였다. 고등학교 1학년 때 비중격만곡으로 수술을 한 이후에 비염이 자주 걸렸다고 하였다. 이번에 새로 생긴 비염도 특별히 새로 생겼다기보다는 오랜 기간 비염을 앓아왔던 여정 중의 하나로 받아들이는 듯했다.

비내시경상 하비갑개가 양측 모두 부어 있었으며 감기로 인한 비염으로 진단을 내리고 치료를 시작하였다. 침 치료와 함께 갈근탕 보험한약을 3일분 처방하였으며, 5일 후에 내원하였는데 호전되었다고 하였다. 다시 3일분을 처방하였으며, 4일 후에 내원하였는데 많이 호전되었고, 증세는 처음의 20%로 줄어들었다고 하였다. 기대보다 효과가 빠르고 좋았는지 대체 무슨 성분이 들었는지 묻기도 하였다. 3일 후 다시 내원해서는 무리를 해서인지 증세가 조금 악화되었다고 하였는데, 그 다음 4일 후에 내원해서는 증세가 거의 소실되었다고 하였으며 그것으로 치료가 종결되었다.

 ## 갈근탕과 소청룡탕

갈근탕은 갈근, 대조, 마황, 생강, 계지, 작약, 감초 등 총 7가지 약물로 구성된 처방으로 계지탕+마황 갈근이라고 정리할 수 있을 것이다. 계지탕으로 한사를 제거하는데 마황으로 解表하고 갈근으로 解肌해야 寒邪를 제거하는 통로를 확보할 수 있다는 의미로 비교적 기육과 주리가 튼실한 체질에 활용할 수 있다.

반면에 소청룡탕은 반하, 감초, 계지, 오미자, 세신, 작약, 마황, 건강 등 총 8가지 약물로 구성된 처방인데, 이는 계지탕+마황, 오미자+반하, 세신, 건강이라고 볼 수 있으며 반하, 세신, 건강으로 양기가 부족해서 생긴 水飮을 제거하는 역할을 한다. 요컨대 갈근탕은 체력이 튼실하면서 코 막힘 위주의 감기에 활용해볼 수 있겠고, 소청룡탕은 본디 추위에 민감한 체질에서 코 막힘과 함께 맑은 콧물과 재채기 혹은 후비루로 인한 기침 등이 동반되는 감기에 활용해볼 수 있겠다.

감기 후에 지속되는
마른기침에 '자음강화탕'

| 증상에 따라 생맥산, 삼소음 보험한약도 유용 |

 보험한약 사용은 공공성의 강화다

2005년도 학회 참석차 프라하를 방문했던 적이 있다. 프라하성에서 마을이 내려다보이는데 아름다운 오렌지색 지붕들로 뒤덮인 마을의 모습을 아직도 잊을 수 없다. 하지만 프라하 시민들은 아름다운 도시의 모습을 유지하기 위해서 자신의 집을 마음대로 공사하지 못한다고 한다.

그리고 공사를 신청해도 시간이 한참 걸리며 심지어 수십 년씩 걸리는 경우도 있다고 들었다. 하지만 개개인들이 불편함을 감수하는 대신 아름다운 도시를 보존할 수 있었으며 많은 관광객을 유치해서 더 큰 이익을 낳고 있다.

보험한약 사용 역시 '마진이 없다', '결국 보험한약 회사만 배불리는 거다' 등 불평의 소리도 들리지만 이런 불편함을 약간 감수하고 애정을 가지고 보험한약 사용을 확대해나간다면 보험한약의 품질도 개선될 것이고 급성내과질환을 비롯해서 다양한 질환들을 다스려 나갈 수 있으며, 한의학의 저변확대라는 큰 공공성을 우리에게 가져다 줄 것이라 생각된다.

 마른기침으로 내원하다

지난해 12월 침 치료를 받으시던 아주머니가 남편분이 감기 후에 기침이 잘 안 떨어진다고 기침약을 처방받기를 원하셨다. 감기가 1달 전부터 시작되었는데, 맑은 콧물과 재채기로 시작해서 다른 증세는 감기약 복용 후 치료가 되었는데, 10일 전부터 기침을 한다는 것이다.

목이 간질간질하면서 마른기침을 하였으며, 기침은 밤이나 낮이나 마른기침이 지속되었고, 밤에 더 심하거나 낮에 더 심하거나 하지는 않는다고 하였다. 이전에 내원했던 환자였는데, 소화기능에 이상은 없었고, 감기 후에 생긴 마른기침이라 陰虛證으로 우선 변증을 하고 자음강화탕 보험한약을 2일분 처방하고 가까운 시일 내에 내원토록 하였다.

6일 후에 내원해서 약간 호전되었다고 하였고, 목에 가래가 걸린 것 같다고 표현하여 행소탕 보험한약으로 변경하여 3일분 처방하였다. 4일 후에 다시 내원했는데, "처음 한약이 더 괜찮았어요"라고 해서 자음강화탕 보험한약을 다시 7일분 처방하였다. 2주 후에 근육통으로 침 치료를 받으러 내원했는데, 기침은 자음강화탕 보험한약으로 치료가 잘되었다고 하였다.

 ## 감기 후 마른기침에 자음강화탕

「동의보감」 '夜嗽門'에 보면 "대개 夜嗽와 久嗽는 腎氣가 虧損하고 火가 성하여 水가 마른데 속하고 혹은 진액이 용출하여 담이 된데 기인한 것이니 육미지황원에 황백 지모 천문동 패모 귤홍을 가하여 化源을 붇게 해야하는데, 자음강화탕이 주치한다"(국역증보 동의보감, 남산당, 2000)고 하여 오래되거나 야간에 기침이 심할 때 자음강화탕이 유용함을 설명하고 있다.

실제 야수에 자음강화탕 보험한약을 활용해서 효과를 많이 봤다는 소개도 받았다. 하지만 밤에 심한 기침의 경우 후비루로 인한 경우도 있으니 반드시 감별해야 할 것이다. 상기 환자의 경우 특별히 밤에 심하지는 않았지만 감기가 오래되어 비인두, 기관지 등의 점막이 많이 건조해졌다고 생각되며(화가 성하여 수가 마른다는 표현에 해당되는 것 같다), 이런 환경에서 마른기침이 지속되거나 끈적한 가래와 동반된 기침이 지속되고 陰虛로 변증될 경우 자음강화탕 보험한약이 적절하다고 생각된다.

마른기침이나 끈적한 가래와 동반된 기침이 지속되면서 동시에 쉽게 지치고 힘들어 해서 氣陰兩虛로 변증될 경우 생맥산 보험한약이 적절하며, 반면에 몸이 찬 체질이 오랜 감기 후 맑은 가래와 동반해서 기침이 지속될 경우는 삼소음 보험한약이 유용하다.

자음강화탕의 이해

 ## 三陰三陽

사람은 태어날 때 체온은 따뜻하고, 피부는 습윤하며, 몸은 말랑말랑하게 태어난다. 그러다 나이가 들고 죽기 전에는 몸이 차가워지고, 피부는 건조해지며, 몸은 딱딱해진다. 따뜻한 것은 少陰君火라 하고 습윤한 것은 太陰濕土라 하며, 말랑말랑한 것은 厥陰風木이라 표현했으며 三陰이 되며, 차가운 것은 太陽寒水라 하고, 건조한 것을 陽明燥金이라 하며, 딱딱한 것을 少陽相火라고 하여 三陽이 된다(素問 五運行大論에 "燥勝則地乾, 暑勝則地熱, 風勝則地動, 濕勝則地泥, 寒勝則地裂, 火勝則地固矣"라 하였다).

인간은 소우주여서 기후요소인 온도, 습도, 기압(압력)이 결국 인체에도 나타난다는 것인데, 딱딱한 것은 압력이 높은 상태에 해당하며, 말랑말랑한 것은 압력이 낮은 상태에 해당한다. 우리 몸의 전면부는 三陰經이 주로 지배하고 우리 몸의 후면부는 주로 三陽經이 지배하기에(삼양경은 보다 넓게 인체를 감싸기에 양명경은 앞을 흐른다.) 복부는 따뜻하고 습윤하고 말랑말랑하면서 경락도 저기압 즉 상승기류가 흐르는 반면에 등은 차갑고 건조하고 딱딱하고 고기압 즉 하강기류가 흐르면서 경락이 하행하게 된다.

 ## 少陽相火

심장은 끊임없이 뛰면서 열 생산을 하기에 소음군화라고 한 반면 소양상화라는 개념은 지구과학 시간에 배웠던 단열팽창 단열수축을 떠올리면 된다. 단열팽창의 경우, 공기가 상승하면서 대기압이 낮아지고 부피가 커지면서 단위면적당 입자의 수가 작아지고 온도가 떨어지게 되고 온도가 떨어지면서 이슬점 이하로 내려가면 구름이 생성된다는 것이다.

반면에 단열수축은 압력이 높아지면 부피가 작아지고 단위면적당 입자의 수가 많아지면 온도가 올라가게 되는데 압력이 올라가면서 생긴 열을 소양상화(즉 상대적인 열생산)라고 할 수 있다.

소양상화 : 압력상승 → 부피감소 → 밀도증가 → 온도상승

즉, 이런 과정을 통해서 생기는 열을 상화라고 표현할 수 있다. 밀도는 증가하지만 온도가 상승하기에 상대습도는 오히려 감소하면서 건조한 상태가 된다. 소음군화를 여름의 후덥지근한 날씨의 열이라고 한다면 소양상화는 가을의 고기압 환경에서 생기는 건조하고 화창한 따사로움이라 할 수 있다.

 ### 자음강화탕과 마행감석탕

병원 과장으로 재직 시에 사지마비가 된 중풍 환자가 폐렴에 걸려서 갑자기 39℃ 이상의 고열이 난 적이 있었다. 숨이 가빠지면서 기침, 가래, 汗多, 渴多 등의 증상이 있어 衛氣營血辨證의 氣分證으로 변증을 해서 마행감석탕을 처방한 적이 있다. 그런데 다음날 열이 떨어지면서 기침과 가래가 줄고 땀도 훨씬 덜 흘렸던 기억이 난다.

특히 간병인 아주머니가 열이 있던 날은 T/C(기관절개술 후 삽관한 카테터)를 통해서 가래를 밤새 suction을 해 총 2ℓ 가량 되어 거의 잠을 못 잤는데, 마행감석탕을 복용하고 다음날은 suction을 해도 가래가 많이 나오지 않고 200㎖ 이하로 줄어서 훨씬 편하게 잠을 잤다고 하였다.

이런 경우 폐와 기관지에 생긴 염증은 實熱 즉 소음군화로 인한 열이라고 할 수 있으며, 이 경우의 열은 습을 낀 형태를 띠고 있어 화농성 분비물도 많이 관찰된다. 반면에 감기가 오랜 기간 동안 지속된 후 점막이 마르고 기관지가 좁아지면서 건조해지고 압력이 올라가면서 생기는 마른기침(혹은 가래가 있더라도 끈적하고 상대적으로 양이 적은 경우)은 소양상화로 인한 虛熱이라고 할 수 있다. 그리고 변증 역시 陰虛火旺으로 될 경우 자음강화탕 보험한약을 처방할 수 있다.

자음강화탕은 백작약, 당귀, 숙지황, 맥문동, 백출, 생지황주초, 진피, 지모염수초, 황백염수초, 자감초 총 10가지 약재로 이루어져 있는데, 백작약이 군약이어서 기관지가 좁아지고 압력이 높은 상태를 이완시키고 당귀, 숙지황, 맥문동 등으로 손상된 점막을 회복시키면서 지모, 황백, 생지황 등으로 허열 즉 相火를 다스리고 있다.

이전에 전립선비대증과 족저근막염 등에서도 자음강화탕의 치험례를 소개한 바 있지만 요컨대 자음강화탕은 過使用으로 인해서 수분이 마르게 되고 딱딱해지면서 생기는 염증에 적절한 선택이 될 수 있겠다.

궐음풍목과 소양상화

 ## 두 가지 질문들

지난 38회(861호)에 삼음삼양에 대한 언급을 하면서 육기에 대한 견해에 질문을 주신 분들이 있어 그에 보충설명을 하고자 한다. 육기 중에서 특히 궐음풍목과 소양상화에 대한 질문들이었으며, 그에 대한 필자의 견해를 밝히고자 한다.

첫 번째 질문은 궐음풍목을 말랑말랑하다고 하였는데, "風은 대개 중풍 마목 등의 질환에서 보듯 뻣뻣하거나 무감각 등 마비나 강직 등으로 표현되고 '諸風掉眩 皆屬於肝', '諸暴强直 皆屬於風' 등 병기십구조 내용을 떠올려 보면 언뜻 받아들여지지 않는다"는 질문이었다.

두 번째 질문은 "궐음과 소양을 動靜으로 풀어내는 경우도 있고 다른 의견들도 있다. 과학에서 다루는 개념들과 한의학의 개념들을 깔끔하게 매칭하는 건 아직은 힘든 일로 보이고, 육기에 대한 이해가 각 한의사의 주관에 따라 임의적인 측면이 있다고 생각된다"는 질문이었다. 첫 번째 질문은 "풍이 말랑말랑하다고 하는데 실제 질환들을 보면 아니지 않느냐?"는 것이고, 두 번째 질문은 "풍과 화에 대한 개념은 한의사들마다 다양한 견해들이 있지 않느냐?"는 것으로 정리되는 것 같다.

 ## 궐음풍목과 상승기류(첫째 질문에 대한 답변)

태양과 가장 가까운 적도 부근에는 공기가 따뜻해지고 팽창되면서 저기압 환경이 형성돼 상승기류가 일어나는 반면, 가장 먼 극지방은 공기가 차갑고 수축되면서 고기압 환경이 형성되어 하강기류가 일어난다. '궐음풍목/ 바람/ 저기압/ 상승기류/ 말랑말랑/ 유연함' 이런 표현들은 맥락을 같이 하는 개념들로 이해할 수 있다.

하지만 저기압 환경에서 산들바람만 부는 것이 아니라 때로는 열대성 저기압이라 불리는 태풍과 같은 강한 바람이 만들어지며 이는 높은 압력을 가지고 있다. 생리적 상태의 풍은 말랑말랑한 반면,

병리적 상태의 풍은 강한 바람 즉 딱딱한 증상들이 나타날 수 있다.

예컨대 인체에 寒邪가 들어와도 발열이라는 현상이 생기듯이 궐음풍목이 평소에는 압력이 낮은 상태, 즉 말랑말랑한 상태를 의미하지만 風門에 나타나는 병적 상태는 뻣뻣하거나 강직이 있는 증상(딱딱한 증상)이 나타날 수 있다고 본다.

 ## 기압과 動靜(둘째 질문에 대한 답변)

고기압 환경에서 날씨는 대부분 쾌청하고 공기의 움직임도 적은 반면, 저기압 환경에서는 바람이 불고 구름이 끼고 날씨가 흐릴 경우가 많아 고기압은 정적인 반면, 저기압은 동적이라고 볼 수 있다. 하지만 한열조습은 엄연히 온도와 습도라는 물리량으로 생각하면서 소양상화와 궐음풍목은 관념적으로만 접근하는 것은 문제가 있다고 생각된다.

이 부분은 객관적인 자연현상에서 해답을 찾아야 한다고 생각된다. 六氣라는 개념은 자연의 기후현상이 인체에도 나타난다는 것이니 기후를 이루는 물리적인 개념들인 온도·습도·압력(기압)을 기준으로 삼고 다시 인체에 나타나는 육기라는 개념을 해석하는 것이 타당하다고 생각된다.

 ## 체질과 상승기류 하강기류

그림 1

소음인 표병증은 陽煖之氣의 부족으로 상승기류가 제대로 형성되지 못해서 생기며, 升陽益氣시켜서 치료를 한다면(상승기류가 형성되는 근본적인 힘은 열에너지이다), 소양인 표병증은 裏熱이 盛함과 동시에 상승기류가 과다하고 하강기류가 제대로 형성되지 못해서 表陰이 내려오지 못해서 생기는 것으로 淸裏熱하고 降表陰 시켜서 치료를 한다. 21회 '시호지제의 이해'에서 소개했듯이 교감신경이 흥분해서 심장의 수축력과 맥박이 증가하면서 상승기류가 왕성해지고 압력이 증가한 소양인 표병증에는 형개 방풍으로 인체 전면에 구멍을 내고 강활 독활로 인체 후면에 구멍을 내서 하강기류를 만들어 내는 것으로 볼 수 있다. 반면에 열이 부족하고 상승기류가 부족한 소음인은 亡陽證에서 황기 인삼, 계지, 작약, 부자 등으로 구멍을 막고 양기를 회복시켜 하강기류를 억제하고 상승기류를 만들어 낸다. 캔〈그림 1〉의 아래 부분(A)에 송곳으로 구멍을 뚫으면 음료가 뚝뚝 떨어지지만 윗부분

(B)에 구멍을 하나 더 뚫으면 음료가 아래 구멍(A)에서 훨씬 잘 떨어질 것이다. 즉 윗부분에 구멍을 뚫는 행위를 형개, 방풍, 강활, 독활이 한다면 구멍을 막는 역할은 황기, 인삼, 계지, 작약, 부자 등이 한다고 볼 수 있다.

* 한의사당에서 제 임상례에 질문과 견해를 밝혀주신 제준태 선생님 최연승 선생님께 감사의 뜻을 전합니다. 아울러 사상의학 자문에 응해준 이태규 원장에게도 감사의 뜻을 전합니다.

보험한약 임상사례 (40)

더부룩한 소화불량에 평위산

 방향화습약

평위산은 창출, 후박, 진피, 감초, 생강, 대조 총 6가지 약재로 이루어진 처방이며, 주된 구성약재인 창출과 후박은 본초 분류상 방향화습약에 속한다. 방향화습약의 공통적인 특징은 모두 방향성 정유를 함유한다는 것이다. 그리고 정유를 함유한 화습약은 구풍 건위제로서 위장관 운동을 자극하고 위장 내용물의 배출을 돕는다(김호철 著 한약약리학, 집문당, 2008).

 불환금정기산과 평위산

불환금정기산은 평위산+곽향, 반하로 이루어진 처방이다. 그런데 재미있는 사실은 곽향은 和胃止嘔하는 효과가 있으며, 반하는 降逆止嘔하는 효과가 있어 두 약재 모두 '止嘔'하는 효과가 있다는 것이다.

이는 곽향과 반하가 식도와 위장 사이에 있는 괄약근인 하부식도괄약근의 압력을 높여서 음식물이 위장에서 역류하는 것을 방지해주는 효과가 있음을 의미한다. 즉 평위산은 위장 내용물의 배출을 돕는 역할을 하기에 '속이 더부룩하다' 혹은 '음식이 가득 차 있는 것 같다'고만 호소할 때 사용하는 반면, 불환금정기산은 트림을 많이 하거나 미식거림 혹은 구토가 있는 등 하부식도괄약근이 열려서 '上逆'하는 증상들이 동반될 경우 더 적절하다고 할 수 있다.

 첫 번째 케이스

작년 8월에 20대 중반의 남자 환자가 1달 전부터 지속된 소화불량을 호소하면서 내원하였다. 과식으로 인해서 소화가 안된다고 하였으며, 가장 주된 호소는 '더부룩하다/그득하다'는 것이었다.

그리고 상복부를 손으로 가볍게 누르니 편치 않다고 하여(拒按), 1달 가량 되었지만 實證 소화불량으로 진단을 내리고 침 치료와 함께 평위산 보험한약을 3일분 처방하였다. 2일 후 다시 내원했는데 많이 호전되었다고 하였으며, 약이 남아서 침 치료만 하였다. 3일 후에 다시 내원했는데 더부룩한 것은 거의 소실되었다고 하였으며, 평위산을 3일분 더 처방하고 치료를 종결하였다.

 ## 두 번째 케이스

올해 5월 70대 중반의 남자 환자가 아주 오래된 소화불량을 주소로 내원하였다. 소화가 안 되고 배가 더부룩한 느낌이 생긴 지 20년 넘게 되었다고 하였다. 위내시경과 대장내시경상에는 큰 이상이 없었는데, 15년 전에 담낭수술을 하였으며 C형 간염 보균상태로 간경화 초기라고 하였다.

침 치료는 원하지 않아서 시술치 않았으며, 복진상 拒按하고 혀에도 백태가 껴있으며 식욕은 정상이라고 하여 濕濁이 內盛한 것으로 판단하여 평위산을 4일분 처방하였다.

4일 후에 내원하였는데, 첫날은 가스도 빠지고 대변도 잘 봤는데 다음날부터는 더부룩하고 약간 아픈 느낌이 있다고 하여 다시 4일분을 처방하였다. 4일 후에 다시 내원해서는 처음에 비해 70%정도 수준으로 증상이 호전된다고 하였다.

그 후에 4일분, 4일분, 7일분 이렇게 세 차례 처방하였으며, 처음 내원부터 1달째 되는 날에는 처음에 비해 50% 정도로 증세가 호전되었다고 하였다. 그 후에는 호전이 조금 더디게 진행되었는데, 처음 내원부터 2달째 되는 날에는 처음에 비해 40% 정도로 증세가 호전되었다고 하였다. 간질환을 가지고 있는 환자라서 평위산 복용 1달 정도 되던 때에 간기능 검사를 했는데 AST 38, ALT 28, 감마GT 11로 정상으로 나왔다.

아직 치료 중이긴 하지만 기존에 약국 보건소 내과 대학병원 등에서 소화제, 궤양치료제, 위염치료제 등 다양한 위장질환치료제를 복용해봤는데, 지금 복용하고 있는 평위산 보험한약이 가장 편안하다고 하였다.

보험한약 임상사례 (41)

가래 기침에 '행소탕'

 가래 기침에 행소탕을 처방하다

2010년 여름부터 두통, 어지럼증, 가슴 두근거림 등을 주소로 침치료를 받아 온 60대 초반 여자환자가 있었다. 협심증, 고혈압, 고지혈증 등으로 8년 정도 양약을 복용 중이었으며, 간혹 발작적으로 부정맥이 생겨서 기운이 쭉 빠진다고 하였다.

예민한 여자환자였는데, 식욕도 별로 없고 소화도 잘 안되었으며 잠도 깊게 잘 못자는 편이었다. 일주일에 한 두번씩 침치료를 받으러 내원하였는데, 그해 겨울에는 3주 전부터 감기에 걸려서 기침 가래가 지속된다고 호소하였다. 처음에는 비교적 기침이 오래되었으며 위장도 약한 환자라 삼소음 보험한약을 3일분 처방하였다.

하지만 1주일 후에 다시 내원해서는 효과가 없다고 하여서 비내시경으로 확인해보니 하비갑개가 부어 있고 맑은 콧물이 보여서 후비루로 인한 기침으로 진단을 내리고 風寒으로 변증을 하여 소청룡탕 보험한약을 3일분 처방하였다.

1주일 후에 다시 내원했는데, 심한 기침은 많이 호전되었다고 하였고, 가슴에 가래가 아직 걸려 있는 것 같고 기침도 계속된다고 하였다. 가래를 제거할 목적으로 행소탕 보험한약을 3일분 처방하였으며 가래 기침은 잘 마무리 될 수 있었다. 그 후로도 침을 맞다가 가슴에 가래가 걸리면서 기침을 한다고 호소할 경우에는 행소탕 보험한약만 3일분 정도 처방해도 치료가 잘 되었다.

 행소탕 보험한약

보험한약 행소탕은 온병조변에 나온 행소산에 해당하는 처방으로 복령, 전호, 행인, 반하, 지각, 자소엽, 길경, 진피, 감초, 생강, 대추 11가지 한약재가 포함되어 있다. 「동의보감」 寒嗽門에 나온 행소탕은 행인, 자소엽, 상백피, 진피, 반하, 패모, 백출, 오미자, 감초, 생강 총 10가지 한약재가 포함된 처방으로 서로 다른 처방이다. 보험한약 행소탕은 補陰의 효과는 없으며, 止咳, 化痰, 降氣 등의 효능이 있다.

환자가 감기 초기에 콧물, 코막힘 등과 함께 기침 가래를 호소하면서 내원했을 경우에는 가래 기침이 주소증이라도 행소탕 보험한약이 효과가 없었다. 감기 초기의 기침 가래는 대체로 후비루의 증가로 인한 기침 가래에 해당하기 때문에 감기 혹은 급성 비염 등에 준해서 처방을 해야 한다.

감기 초기 증상이 사라지고 가래 기침만 남았을 경우에 행소탕 보험한약이 효과가 있으며, 그럴 경우 끈적한 가래보다는 멀건 가래만 나오거나 가래가 걸려서 나오지 않는다고 호소하면서 기침을 할 경우에 보다 효과적이다.

그리고 침 맞으시다가 지나가는 말로 "원장님 1주일 전부터 기침 가래가 나오는데 어떻게 해야 돼요?"라고 호소하는 경우가 있는데, 이때는 가벼운 기관지염으로 진단내릴 수 있으며, 이런 경우에도 행소탕 보험한약을 응용해볼 수 있다.

 ## 진해거담제

급만성 기관지염에는 진해제와 거담제를 처방하는데, 진해제(antitussive)는 기침 중추를 억제하는 중추성 진해제와 미주신경을 억제하고 기관지를 확장하는 말초성 진해제로 나뉘고 거담제(expectorant)에는 점액의 점도를 묽게 하여 가래의 배출을 용이하게 하는 점액분해제들(mucolytics)이 해당된다. 진해제는 가래가 없는 건성 기침, 거담제는 가래가 있는 습성 기침에 사용되지만, 일반적으로 antitussive와 mucolytics는 함께 처방되고 있는 경우가 많다.

한방에서 가장 대표적이고 활용가치가 넓은 진해거담제는 맥문동탕이라고 생각되는데, 맥문동탕은 아직 보험으로 등재가 안 되어 있어 매우 안타깝게 생각되며, 개인적으로 가장 우선적으로 보험으로 등재가 되었으면 하는 처방이다.

그리고 맑은 가래를 삭히는 '溫化寒痰藥'이라는 개념은 양방에서는 매칭이 잘 안 되는 개념이라 생각되며, 우리는 삼소음, 행소탕, 보험한약 등으로 적절히 영역을 정리해나갈 필요가 있다고 생각된다.

보험한약 임상사례 (42)

만성두드러기 환자 보험한약 치험례

 야간에 심해지는 여름철 두드러기

작년 여름에 한 선생님이 '야간에 심해지는 여름철 두드러기'라는 제목으로 임상례를 소개해준 적이 있었다. 그 내용을 그대로 옮기면 다음과 같다 "마르고 까무잡잡한 20대 남성 1명, 50대 남성 1명 총 2case. 주위 지인들 보면 여름철 급성 두드러기 항히스타민제 한두 번에 증상소실 되는 경우가 많던데요, 이 두 분은 약 먹으면 좋았다가 다시 다음날 심해지고 특히 야간에 미친 듯이 가렵고, 20대 남성은 洪大 , 50대 남성은 洪大數 황련해독탕 보험한약 너무 좋네요. 3일분에 증상소실에 숙면으로 컨디션 좋아지고. 3일분 추가 처방하고 2주 넘게 리바운드도 없습니다"

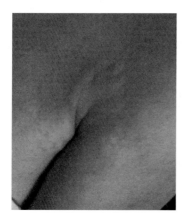 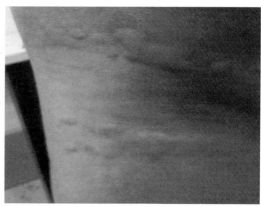

 만성두드러기 환자

그 케이스를 접하고 두 달 뒤인 지난해 10월에 30대 중반 여성이 오래된 두드러기를 호소하며 내원하였다. 3년 전 둘째 출산 후부터 증상이 시작되었으며, 작년 초부터 증세가 심해졌다고 하였다. 두드러기는 주로 야간에 생겼으며, 속옷과 닿는 부분이 심하게 나면서 가렵다고 하였으며, 안구가 충혈되어 있고, 6개월 전부터는 생리가 끊어졌다고 하였다. 원래는 더위를 많이 탔는데, 최근에는 간혹 오싹하게 추운 느낌이 든다고 하였으며, 식욕과 소화는 정상인데 변비가 조금 있다고 하였다. 〈사진(내원 당시) 참조〉

그래서 裏熱 즉 火熱證으로 변증을 하고 황련해독탕 보험한약 3일분 처방과 침 치료를 시작하였다. 2일 후에 내원했는데, "밤에 덜 가렵고 안구도 덜 빨개지고 오싹한 느낌도 없어졌어요, 그리고 어제부터 생리를 시작해요"라고 하였다.

처음에 증상이 갑자기 좋아져서 금방 완치될 것 같았으나, 만성질환이라서 그런지 악화와 호전을 반복하면서 잘 회복되지 않았다. 올해 4월 10일까지 38차례 정도 치료한 연후에야 처음에 비해 10~20% 정도 수준으로 호전되었으며, 그 후로 7월까지 9번 정도 더 치료한 연후에야 두드러기가 한 달에 한두 번 정도 생긴다고 하여서 거의 호전된 것으로 판단할 수 있었다.

도중에 3월 5일은 두드러기가 악화되고 소화도 잘 안되고 대변도 묽어진다고 하여 불환금정기산으로 처방을 변경하였는데, 이틀 후에 소화도 잘되고 두드러기도 괜찮다고 하여 그 다음부터는 불환금정기산 보험한약을 지속적으로 7월까지 처방했었다. 도중에 4월 24일, 다시 눈이 충혈된다고 하여 잠시 황련해독탕을 처방하였는데, 이때는 오히려 더 가렵다고 하여 다시 불환금정기산으로 변경하였다.

 고찰

일반적으로 두드러기는 발병기간에 따라 급성과 만성으로 분류한다. 급성 두드러기에서는 그 경과가 수 시간에서 수 일간 지속되고 흔한 원인으로는 벌레에 물리거나, 음식물, 약제 등에 의하여 주로 유발되고 대부분 원인을 찾을 수 있다.

6주 이상 지속되는 만성 두드러기는 그 원인을 찾기 어려운 특발성 두드러기 이거나 한랭성, 콜린성, 일광, 압박 혹은 운동에 의해서 두드러기가 발생하는 물리적 두드러기도 있을 수 있다. 드물게는 심한 정신적 스트레스, 갑상샘 질환같은 내분비적 질환, 자가면역성 질환 및 악성 종양에 의해 생기기도 한다(최신가정의학, 대한가정의학회편, 한국의학, 2007).

상기 환자는 특별히 물리적인 요인에 의해서 악화되지는 않았지만, 피자, 짬뽕, 낙지 등 자극적인 음식이나 밀가루 음식으로 인해 악화된다고 호소하였다. 총 10개월간 치료하였으며 처음 6개월은 황련해독탕, 나중 4개월은 불환금정기산을 처방하였다. 초기에는 火熱型으로 변증이 되어 황련해독탕 보험한약을 처방하여 증세가 호전되었으나 오랜 투약으로 인해 변증이 寒證으로 바뀌면서 불환금정기산 보험한약이 주효했던 것으로 생각되며 한증으로 바뀐 후로는 황련해독탕이 더 이상 효과가 없었던 것으로 사료된다.

* 두드러기 케이스를 소개해준 임인환 선생님께 감사의 뜻을 전합니다.

사상의학은 기후의학이다,
간과 폐…팽창과 수축

열기구

 찌그러진 열기구 속에 있던 공기가 아주 천천히 가열되면 열기구가 조금씩 조금씩 팽창해갈 것이다. 가열되는 속도가 너무 느리다면 열기구(조금씩 늘어나는 재질일 경우)는 한없이 팽창만 될 뿐이지 뜨지는 않을 것이다.

 하지만 공기가 빠르게 가열되면 열기구가 급속히 팽창되고 강한 상승기류가 형성되면서 하늘 위로 둥실둥실 떠오르게 된다. 그러다가 열기구 속의 온도가 아주 천천히 차가워지기 시작하면 열기구의 부피가 조금씩 수축해나갈 것이고, 온도가 갑자기 차가워지면 열기구가 급속히 찌그러지고 강한 하강기류가 형성되면서 땅에 떨어질 것이다.

 공기의 움직임을 분석해보면《팽창, 상승, 수축, 하강》이렇게 네 가지 움직임으로 크게 나눠볼 수 있다. 천천히 가열되면 열기구 안의 공기는 팽창하게 되고 빠르게 가열되면 공기가 상승하게 되며, 천천히 차가워지면 공기가 수축하게 되고 빠르게 차가워지면 공기가 하강하게 된다.

溫熱凉寒

 천천히 가열되는 것은 溫에 해당되고, 빠르게 가열되는 것은 熱에 해당되며, 천천히 차가워지는 것은 凉에 해당되고, 빠르게 차가워지는 것은 寒에 해당된다. 결론적으로 溫은 팽창, 熱은 상승, 凉은 수축, 寒은 하강이라는 네 가지 공기의 움직임을 만들어 내는 것이다.

 사계절의 공기변화도 마찬가지인데, 찬 겨울이 지나고 봄이 오면 날씨가 조금씩 따뜻해지면서 그동안 움츠렸던 공기는 조금씩 팽창해갈 것이다.

봄이 지나고 뜨거운 여름이 오면 공기가 빠르게 데워지고, 가벼워진 공기는 왕성한 상승기류를 형성해나간다. 장마라는 변곡점을 지나 가을로 접어들면서 태양이 지구와 조금씩 멀어지기 시작하고 날씨가 조금씩 차가워지면 공기는 조금씩 수축해갈 것이고, 가을이 지나고 겨울이 오면 공기는 빠르게 차가워지면서 왕성한 하강기류를 형성해나간다.

팽창과 수축

저기압은 대기 중에서 주위보다 기압이 낮은 곳을 말하며, 저기압의 중심은 주위의 기압이 높은 곳에서 바람이 불어 들어온다. 반면에 고기압은 주위보다 기압이 높은 곳을 말하며 고기압의 중심에서 주위의 기압이 낮은 쪽으로 바람이 불어 나간다. 즉 공기가 따뜻해지면 압력이 낮아지고 바람이 불어 들어오면서 공기가 팽창하게 되고, 공기가 차가워지면 압력이 높아지고 바람이 불어 나가면서 공기가 수축하게 된다.

요컨대, 공기가 천천히 따뜻해지면 저기압이 형성되어 공기가 유입이 되면서 '팽창'하게 되고, 빠르게 더워지면 공기는 주로 '상승'하게 된다. 반면에 천천히 차가워지면 고기압이 형성되어 공기가 유출되면서 '수축'하다가 빠르게 차가워지면 공기는 '하강'하게 된다〈그림 참조〉.

봄   → 溫 → 공기유입(흡취지기) → 팽창
여름 → 熱 → 공기가열(양난지기) → 상승
가을 → 涼 → 공기발산(호산지기) → 수축
겨울 → 寒 → 공기냉각(음청지기) → 하강

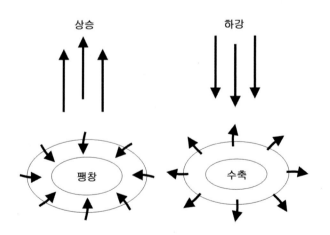

그림 1 공기의 움직임

장부론의 水穀之氣

그런데 「동의수세보원」 장부론에서는 水穀溫氣는 肺之黨과 연결하고 있으며, 水穀凉氣는 肝之黨과 연결시키고 있는데(溫氣-봄-肝, 凉氣-가을-肺) 이렇게 연결되지 않고 사상의학에서는 溫氣와 肺, 凉氣와 肝 이렇게 연결하고 있다.

특히 「동의수세본원 사상초본권」에서는 '肺旺春 脾旺夏 肝旺秋 腎旺冬 春氣生 夏氣長 秋氣收 冬氣藏 肺象木 脾象火 肝象金 腎象水'이라고 하여 肺脾肝腎, 春夏秋冬, 溫熱凉寒 등을 순서대로 四焦에 배속시키고 있다.) 이는 다음과 같이 설명할 수 있다.

저기압 내에는 상승기류가 있고 공기는 단열 냉각되므로 구름이 생겨서 날씨가 악화된다. 반면에 고기압 내에는 하강기류가 있어서 단열 수축되므로 날씨는 좋고 바람은 약하다.

즉 열대 저기압처럼 열기가 강하지 않으면, 온대 저기압처럼 우중충하고 스산한 날씨가 되고, 대류성 한대 고기압처럼 강한 추위가 없으면, 오히려 아열대 고기압처럼 맑고 화창한 날씨가 생긴다.

예컨대 태풍이 생기는 열대 저기압도 저기압이지만, 런던의 우중충하고 스산한 날씨도 저기압이다. 전자의 저기압을 熱이라고 한다면 후자의 저기압은 溫이라고 할 수 있다. 하지만 후자의 저기압인 경우, 溫에 의해서 생겼지만 그 결과물은 凉이라고 표현할 수 있을 것이다. 肝之黨과 肺之黨은 이런 맥락으로 이해할 수 있다.

肝之黨 : 溫氣 → 저기압 → 공기유입(흡취지기 과다) → 단열팽창 → 온도저하 → 凉氣(음습한 凉氣)
肺之黨 : 凉氣 → 고기압 → 공기유출(호산지기 과다) → 단열수축 → 온도상승 → 溫氣(건조한 溫氣)
그래서 결과적으로는 水穀溫氣는 肺之黨과 연결되며, 水穀凉氣는 肝之黨과 연결된다고 볼 수 있다.

 ### 사상의학은 기후의학이다

필자는 사상의학은 기후의학이라고 생각한다. 기후는 일정한 지역에서 장기간에 걸쳐 나타나는 대기현상의 평균적인 상태를 말한다. 기상은 시시각각 변화하는 순간적인 대기현상이지만, 기후는 장기간의 대기현상을 종합한 것이다. 육기는 기상에 가깝고 체질은 기후에 가깝다. 인체에 육기 즉 기상현상이 나타난다고 볼 때, 모든 기상현상이 나타나기는 하지만 사람마다 자주 나타나는 기상현상의 경향성이 있다.

즉 사람마다 기후가 다르다. 어떤 사람은 열 생산이 많고 상승기류가 강하게 나타나는 열대 저기압성 체질이 있는 반면, 열 생산이 현저히 떨어지면서 하강기류가 강하게 나타나는 한대 고기압성 체질이 있다.

또한 천천히 열 생산이 되면서 압력이 낮아지고 팽창이 되는 온대 저기압성 체질이 있는 반면에, 열 생산이 천천히 떨어지면서 압력이 높아지고 수축이 되는 아열대 고기압성 체질이 있다. 적도의 기후와 극지방의 기후, 런던의 기후와 우리나라의 기후가 다르듯이 어떤 기상현상이 그 사람의 신체에 dominant하게 나타나는지를 관찰하고 '체질'이라는 이름으로 구분한 의학이 사상의학이라는 생각이다.

 ### 濕이 잘 생기는 환경을 개선한다

그러면 사상의학은 왜 육기 풍한서습조화를 모두 언급하지 않았을까? 온도와 압력이 정해지면 습도의 경향성은 어느 정도 정해진다. 천천히 따뜻해지면서 저기압환경이 되어 우중충한 날씨가 형성이 되면 습도는 당연히 올라갈 수밖에 없을 것이다. Acute한 인체의 기후변화 즉, 濕邪로 인해서 생긴 설사는 위령탕으로 습을 제거해야 치료가 가능할 것이다.

하지만 chronic하게 저기압성 체질로 인해 체내에 陰濕한 환경이 조성되어 설사를 자주 하거나 변이 묽은 상황이라면 태음조위탕으로 호산지기를 키워서(고기압 환경을 만들어서) 습사가 생기지 않는 체질적 환경을 조성하는 것이 보다 근본적인 대책이 될 수 있을 것이다(사상의학에도 급성질환을 다루고 육기로 인한 병변에도 만성질환이 있지만, 대체로 육기는 급성질환, 사상은 만성질환에 보다 적절한 개념이라고 생각된다).

※ 기상과 기후에 관한 내용은 네이버지식검색과 지구과학개론(대학지구과학연구회편, 교학연구사, 1992)을 참고하였습니다. 그리고 사상의학 자문에 응해준 이태규 원장에게 감사의 뜻을 전합니다.

감염성 설사에 위령탕
(평위산 보험한약+오령산 엑기스)

감염성 설사

설사의 지속기간이 진단에 중요한데, 지속기간이 2주 이내이면 급성, 2~4주이면 지속성, 4주 이상이면 만성설사로 정의된다. 급성 설사의 90% 이상은 감염에 의해 발생하며 감염성 설사는 세균, 바이러스, 원충 등의 감염으로 위·장관염을 일으켜 설사를 주증상으로 하며, 오심, 구토, 발열 등의 증상을 동반하는 상태를 통칭하여 말한다.

특히 급성 수양성 설사는 장독소(enterotoxin)가 소장점막에 부착하여 유발되는 가장 흔한 설사로서 대부분 자연 치유되는 것이 상례이다. 빈번한 물 설사를 주 증세로 하며, 오심, 구토, 쇠약감, 복부경련 및 통증, 배변긴급, 후중(tenesmus) 등의 증상을 수반한다. 급성 수양성 설사의 일부는, 특히 음식매개성인 경우 미리 만들어진 장 독소에 오염된 음식의 섭취에 의한 경우이다. 설사 외에도 심한 구토증이 동반된다. 이런 장독소는 Staphylococcus aureus, Bacillus cereus, Clostridium perfringens에 의해서 생성된다(최신가정의학, 대한가정의학회편, 한국의학, 2007).

물설사로 내원하다

올 8월에 30대 초반의 비후한 체격의 남자환자가 물설사를 호소하면서 내원하였다. 물설사는 3주 전에 과식을 하면서 시작되었는데, 하루에 3~5차례 정도 한다는 것이었다. 의원에서 양약을 3일분 정도 처방받아서 복용했는데 큰 차도가 없었다고 하였으며, 도중에 매실을 먹었는데 잠시 괜찮은 듯 하다가 다시 설사를 한다고 하였다. 식욕은 괜찮은 편이라고 하였고 얼굴은 하얀 편이고 체격은 물살이면서 덩치가 커 소위 한태음인을 연상케 하는 체형이었다. 맥은 유맥이었으며 설은 윤하고 태는 박하였다. 습이 성하여 이루어진 설사로 진단을 내리고 평위산 보험한약과 오령산 비보험엑기스를 함께 3일분 처방하고 양명경락 위주로 침치료를 시행하였다.

이틀 후에 다시 내원하였는데 설사는 하루 한두 번 정도로 줄었으며, 설사의 양상도 물만 나오던 것이 형체를 갖추면서 많이 호전되었다고 하였다. 그래서 침치료와 함께 다시 2일분 처방하였다.

표 1 바이러스와 세균 등 원인에 따른 증상 발현 정도(최신가증의학, 상동)

Symptom	Percentage with Symptom				
	Viral Gastroenteritis		Bacterial Gastroenteritis		
	Rotavirus	Norovirus	Salmonella	Shigella	S. aureus
Nausea	2	85	50	45	62
Vomiting	9	84	23	39	86
Abdominal cramps	26	62	78	60	86
Diarrhea	33	44	73	100	67
Fever	5	32	49	72	10
Headache	NR	37	33	6	8

 濕泄에 위령탕

「동의보감」 濕泄門에 보면, "즉 濡泄, 또 洞泄이라고 하니 증세는 물을 기울이는 것처럼 瀉하고 腸이 울고 몸이 무겁고 배는 아프지 않다. (중략) 寒濕이 脾胃를 傷하여 水穀을 腐熟하지 못하여서 洞泄하는 것이 물과 같은 것을 濡泄이라 하니 胃苓湯에 草豆 를 가해서 쓴다"라고 하여 물설사에 위령탕이 효과적임을 보여주고 있다. 즉 일반적인 물설사에 위령탕을 보편적으로 쓸 수 있다는 것이다.

감염성 설사의 가장 효과적이고 근거가 입증된 치료는 수분과 전해질의 공급이며, 여행자 설사와 세균성 이질균에 대한 항생제 치료도 근거수준이 높은 치료로 입증되었다.(최신가정의학, 상동) 오령산의 경우 thiazide, acetazolamide, furosemide 등 이뇨제에 비해서 뒤떨어지지 않는 요량증가가 인정되었으나 K의 상실이 적은 경향으로 나타났다(한방처방의 동서의학적 해석, 조기호 편저, 퍼시픽출판사, 2006).

결국 위령탕의 경우 평위산의 방향화습효과와 오령산의 이수효과로 '불필요한 수분'은 제거함과 동시에 전해질 손실은 최소화하면서 설사를 치료하고 있는 것으로 볼 수 있다. 하지만 감염성 설사의 경우 세균의 종류에 따라 항생제 사용도 필요한 경우가 있으니(우리로 치면 황련 황금 황백 등 청열사습약에 해당할 것이다.) 임상적, 역학적으로 원인균을 추정하여 그에 따라 적절하게 대처할 필요가 있을 것이다.

마지막으로 오령산도 시급히 보험등재가 되었으면 하는 처방이며, 그럴 경우 오령산 뿐 아니라 시령탕, 위령탕 등으로 활용범위를 넓힐 수 있을 것이다.

갈근탕과 갈근해기탕

 ## 소청룡탕과 형개연교탕

감기 초기에 맑은 콧물과 재채기를 수반하는 경우 風寒感冒라고 하여 소청룡탕 보험한약을 주로 처방한다.

하지만 소청룡탕을 처방하고도 누렇고 찐득한 콧물로 바뀌거나 인후가 붓고 아픈 증상으로 바뀌는 경우 風熱感冒라고 하며, 연교패독산이나 형개연교탕과 같은 보험한약으로 바꿔줘야 한다.

즉 감기 초기에 부교감신경이 흥분해서 나타나는 secretion 위주의 감기인 경우 풍한감모라고 할 수 있는 반면, 누런 콧물이나 편도종창, 중이염 등 화농성 염증으로 발전하여 항생제 처방을 고려하게 되는 경우는 풍열감모에 해당될 수 있으며, 연교나 금은화 등 청열해독하는 한약재가 포함된 처방으로 다스리고 있다(보험한약 임상사례 25편).

 ## 갈근해기탕

갈근해기탕은 갈근, 시호, 황금, 강활, 석고, 작약, 승마, 백지, 길경, 감초, 생강, 대조 등 총 12가지 약으로 구성된 처방으로, 「동의보감」에 보면 "陽明經病에 눈이 아리고 코가 마르며 누워있지 못하는데 마땅히 解肌하여야 한다"고 설명되어 있다.

이는 두터운 肌肉으로 인해서 혈액순환이 충분히 체표에 도달하지 못해서 점막이 건조해질 경우 갈근과 작약을 이용한 '解肌'라는 방법을 통해서 체표혈액순환을 도와야함을 말하고 있는 것이다(보험한약 임상사례 6편).

갈근탕과 소청룡탕

갈근탕은 계지탕+마황 갈근이라고 정리할 수 있으며, 계지탕으로 한사를 제거하는데 마황으로 解表하고 갈근으로 解肌해야 寒邪를 제거하는 통로를 확보할 수 있다는 의미로 비교적 기육과 주리가 튼실한 체질에 활용할 수 있다.

반면에 소청룡탕은 계지탕+마황, 오미자+반하, 세신 건강 이라고 볼 수 있으며, 반하, 세신, 건강으로 양기가 부족해서 생긴 水飮을 제거하는 역할을 한다(보험한약 임상사례 36편).

 비염치료 보험한약들

표 1 비염치료 보험한약들

	Secretion 위주	화농성 염증
일반적 체질	소청룡탕	형개연교탕
기육이 두터운 체질(태음인)	갈근탕	갈근해기탕

이상과 같이 비염치료에 주로 사용할 수 있는 보험한약들을 정리 해보면 〈표 1〉과 같다.

즉 갈근탕과 갈근해기탕을 써야 하는 경우는 비교적 체격이 두툼하고 튼실해서 '解肌를 해야 체표혈액순환을 도와 염증을 가라앉히고 解熱을 할 수 있는 체질'에게 사용할 수 있으며, 구체적 증상에 있어 갈근탕과 갈근해기탕의 관계는 소청룡탕과 형개연교탕의 관계라고 볼 수 있다.

요컨대 secretion 위주의 맑은 콧물일 때는 갈근탕 그리고 화농성 염증으로 바뀔 때는 갈근해기탕을 처방할 수 있다. 다만 갈근탕과 갈근해기탕을 처방해야 하는 경우는 콧물보다는 코막힘이 위주여서 콧물이 바깥으로 흐르지 않는 경우가 많으니 비내시경으로 비점막상태를 확인하여 감별해야 한다.

 비염으로 내원하다

지난 9월에 8살 남자 아이가 맑은 콧물과 코막힘을 호소하면서 본원에 내원하였다. 그 전날 열이 있어 학교 보건실에서 약을 먹고 집에 돌아왔는데, 집에서는 콧물과 전신통을 호소하다가 내원 당시에는 맑은 콧물과 코막힘을 호소하면서 내원하였다. 비점막에 맑은 콧물은 있었으나 콧물은 많지 않고 오히려 코막힘이 심하였으며, 기육이 튼실한 편이라 갈근탕 보험한약을 처방하였다.

　　4일 후에 내원하였는데, 증세가 잠시 호전되었다가 다시 누런 콧물이 생겼다는 것이다. 비내시경으로 확인하니 화농성 비루가 코 안에 차있어 갈근해기탕 보험한약으로 변경하여 3일분 처방하였다.

　　3일 후에 다시 내원하였는데, 콧물은 호전되고 비내시경에도 맑은 콧물만 살짝 비추는 정도였으며, 밤에 코골이를 한다고 하여서 갈근탕으로 다시 변경하여 처방하면서 마무리 하였다.

만성후두염에 생맥산

 만성후두염의 원인과 증상

만성후두염은 후두에 발생한 만성염증으로 원인에 따라 감염성과 비감염성으로 나눌 수 있다. 일반적으로 급성후두염의 경우 감염에 의한 것이 대부분인 반면, 만성후두염의 경우에는 후두에 급성염증반응이 반복적으로 발생하거나 편도나 부비강에 있는 염증이 후두로 파급되어 발생할 수 있고, 주로 목소리를 너무 많이 쓰거나, 지나친 흡연과 음주, 위식도 역류, 스모그의 흡입 등 비감염성 원인에 의해 발생한다.

그리고 만성후두염 환자들의 증상은 발열, 통증, 연하곤란 등의 염증에서 비롯되는 증상보다는 목소리 변화와 기침, 인두 이물감, 음성피로 등의 증상을 주로 호소한다(네이버 의학정보).

 마른기침을 호소하다

올해 9월에 50대 중반의 여자환자가 팔꿈치 통증을 호소하며 본원에 내원하였다. 여느 때와 같이 문진을 하고 이학적 검사를 한 연후에 치료실에서 침 치료를 하는 도중에 여자환자가 말하기를 "2달 전부터 목이 마르고 마른기침이 나오는데요?"라고 호소하는 것이다. 그리고 특히 말을 많이 하거나 과로하고 나면 증상이 심해진다고 하였다.

발병 초기부터 인후가 아프지는 않았으며, 편도를 확인해도 발적되어 있거나 하지는 않아서 감염으로 인한 상황은 배제하였으며, 콧물이 뒤로 넘어가거나 가래가 끓거나 하지는 않아서 상기도 기침증후군(UACS, 과거에 후비루증후군이라고 불렸음)이나 만성기관지염은 배제하였고, 식사와의 관련성도 적어 위식도역류질환도 배제하였다. 그리고 특히 인후부에 증상이 집중되어 있어 우선 만성후두염으로 진단을 내렸다.

오래되고 증세가 심하지 않아 虛證으로 변증을 잡았으며, 목이 마르면서 마른기침을 하는 것은 점막이 건조해져서 생기는 陰虛한 상태로 판단하였고, 말을 많이 하거나 과로하고 심해진다는 것은 氣虛한 상태도 겸하고 있다고 판단하여 氣陰兩虛證으로 변증하여 생맥산 보험한약을 2일분 처방하였다. 2일 후에 다시 침 치료 받으러 내원하였는데, 마른기침이 많이 호전된다고 하여 다시 2일분을 처방하였다. 그리고 3일 후에 다시 침 치료를 받으러 내원하였는데, 마른기침을 더 이상 하지 않는다고 하였으며, 생맥산 보험한약을 다 복용하지 않은 상태에서 좋아져 몇 개 남았다고 하였다.

 ## 점막이 건조해진 증상에 생맥산

생맥산은 맥문동, 인삼, 오미자 세 가지 약재로 이루어진 처방으로 주지하다시피 여름에 더운 날씨로 인해 땀을 흘리면서 기와 음이 빠져나간 경우에 원기를 회복시켜주는 처방이다. 하지만 구체적인 처방의 구성을 보면 맥문동은 養陰潤肺하는 효능이 있어 陰虛咳嗽에 사용한다고 되어 있으며 오미자는 斂肺滋腎한다고 하여 肺虛久咳와 肺腎不足의 喘咳에 사용한다고 하여 모두 肺陰虛로 인한 咳嗽에 사용할 수 있음을 볼 수 있다.

특히 오미자의 산성성분은 생쥐 기관선의 중성·산성 mucopolysaccharides를 감소시킬 수 있어 (이는 결과적으로 점도를 저하시키는 효과를 가져온다.) 거담·진해작용이 있다(김호철저 한약약리학, 집문당, 2008).

요컨대 생맥산 보험한약은 여름철 원기회복에만 쓸 수 있는 처방이 아니라 점막이 건조해져서 끈적한 가래가 끓거나 입안이 건조해지거나 마른기침을 하는 등 陰虛의 소견이 분명하면서 氣虛證을 함께 가지고 있을 때 적절하게 활용해 볼 수 있겠다.

보험한약 임상사례 (47)

소청룡탕을 생각하다

 소청룡탕

지난 주말에 청계산을 다녀왔다. 출발을 할 때는 그냥 흐린 날씨였지만 오르면서 비가 조금씩 내리기 시작했다. 정상 즈음에서는 비가 제법 내렸으며 바람도 세차게 불어 꽤 쌀쌀한 날씨였고 안개도 군데군데 자욱하게 끼어 있었다. 이런 날씨가 經絡에 형성된다면 '傷寒表不解 心下有水氣'에 사용하는 소청룡탕의 적증이 아닐까 싶다.

즉 차가우면서도 저기압으로 인해 궂은 날씨와 함께 비가 내리면서 '水飮'을 형성하는 상황이 우리 인체 내에 형성된다면, 그래서 secretion 위주의 감기가 생긴다면, 다시 말해 맑은 콧물과 코막힘 재채기를 호소하거나 혹은 맑은 콧물이 비인두로 넘어가면서 후비루가 되어 기침, 가래가 나오는 감기가 된다면 소청룡탕으로 發汗解表하고 溫肺化飮하여 다스릴 수 있다.

 소청룡탕의 방해

소청룡탕은 風寒 즉, 차갑고 저기압환경이 형성되어 비바람이 불고 궂은 날씨를 다스리는 처방이기에 처방의 구성은 따뜻하게 하고 압력을 높이며 비로 인해서 생긴 '水飮'을 말리는 약재들로 이루어져 있다고 볼 수 있다.

우선 마황과 오미자는 태음인 표증에 들어가는 약재들로 이들은 고기압환경을 조성하는 약재들이라고 볼 수 있다. 체내에 생긴 고기압환경은 發汗解表를 유도할 것이다. 마황의 에페드린과 슈도에페드린은 교감신경을 흥분시키고 오미자 또한 중추를 흥분시키는 효과가 있다. 비유를 하자면 행주를 짜주는 느낌과 비슷하지 않을까 싶다. 계지와 세신은 따뜻한 약재들로 寒邪를 제거할 것이며, 반하와 건강은 溫肺하면서 '水飮'을 말리는 역할을 한다.

그러면 작약은 어떤 역할을 하는가? 계지가작약탕은 과민성장증후군에 대한 효과가 임상적으로 검증되었으며 작약감초탕이나 소건중탕도 역시 복통에 사용하고 있다. 즉 작약은 불수의적인 위장 관의 경련에 사용하므로 항콜린제와 유사한 효과로 인식되고 있다(실제로 작약은 중추성 억제를 하며 오히려 아세틸콜린을 억제하는 효과는 감초에 있는 것으로 보고되고 있다. Maeda T et al. Effect of shakuyaku-kanzoh-toh, a prescription composed of shakuyaku and kazoh on guinea pig ileum. J pharmacobiodynam. 6(3):150-60, 1983.).

부교감신경이 흥분하면 평활근이 수축하기도 하지만, gland가 흥분해서 분비물이 나오는 것 역시 부교감신경이 흥분해서 생긴 결과이다. 감기가 걸렸을 때 나오는 콧물 역시도 부교감신경의 흥분으로 나오는 것이다. 작약이 직접적으로 아세틸콜린을 억제하는 효과는 없지만 임상적으로 계지가작약탕이나 작약감초탕과 같은 처방들은 양방에서 항콜린제를 처방하는 경우에 사용하고 있으며, 부교감신경의 흥분으로 인해서 생긴 증상들을 가라앉혀주는 효과가 있다.

 ## 양방과 한방의 급성비염 치료

감기로 인한 비염의 경우, 그리고 후비루로 인한 기침의 경우, 양방에서는 chlorpheniramine과 같은 1세대 항히스타민제와 함께 pseudoephedrine과 같은 비충혈완화제를 함께 처방한다.

콧물은 부교감신경이 흥분해서 나오게 되는데 1세대 항히스타민제는 항콜린효과를 함께 가지고 있기 때문에 일반적으로 항콜린제를 단독으로 사용하기보다는 1세대 항히스타민제를 처방하게 되는 것이며, 비충혈완화제는 교감신경의 α-receptor에 작용하여 교감신경을 흥분시키고 혈관을 수축시켜서 코막힘을 완화시킨다.

그래서 항히스타민제는 콧물을 다스리고 비충혈완화제는 코막힘을 다스리는 목적으로 급성비염에 사용하게 된다.

요컨대 비염치료에서 양방에서 '항히스타민제+비충혈완화제'를 처방하는 것은 소청룡탕과 상당히 유사한 면들을 가지고 있다고 볼 수 있다.

물론 소청룡탕이 '發汗解表하고 溫肺化飮한다'고 표현하는 것이 한의학적으로는 적절한 표현이지만, 그 이론이 서양의학과 완전히 동떨어져 있다는 것이 아니고 개개의 약물들을 분석해보면 약리학적으로 유사성을 내포하고 있음을 알 수 있으며 현대를 살아가는 한의사에게는 또한 필요한 지식이 아닐까 싶다.

보험한약 임상사례 (48)

변비치료에 조위승기탕 보험한약

 변비

정상배변의 기준이 하루 3회 이하, 주 3회 이상이므로 일주일에 2번 이하로 변을 보는 경우 변비로 간주하고 있으나, 배변회수는 정상이지만 과도한 힘주기, 딱딱한 변, 잔변감, 항문 폐색감 및 욕구가 있으면서도 배변이 안 되는 경우 등 다양한 배변곤란을 호소하는 경우를 볼 수 있다.

변비는 증상과 대장 통과시간 그리고 직장항문 기능을 중심으로 몇 가지 아형으로 나눠볼 수 있다. 대장무력형 변비(colonic inertia)는 전체 대장의 운동기능이 저하되어 변을 대장에서 밀어보내지 못하여 발생한다.

경련성 변비(spastic constipation)는 S장 결장과 하행결장에서 비진행성 대장운동의 항진으로 발생한다. 이 경우 대장의 통과지연을 초래하고 근위부 대장으로의 변의 이동을 초래할 수도 있다. 임상적으로 경련성 복통과 소량의 딱딱한 변이 관찰된다. 배출장애형 변비(outlet obstruction)는 배변시 과도한 힘주기, 잔변감 혹은 항문주위를 손가락으로 눌러야 변을 보는 경우이다. 이는 근위부 대장의 운동기능은 정상이지만 배변의 마지막 단계에서 이상이 발생한 경우이다(최신가정의학, 대한가정의학회편, 한국의학, 2007).

 하제

보통 변비는 대변 안의 수분량을 증가시킴으로써 변비상태를 개선할 수 있다. 변비치료제로는 대변에 적당한 수분을 유지시키는 약물(팽창성 하제)과 장관으로부터의 수분흡수를 억제하여 변통을 용이하게 하는 것(염류 하제)이 일반적으로 사용된다.

또한 소장, 대장에 직접적으로 작용하여 장관의 기능을 자극하는 것(대장·소장 자극제)도 변비약으로 사용된다. 전자는 일반적으로 완화적인 변비약이며, 후자는 강력한 변비약으로 증상에 맞추어 사용한다(그림으로 이해하는 약물작용의 원리, 이상화 옮김, 신흥메드싸이언스, 2009).

 ## 변비로 내원하다

지난해 3월 20대 후반의 남자환자가 한 달 된 변비를 호소하면서 내원하였다. 원래 대변을 하루에 한 번 편하게 봤었는데, 한 달 전부터 과식 후에 증상이 시작되면서 2~3일에 한 번 대변을 보며 대변이 딱딱하고 보기 힘들다는 것이다.

평소에 식사나 소화는 잘되는 편이었으며 찬 물을 좋아하고 물을 자주 마시며 손발에 열이 많고 더위를 많이 타는 등 평소에 열이 많은 체질이었으며 맥도 실한 편이었다. 열증변비로 진단을 내리고 하기시키는 침치료와 함께 조위승기탕 보험한약을 3일분 처방하였다. 5일 후에 다시 내원하였는데, 변비는 호전되어 매일 보게 되었으며 변도 약간 묽어졌다고 하였다. 이번에는 침치료만 한 번 더하고 치료를 종결하였다.

 ## 조위승기탕

조위승기탕은 주지하다시피 「상한론」에 나오는 처방으로 陽明腑證에 위장에 燥熱이 생긴 것을 다스려주는 처방이다. 대황, 망초, 감초 세 가지 약물로 구성되어 조열로 인해서 딱딱해진 대변을 瀉하므로써 陽明胃腸에 생긴 조열을 제거하는 작용을 가지고 있다. 구체적인 약리작용을 살펴보면 다음과 같다.

대황의 사하성분은 antracene glycosides인데, 이는 대부분 흡수되지 않고 직접 대장에 도달하며 장내 세균의 효소 작용하에서 환원되어 만들어진 anthrone이 장 점막을 자극함과 동시에 Na+의 이동을 억제한다. 따라서 대장 내의 수분이 증가되고 연동이 항진되어 설사를 하게 된다. 망초는 사하작용이 있는 염류로서 복용 후 $Na_2SO_4 \cdot 10H_2O$가 물에 녹아 장벽흡수가 안 되는 황산이온을 대량 생성하여 장내 삼투압을 높여서 사하작용을 한다(한약약리학, 김호철 저, 집문당, 2008). 즉 대황은 대장자극제에 가까우며, 망초는 염류하제에 해당한다.

대장운동이 항진이 된 경련성 변비의 경우 대장 자극제는 피해야 하므로, 대황이 들어 있는 조위승기탕 역시도 사용해서는 안 될 것이며, 노인성 변비나 만성으로 장의 움직임이 떨어진 경우, 즉 虛寒性 변비의 경우도 역시 조위승기탕의 사용을 피해야 할 것이다.

만성 중이염에 형개연교탕

 형개 · 방풍 · 강활 · 독활

「동의수세보원」 형방지황탕조문에 보면 "荊芥 防風 羌活 獨活 俱是 補陰藥"이라고 하고 있으며, "荊防 大淸胸膈散風 羌獨 大補膀胱眞陰"이라고 하고 있다. 즉 형개, 방풍은 인체전면(흉격)에 작용하여 풍을 산하고 강활과 독활은 인체후면(방광)에 작용하여 음을 보한다고 하고 있으며 모두 보음한다고 표현하고 있다.

그리고 「방약합편」 인삼패독산 조문을 보면 "治傷寒 時氣發熱 頭痛 肢體痛 及傷風 咳嗽 鼻塞 聲重"이라고 되어 있고, "加 荊芥 防風 治 疫及大頭瘟"이라고 하였으며, "加 連翹 金銀花 治癰疽初發寒熱甚似傷寒"이라고 하였다. 즉 인삼패독산에는 강활과 독활이 들어있는데 형개와 방풍이 들어가면서 피부 쪽에 생긴 풍열을 다스리는 것이다.

다른 처방들도 살펴보면, 형개, 방풍은 형개연교탕이나 소풍산 등 주로 피부질환이나 비염 중이염 등 점막에 염증이 생기는 경우에 활용을 하고 있으며, 강활과 독활은 독활기생탕, 강활속단탕, 대강활탕 등 주고 관절을 중심으로 근골격계에 생기는 염증 즉 '통증'을 다스리는 역할을 한다. 양방의학에서도 비슷한 양상을 볼 수 있는데, 근골격계에 생기는 통증은 NSAIDS로 다스리지만 피부염이나 비염, 중이염 등 점막에 생기는 염증에는 항히스타민제나 스테로이드 항생제 등을 중심으로 처방하고 있다.

이들의 계통성을 정리해보면 다음과 같다.
- 흉격(인체전면) – 형개, 방풍 – 피부, 코, 귀 등 점막의 염증 – 항히스타민제
- 방광(인체후면) – 강활, 독활 – 근육과 관절 등에 생긴 염증 – NSAIDS

재발되는 중이염 어린이

올 4월 말에 4세 여자 어린이가 양방병원에서 중이염 치료 도중 내원하였다. 2010년도에 중이염이 시작되어 양쪽 고막에 튜브를 삽입하였는데, 올해 1월부터 중이염이 다시 재발해서 치료 도중에 다시 수술해야 한다는 이야기를 듣고 한방치료의 가능성을 타진하기 위해 내원한 것이다.

약간의 난청 이외에는 별다른 증세는 없었으며, 고막에는 화농된 이루가 양측 귀에 모두 보였으며, 비강내에도 누런 콧물이 가득 차 있었다. 손발에 열이 많고 더위를 많이 타는 편이고, 대변은 약간 딱딱한 편이라고 하였으며, 맥은 홍삭하고 설홍태윤해서 풍열로 변증을 내리고 형개연교탕 보험한약을 처방하였다.

4세인 경우 형개연교탕 권장량이 1/2봉지로 되어 있는데, 필자는 초기이거나 심할 경우는 한 봉지씩 하루 두 번을 복용케 한다. 이 여자 어린이도 한 봉지씩 하루 두 번 복용케 하였으며, 청궁 비익혈 등에 피내침을 붙여주고 2일 후에 내원케 하였다.

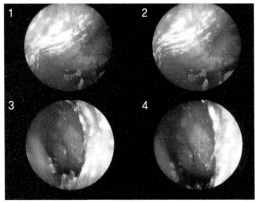

그림 1 초진시 귀사진 1, 2 우이 3, 4 좌이

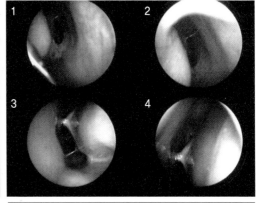

그림 2 초진시 코사진 1, 2 우비 3, 4 좌비

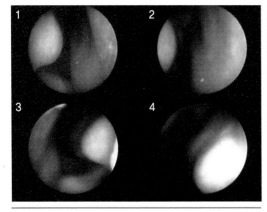

그림 3 내원10일 코사진 1, 2 우비 3, 4 좌비

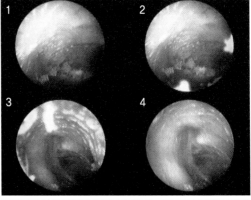

그림 4 내원 2주 귀사진 1, 2 우이 3, 4 좌이

만성중이염의 경우 증상이 뚜렷하지 않아서 고막상태와 비강내 상태를 통해서 경과를 확인할 수밖에 없는데, 2일 후에 내원했을 때 화농성 이루와 비루가 줄어들기 시작했으며, 그 후로 3일에 한번정도 내원했는데, 10일째는 비루가 거의 관찰이 안 되었으며, 2주 후에는 이루가 거의 확인이 안되었다. 치료를 종결하고도 10일 후에 오른쪽 귀에 중이염이 다시 관찰되어 1주일 정도 치료 후에 호전되었으며, 한동안 괜찮다가 9월 중순에 다시 중이염이 재발되어 형개연교탕과 피내침치료를 2주정도 시행 후에 호전되었다. 병원에서도 수술할 필요가 없다고 하였다고 한다〈사진 참조〉.

 ## 급만성중이염에 형개연교탕

형개연교탕의 적응증은 축농증 · 만성 비염 · 만성 편도선염 · 급만성 중이염 · 만성 경부악하부 임파절열 · 여드름 · 습진 등이 해당되며, 특히 체력이 중간정도인 사람을 중심으로 폭넓게 사용하는데, 안면 · 귀 · 인두 · 상기도 등에 발생하는 염증성 제질환 특히 만성화한 것에 더욱 좋다(「한방처방의 동서의학적 해석」 조기호 편저 퍼시픽출판사 2006).

필자의 경우 급성중이염에는 형개연교탕을 제1선택 처방으로 삼고 있다. 상기 환자와 같은 만성중이염의 경우는 우선 형개연교탕 보험한약을 사용하면서 화농성 이루를 치료하고, 치료가 끝나더라도 재발을 방지하기 위해 체질에 맞게 보약을 처방할 것을 권한다. 보험한약 임상사례 18편(2011.9.8일자)에서 소개된 논문처럼 보약을 통한 면역력강화가 중이염에 자주 걸리는 어린이들의 중이염 재발을 줄여줄 수 있기 때문이다.

'공공의 도구' 보험한약 사용 확대하자

 正氣存內 邪不可干

퍼즐을 맞추다 보면 비교적 쉽게 맞추는 부분이 있는 반면, 맞추기 상당히 어려운 부분들이 있을 것이다. 우리들 인생도 마찬가지로 비교적 수월하게 지나가는 시기가 있는 반면, 어렵고 힘든 시기가 있다. 지금의 한의계는 아마도 퍼즐에서 상당히 어려운 부분들을 맞추고 있는 시기가 아닐까 싶다. 건강기능식품, 천연물신약, 첩약의보, 실손보험 등등 최근 일련의 의료시장의 흐름들은 한의사들에게 지나치게 가혹한 시련들을 안겨다 주고 있다.

모든 위기가 마치 외부에서 기인된 것으로 보이지만 근본적으로는 우리 스스로의 구조적 취약성에 기인한 부분이 많으며, 이를 「素問 刺法論篇」에서는 '正氣存內 邪不可干'이라고 하였다. 지금 이 시대가 요구하는 한의학계의 변화를 필자는 두 가지라고 생각하는데 첫째는 표준화된 진료형태를 갖추라는 것이고, 둘째는 치료의학으로 거듭나라는 것이라고 생각된다.

보험한약 사용 확대는 시대적 사명이다

아마도 양방병의원에 가면 어느 병원에 가든지 비슷한 종류의 진료형태와 비슷한 종류의 처방을 기대할 수 있을 것이다.

고혈압으로 진단되면 노바스크와 같은 칼슘채널차단제와 함께 아스피린과 같은 혈소판억제제가 처방될 것이며, 내시경으로 역류성식도염이 진단되었다면 프로톤펌프억제제와 함께 H2 receptor 길항제 같은 약들이 처방될 것이다. 양방병의원에서는 다양한 질환들을 치료하면서 우선적으로 보험이 되는 약재들을 선택해서 처방하고 있다.

양방은 총진료비 대비 보험약재비의 비율이 30%정도에 이른다. 즉 양방은 공공의 도구인 보험약 사용이 총진료비에서 30%를 차지하기 때문에 비교적 표준화된 진료를 해나갈 수 있다. 반면에 우리 한방은 총진료비에서 보험한약 약재비의 비율이 1~2% 수준에 불과하다. 즉 우리는 면허상으로는 같은 한의사일지 몰라도, 실질적으로는 공공의 도구를 거의 사용하고 있지 않으며 전혀 다른 도구를 사용하고 있는 직군인 것이다.

요컨대 보험한약 사용확대는 우리가 표준화된 진료형태를 갖추고 치료의학으로 거듭나기 위해서 필수적인 과정이라 생각된다.

 ## 우리 토양에 맞는 우리 것을 만들어내자

90년도 초중반, 필자가 학생 때는 중국의 변증의학을 배우자는 시류가 많았던 것 같다. 동의보감과 방약합편 위주의 처방에서 탈피해서 체계적으로 정리된 변증시치 의학을 도입하자는 분위기가 많았던 것으로 기억한다. 10여년 지나고 2000년도 초중반, 필자가 한방병원에서 근무할 당시에는 일본 한의학 즉 EBM을 통해서 보다 확률적으로 검증된 치료방법을 배우자는 움직임이 많았던 것으로 기억되며 그 당시 임상연구를 하는 토양도 많이 형성된 것 같다.

중국과 일본 한의학의 환경이 다르며 한국 한의학 또한 다르다. 이제는 우리 토양에 맞는 한의학을 만들어나가야 한다. 대한민국의 한의사들은 대부분 개원의 형태로 진료하고 있기 때문에 결국 해답은 개원 한의원에서 찾아야 한다.

한의원의 수많은 임상례들이 하나로 모이고 그리고 그 임상례들의 성과가 정리되어 다시 개개 한의원으로 돌아갈 수 있는 선순환 구조를 만들어내야 한다. 이를 위해서도 보험한약임상사례 23편 (11년 11월 24일자)에서 제시한 '진찰과 차팅의 매뉴얼화'가 선행되어야 한다.

 ## 모든 문제점들의 해결은 보험한약 사용에서 시작된다

"왜 보험한약을 사용하지 않으세요?" 이렇게 물어보면 "품질이 안 좋아서요" "종류가 별로 없어서요" "마진이 안 남아서요" "부형제가 많아서요" 등등 보험한약을 사용하지 않는 이유는 수도 없이 많을 것이다.

하지만 이 모든 문제들의 해답은 역시 보험한약을 사용하는 것에서부터 시작된다. 보다 많은 한의사들이 사용하면서 그 경험을 공유하고 문제점들을 지적하고 개선해나가는 노력들이 필요하다.

2013년 癸巳年에는 보험한약 사용이 더 이상 일부 한의사들의 관심이 아니라 모든 한의사들의 관심이 되었으면 하는 바람이며, 무엇이 안 좋아서 사용하지 않는다는 이야기보다는 사용해보니 소청룡탕은 어떤 회사제품이 좋고 형개연교탕은 어떤 회사제품이 안 좋았다고 하는 이야기가 들리기를 바란다. 아울러 올 한해 보험한약을 이용한 보다 다양한 임상례들이 발표되기를 기다려 본다.

보험한약 임상사례 (51)

소청룡탕과 삼소음, 그리고 삼출건비탕

 감기 후 위장기능저하에 삼출건비탕

2010년도 여름에 30대 중반의 여자환자가 감기를 호소하면서 내원했다. 한 달 전부터 목이 아프고 누런 콧물이 나와서 이비인후과 치료를 받았으며, 인후통과 비류탁체는 호전되었으나 그 후에 기침을 하고 목이 간질간질해서 큰 병원에서 치료하다가 호전이 없자 본원에 치료받으러 내원하였다. 기침은 야간에 심했으며, 편도도 약간 부어 있어 풍열증으로 진단하고 연교패독산 보험한약을 3일분 처방했다. 2일 후에 내원해서는 큰 차도가 없다고 했고 추위를 많이 타고 얼굴이 창백한 환자라 풍한+허증으로 변증을 변경하고 삼소음 보험한약을 3일분 처방했다.

그 후로 40일쯤 후에 다시 내원하였는데, 삼소음 보험한약을 복용하고 감기는 호전되었다고 했다. 하지만 10일전부터 입맛이 없고 소화가 안 되며, 배가 살살 아프고 대변이 묽게 나온다고 호소했다. 그래서 비허증으로 변증을 하고 삼출건비탕 보험한약을 3일분 처방했다. 3일후에 내원해서는 증세가 많이 호전되었다고 하였으며, 삼출건비탕 보험한약을 5일분 다시 처방했다.

그 후 이 환자는 병원에서 오랜 기간 치료가 안 되던 감기가 보험한약으로 경제적 부담 없이 치료가 잘됐다며 주변 이웃이나 가족들을 많이 소개해주었다.

 삼소음과 소청룡탕

한 번은 한의사 선생님들 대상으로 강의를 하다가 이런 질문을 받은 적이 있다. "삼소음과 소청룡탕의 적응증은 어떻게 구분할 수 있나요?" 그래서 다음과 같은 내용으로 답을 했다. 감기초기에 부교감신경이 흥분해서 나타나는 secretion 위주의 감기인 경우 풍한감모라고 할 수 있는 반면, 누런 콧물이나 편도종창, 중이염 등 화농성 염증으로 발전하여 항생제 처방을 고려하게 되는 경우는 풍열감모에 해당될 수 있다. 그래서 secretion 위주의 풍한감모에는 소청룡탕을 처방한다면 화농성 염증 위주의 풍열감모에는 연교패독산이나 형개연교탕을 처방한다(본 연재 25편, 2011.12.22).

표 1 소청룡탕과 삼소음

부교감신경 흥분 風寒感冒		교감신경 흥분 風熱感冒	
소청룡탕	→	연교패독산	
		↓	
		연교패독산	→ 삼소음
		虛寒型 염증	虛寒型 염증

급성 열성 염증, 즉 풍열감모는 시간이 지나면서 사기의 세력이 약해짐과 동시에 인체의 면역력이 떨어지고 만성화되면서 차가운 염증으로 바뀌게 된다. 그리고 그 증상들도 飮食無味 喀淸痰 咳嗽 등으로 변해 가는데 이때가 삼소음이 적당한 시기라고 볼 수 있다(본 연재 20편, 2011.10.13). 요컨대 소청룡탕과 삼소음 모두 풍한이라고 변증할 수 있지만 소청룡탕은 secretion 위주의 감기에 쓴다면 삼소음은 개체의 면역력이 약해서(허중) 차가운 염증으로 바뀐 경우에 처방할 수 있다. 소청룡탕은 풍한중 즉 실증이지만 삼소음은 풍한+허중 즉 실증과 허중이 겸해진 상태라고 볼 수 있다. (표 참조)

상기 환자의 경우는 변증이 뚜렷하지 않아서 우선 風熱로 변증을 하고 연교패독산을 선택하였지만 차도가 없었고, 양방에서 염증을 가라앉히는 약물투여를 오랜 기간 처방받은 후에 虛寒型 염증으로 바뀐 것으로 판단하여 삼소음으로 변경해서 효과가 좋았던 케이스이다.

 삼출건비탕

삼출건비탕은 인삼, 백출, 백복령, 후박, 진피, 산사육, 지실, 백작약, 신곡, 맥아, 사인, 감초, 생강, 대조 등 14가지 약물로 구성된 처방이다. 동의보감에는 '비를 건장하게 하고 위를 기르고 음식을 運化한다'고 되어 있다. 실제 임상에서는 상기 환자와 같이 감기나 급성 위장질환 후에 "입맛이 없고 소화가 안 되며, 배가 살살 아프고 대변이 묽게 나온다"고 호소할 때 삼출건비탕의 적증이라고 볼 수 있다. 특히, 胃虛와 구분되는 脾虛의 특징은 飮食無味와 大便溏이라고 할 수 있어 상기환자의 경우 삼출건비탕으로 효과를 볼 수 있었다.

반하백출천마탕이 부담된
만성소화불량 환자

  만성 소화불량으로 내원하다

2010년도 10월에 80대 여자환자가 6년된 소화불량으로 내원하였다. 환자의 표현으로는 "안 가본 병원이 없고 안 먹어본 소화제가 없다"는 것이었다. 비교적 체격이 좋은 여환이었으며 입맛이 없다고(음식의 맛을 잘 못 느낀다고 했던 기억이 난다) 하였고 대변은 변비가 조금 있다고 하였다.

오래된 소화불량이고 위장의 움직임이 떨어진 것으로 판단하고 胃虛로 변증, 반하백출천마탕 보험한약을 5일분 처방하였다. 침은 맞기 싫다고 하여 따로 침치료는 하지 않았다. 4일 뒤에 다시 내원하였는데 속이 뻥 뚫린 것처럼 좋다는 것이다. 그래서 반하백출천마탕 보험한약을 다시 4일분 처방하였다.

그런데 8일쯤 뒤에 다시 내원해서 "그 약을 먹으니 다리에 힘이 빠져 걷기 힘들다"고 호소하여서 반하백출천마탕이 너무 하기시키는 효과가 강하다고 판단하여 삼출건비탕 보험한약으로 바꿔서 2일분 처방하였다.

  삼출건비탕은 변비를 악화시켜

삼출건비탕 보험한약 처방 후에는 다리에 힘이 빠지지도 않고 속도 편하다고 하였다. 그리고 삼출건비탕을 6일분 정도 더 처방해드리고 치료가 중지됐다.

다음해 1월 중순에 다시 내원하였는데 다시 삼출건비탕 보험한약을 처방받으러 내원하였다. 그러면서도 "속이 뻥 뚫리는 느낌은 반하백출천마탕이 좋다"고 하여 간혹 복용할 수 있도록 반하백출천마탕 보험한약도 3~4 봉지 함께 처방하였다. 그렇게 삼출건비탕을 5일분씩 2번 처방을 했는데,

이번에는 "변비가 더 심해진다"고 호소하였으며 삼출건비탕 보험한약이 腸燥便秘를 악화시켰다고 판단하여 원내에서 따로 만들어둔 자음건비탕 환약을 처방하였다.

자음건비탕 환약은 잘 맞는다고 하였으며 특히 방귀가 뿡뿡 시원하게 잘 나온다고 하였다. 자음 건비탕 환약은 2주일분 정도가 한 통으로 되어 있는데, 그 후로도 3월달에 한번 8월달에 한번 속이 불편하다면서 처방받았었다.

반하백출천마탕과 삼출건비탕 그리고 자음건비탕

반하백출천마탕은 육군자탕에서 감초가 빠지고 맥아, 신곡, 창출, 황기, 천마, 택사, 건강, 황백 등 이 가해진 처방이다. 육군자탕이 보다 허증에 사용할 수 있다면 반하백출천마탕은 보다 실증에 사 용할 수 있다(보험한약 임상사례 8편, 2011.4.28).

반하백출천마탕의 구성약물의 용량 역시 반하, 진피, 맥아 등이 첩당 1錢半으로 君藥으로 되어 있 어 '扶正'보다는 '拒邪' 쪽에 조금 더 비중이 실려 있는 처방이라 할 수 있으며 '昇淸'보다는 '降濁' 의 역할이 더 큰 처방이라 할 수 있다. 상기 여환의 경우 필자가 "입맛이 전혀 없다"는 호소를 처음 에 대수롭게 여기지 않아 반하백출천마탕을 처방한 것이 下氣를 시켜서 다리에 힘이 빠지는 결과 로 이어진 것 같다.

그 다음으로 처방한 삼출건비탕은 인삼, 백출, 백복령, 후박, 진피, 산사육, 지실, 백작약, 사인, 신 곡, 맥아, 감초, 생강, 대조 총 14가지 약물로 구성된 처방으로 燥濕健脾하는 대표적인 처방이라고 할 수 있다. 삼출건비탕은 '降濁'보다는 '昇淸'하는 역할이 더 큰 처방이기에 "입맛이 전혀 없다"고 호소하면서 소화가 안 되는 환자에게 적당한 처방이라고 볼 수 있다.

하지만 삼출건비탕은 '조습건비'하는 효과가 있기 때문에 飮食無味와 함께 大便이 있는 경우에 적절하지만 상기 여환처럼 대장이 건조해서 생긴 腸燥便秘를 악화시켰으며, 마지막으로 처방이 된 자음건비탕은 육군자탕에 당귀, 백작약, 건지황, 맥문동 등 음혈을 보하는 약재들이 함께 처방되어 脾虛하면서도 장이, 조한, 여환에게 가장 적절한 선택이었던 것으로 생각된다.

급성 방광염에 연교패독산

 ## 보험한약, 생산적인 비판을 하자

한의사 선생님들이 모여 있는 온라인 공간에 있다 보면 간혹 이런 이야기를 듣는다. "내가 기침하고 목이 아파서 연교패독산 보험한약을 먹어봤는데 효과 전혀 없었어!" "역시 보험한약은 효과도 없고 품질도 안 좋아!" 보험한약을 복용해보고 효과가 없었거나 혹은 환자가 컴플레인(complain)하는 경우 이런 반응이 나타나는 것은 충분히 이해가 가지만, 이런 점은 다시 한 번 생각해줬으면 하는 바람이다. 왜 자신의 한두 가지 경험을 모든 보험한약의 문제인 것처럼 매도 하냐는 것이다. 예컨대 어떤 환자가 어느 한의원 탕약을 먹고 효과가 없었다고 할 때 "이 한의원의 한약은 모두 효과가 없어!" 혹은 "한약은 모두 효과가 없어!" 이렇게 반응한다면 우리는 분노에 가득찰 것이다.

타이레놀의 성분은 아세트아미노펜이고, 아세트아미노펜이 함유된 제품은 여러 가지가 있지만, 그 중의 한 가지 제품만 복용해보고 "아세트아미노펜은 효과가 없어!" 이렇게 반응하는 것은 상식적이라고 할 수 없다. 어느 한 회사의 연교패독산만 복용해보고 회사 이름도 언급하지 않은 채, "보험한약은 효과가 없어!" 이렇게 이야기하는 것은 마치 '아세트아미노펜 어느 회사 제품이 효과가 없으니까 보험이 되는 모든 양약은 효과가 없어!' 이렇게 이야기하는 것과 다름이 없다고 생각된다.

보험한약이 효과가 없거나 혹은 마음에 안 드는 부분이 있더라도 "역시 보험한약은 효과가 없어!" 혹은 "우리들 보험한약은 엉망이야!" 이렇게 당당하게 이야기 하는 대신에 어떤 회사의 어느 제품이 어떤 경우에 마음에 안 들었는지 구체적으로 밝혀주는 것이 보험한약 발전에 큰 도움이 될 것이라 생각한다.

 ## 급성 위염으로 내원하다

얼마 전 40대 초반의 여환이 소화불량, 속쓰림, 탄산 등의 증세를 호소하면서 내원하였다. 10일

전부터 증세가 시작되었다고 하였으며, 6일 전에 방광염으로 인해 치료약을 먹으면서 증세가 심해졌다고 하였다. 급성 위염으로 진단을 하였으며 방광염에 처방하는 진통소염제를 복용하면서 증세가 악화된 것으로 판단하였다. 상복부는 拒按하고 맥은 실해서 胃熱證으로 변증을 하고 위의 염증을 가라앉히는 침치료와 함께 반하사삼탕합 작약감초탕 보험한약을 2일분 처방하였다. 다음날 내원해서는 속이 편해졌다고 하였으며 증상이 70% 정도 남았다고 하였다. 다시 침치료와 함께 같은 보험한약을 처방하면서 동시에 방광염 치료제를 중단하기를 권하였다.

이틀 후에 다시 내원하였는데 속은 편해졌으나 방광염으로 인한 하복통이 다시 심해졌다고 하였다. 그래서 이번에는 연교패독산 보험한약을 3일분 처방하면서 기존의 보험한약과 함께 복용케 하였다. 다음날 다시 내원하였는데 연교패독산 복용 후 방광염으로 인한 하복통은 전혀 없다고 하였다. 위장도 많이 편해져서 증세가 30%정도 남았다고 하였다(안타깝지만 그 후로 내원치 않아서 추후 경과는 알 수 없다).

 ## NSAID에 의한 위장 손상

상기 환자는 COX-1과 COX-2를 동시에 차단하는 naproxen sodium이라는 NSAID와 함께 항생제 평활근이완제, 궤양치료제 등을 처방받고 있었다. NSAID에 의한 위장 손상은 적어도 두 가지 기전으로 설명되는데, 첫째 위상피세포내의 COX-1이 억제되어 점막 세포보호성 프로스타글란딘(PG, 특히 PGI2 및 PGE2)합성이 감소됨으로써 위산분비 증가, 점막혈류 감소, 장에서의 세포보호성 점액분비 감소가 초래되기 때문이다. NSAID나 aspirin에 의한 궤양형성의 다른 기전은 다음과 같다. 경구 투여한 NSAID가 위점막과의 접촉으로 인한 국소자극과 점막손상으로 인하여 산이 위점막 속으로 역확산됨으로써 조직손상이 일어나기 때문이다(안영수 엮음, 이우주의 약리학강의 제6판, 의학문화사, 2008). 즉 NSAID가 위점막을 보호하는 PG 생성을 억제하기 때문에 위장 손상을 일으키는 것이다.

NSAID로 인한 위장 손상을 방지하기 위해서 궤양치료제를 함께 처방받았으나, 상기환자는 위장이 안 좋은 상태여서 NSAID와 함께 궤양치료제를 복용했음에도 불구하고 위염이 심해진 것으로 생각되며, 이런 경우 반하사심탕합 작약감초탕과 침치료로 급성 위염을 다스릴 수가 있었다. 아울러 방광염 치료제인 NSAID와 항생제가 급성 위염을 악화시킨 것으로 판단하여 양약 복용을 중지시켰으며, 그 후에 방광염으로 인한 하복통이 다시 심해져서 연교패독산 보험한약을 '항생제+NSAID' 대신 처방하여 하복통을 개선할 수 있었다.

감기 초기에 구미강활탕

 ## 오한발열

감염 시 나타나는 발열현상은 체온조절기전이 파괴되어 나타나는 것이 아니라 체온조절의 목표
가 되는 기준온도(set point)의 상승에 의한 것으로 생각된다. 체온조절의 기준온도가 갑자기 상향
조정되면 체온은 미처 상승하지 못하였으므로 조절 시스템은 기준온도까지 체온을 상승시키기 위
하여 운동을 증가시키고 피부혈관을 축소시키며 발한을 억제한다.

그 결과 환자는 오한(chill)을 느끼고 떨며 손발은 차가워지면서 피부는 마르게 된다(김기환 김전
저, 인체생리학 제 2판, 의학문화사, 2008). 즉 core temperature가 상승하는 동안 상대적으로
peripheral blood flow가 떨어지면서 오한을 느끼게 되는 것이라고 볼 수 있다.

감기 초기에 내원하다

올해 2월초에 40대 중반의 여환자가 내원하였다. 전날 저녁부터 온 몸이 찌릿찌릿 쑤시고 띵하게
아프다고 하였으며 목이 간질간질하다고 하였다. 추위가 싫다고 하였으며, 고막체온계로 체온을 재
보니 37.8도였다. 전형적인 풍한의 초기 증상이라 생각되어 구미강활탕 보험한약을 3일분 처방하
였다.

필자는 감기 초기에는 구미강활탕 보험한약을 3일분 처방하면서 이틀 동안에 모두 복용하도록 한
다. 즉 아침-점심-저녁-자기 전 이렇게 네 차례 복용케 하는 것이다. 3일 후에 다시 내원하였는데 더
이상 몸이 아프거나 춥지 않다고 하였으며 목이 약간 아프고 코가 맹맹거린다고 하였고 두통이 조
금 있다고 하였다. 체온을 재보니 36.4도였다. 약간 표증과 함께 염증이 남아있다고 생각되어 '표증
+염증'에 사용하는 연교패독산 보험한약을 3일분 처방하였다. 다시 내원치 않았으나 증세가 심하지
않아 연교패독산으로 잘 마무리되었으리라 생각된다.

구미강활탕

구미강활탕은 강활, 방풍, 천궁, 백지, 창출, 황금, 생지황, 세신, 감초 총 9가지 약물로 이루어진 처방이다. 동의보감에 보면 '四時를 물을 것 없이 다만 頭痛이 있고 骨節이 아프고 發熱 惡寒하며 땀이 없고 脈이 浮하고 緊한 데 이 처방을 써서 麻黃을 대신하는 것이 온당한 것이다'라 하여 감기 초기에 마황으로 발표시켜야 할 경우에 구미강활탕으로 대신할 수 있음을 보여주고 있다.

즉 傷寒論에 '太陽病 或已發熱 或未發熱 必惡寒 體痛 嘔逆 脈陰陽俱緊者 名爲傷寒'이라 하였으며 태양병 중의 상한이 마황탕의 적응증이 되는데 이 때 후세방으로는 구미강활탕으로 대신할 수 있다는 것이다.

 ## 태양병

감기 바이러스로 인해 우리 몸이 감염되고 나서 체온조절의 기준온도가 상승되는데, 체온을 상승시키는 동안 peripheral blood flow가 감소하면서 오한(chill)이 나타난다고 하였다.

이렇게 체온을 상승시키는 동안 오한이 나타나는 것을 오한발열이라고 할 수 있으며, set point까지 체온이 올라가면서 오한과 발열이 동시에 나타나는 시기를 상한론에서는 '태양병'이라고 분류해 놓고 있다(소양병의 한열왕래는 set point를 넘나드는 상태라 생각된다).

그리고 이런 경우 한의학에서는 '發汗解表'라는 치료방법으로 이 상황을 극복하고 있으며, 계지탕, 마황탕 그리고 구미강활탕과 같은 처방들이 發汗解表를 구현하는 대표적인 처방들이라 할 수 있겠다.

과로로 인한 구내염에 보중익기탕

 구내염

구내염(stomatitis)은 구강점막의 염증을 일컫는 비특이적 용어로 여러 가지 질병이 구내염을 일으킨다. 가장 흔하게 접하는 질환은 아프타구내염이며, 구강칸디다증, 혀작열감(burning tongue), 지도모양혀(geographic tongue), 흑색털혀(black hairy tongue) 등도 구내염에 포함시킬 수 있다.

구강은 침이 구강점막을 보호해 주며, 혈관이 풍부하고 면역반응이 약하여 자극성 또는 알레르기성 접촉성 구내염은 흔하지 않다(최신가정의학, 대한가정의학회편, 한국의학, 2007).

 구내염으로 내원하다

3년 전 5월말에 한 여고생이 두통과 소화불량을 호소하며 내원하였다. 그날 점심을 과식한 후에 체하면서 증세가 시작되었다는 것이다. 맥이 활하고 손발은 찬 편이었다. 막힌 기운을 소통시키기 위해 백회, 풍지, 상완, 중완, 하완과 함께 합곡, 태충, 족삼리, 곡지, 양곡, 해계 등에 침치료를 하였다. 3주 후 쯤에 다시 내원하였는데 이번에는 두통, 소화불량과 함께 구내염이 생겼다고 하였다. 구내염은 평소에 자주 생긴다고 하였으며, 통증은 심하지 않았고 맥은 약하고 얼굴은 희고 핏기가 없는 편이어서 기허증(氣虛證)으로 변증해서 침치료와 함께 보중익기탕 보험한약을 3일분 처방하였다.

2달 후에 다시 내원하였는데, 그 당시 구내염은 호전되었고 이번에 2~3일전부터 다시 구내염이 생겼다고 하여 침치료와 함께 보중익기탕 보험한약을 3일분 처방하였다. 그 후에도 9월 달에 한 번, 10월 달에 한 번 구내염으로 내원하였으며 그 때마다 보중익기탕 보험한약을 처방하여 회복되었다. 고등학교 졸업하고 나서도 가끔 어깨나 허리 통증으로 본원에 내원하지만 더 이상 구내염을 호소하지는 않았다.

고찰

구내염 환자 30명을 대상으로 한 RCT에서 급성아프타성 구내염 환자에게 황련탕 엑기스제제를 복용한 경우가 구강용 스테로이드연고를 도포한 환자들에 비해서 동통 소실 기간이 유의하게 단축되었으며, 구내염 완치기간 또한 스테로이드연고를 도포한 환자들에 비해 유의하게 단축되었다(일본동양의학회 EBM 특별위원회 편저, 근거중심의 한방처방, 군자출판사, 2011).

그리고 암환자에게 화학요법이나 화학방사선요법 시 구내염 발생이 많으며, 구내염으로 인해서 치료가 중단되기도 하는데 이때 반하사심탕으로 가글을 함으로써 구내염의 발생률과 발생기간을 단축해서 화학요법을 마무리 짓는데 도움이 된다. 예컨대, 결장직장암 환자의 화학요법 시행중 구내염이 발생한 90증례 중에서 다음번 화학요법 시작 시에 반하사심탕 또는 플라시보를 50㎖ 수돗물에 녹여 가글하고 난 후 구내염의 발생률과 발생기간 등을 비교하였는데, 발생률은 반하사심탕 군에서 대조군에 비해 감소경향을 보였으며 발생기간 역시 반하사심탕 군에서 유의하게 단축되었다(永田直幹, 화학요법에 기인한 구강점막염에 대한 반하사심탕 함수요법의 효과:랜덤화 플라시코 대조 이중맥검 제2상 시험, ESMO 2012).

또한 두경부암은 화학요법과 방사선요법을 병행해서 치료하고 구내염으로 인해서 치료가 중단되기도 하는데, 반하사심탕으로 가글한 환자가 플라시보로 가글한 환자에 비해 치료완수율이 81.8% vs 52.5%로 유의하게 높게 나왔다(山下 拓, 두경부암 화학방사선요법에 의한 구내염에 대한 한방치료, 제25회 일본동통한방연구회 학술집회 2012).

이렇듯 구내염의 경우 우선적으로 청열지제의 선택을 고려할 수 있으며, 보험한약 중에서도 회춘양격산이나 형개연교탕, 반하사심탕과 같은 보험한약이 해당될 수 있을 것이다.

하지만 상기환자와 같이 고등학생이 공부를 많이 해서 즉 과로로 구내염이 생긴 경우, 그리고 맥도 약하고 혈색도 안 좋아 기허로 변증될 경우 보중익기탕 보험한약을 선택해 볼 수 있겠다.

* 반하사심탕의 가글에 대한 발표문 2편은 권승원 선생님의 'HYBRID ME DICINE-한방내과 전문의의 통합의학 이야기' 블로그를 참고하였습니다.

비류청체와 비류탁체

 ## 비류청체와 비류탁체

동의보감 진액문(渧)에 보면 '肺가 熱하면 콧물이 黃濁해서 고름처럼 나오고 그 방울의 크기가 彈丸과 같다. 이러한 것이 鼻中에 留하고 흘러 나오지 않으면 肺가 傷하고 肺가 傷하면 難治다. 코에 濁渧를 흘리는 것은 風熱에 속하는 症이며 淸渧를 흘리는 것은 肺冷에 屬한다.「回春」'(국역증보동의보감, 허준 저, 남산당, 1992)이라고 하여 비류청체 즉 콧물이 맑고 물처럼 흐르면 寒證에 속하고, 비류탁체 즉 콧물이 끈적하고 짙은 색이면 熱證에 속하는 것으로 나누고 있다.

 ## 실제 임상에선…

급성비염 환자의 경우 임상에서는 '비류청체 = 맑은 콧물 = 한중 = 소청룡탕' 그리고 '비류탁체 = 노란 콧물 = 열중 =형개연교탕' 대체로 이렇게 나눌 수 있겠지만, 실제 임상을 해보면 이렇게 이분법적으로 나누는 것이 애매한 경우들이 많고 전반적인 상황을 함께 고려해야 보다 정확한 변증을 할 수 있는 것 같다. 이 부분에 있어 두 가지 문제제기를 하고 싶은데 첫째는 비류청체와 비류탁체로만 나누는 것이 바람직하냐는 문제이고 두 번째는 '비류청체 = 한중'이고 '비류탁체 = 열중' 이렇게 나누는 것이 항상 맞느냐는 것이다.

첫째, 콧물의 성상에 대해서 이야기 해보자면 맑은 콧물을 훌쩍거리는 경우는 청체라고 할 수 있고, 끈적하고 누런 콧물은 탁체라고 할 수 있지만 실제 임상에서는 누러면서도 약간 끈적한 정도의 콧물이 대부분이기 때문에 탁체와 청체로 정확히 나누기 힘든 경우가 많다.

즉, 누가 봐도 수양성인 경우나 혹은 비강 내에 화농성 비루가 관찰되는 경우는 각각 청체와 탁체로 나눌 수 있지만, 사실 환자들이 '콧물이 흘러요'라고 호소하는 경우들은 대부분 수양성 비루도 아니고 화농성 비루도 아닌 너무 줄줄 흐르지도 않고 약간 끈적거리고 탁한 정도의 '그냥 보통 콧물'이 가장 많다. 이럴 경우 환자나 보호자에게 "맑은 콧물을 흘려요? 끈적한 콧물을 흘려요?" 이렇게 물어봐서 대답하는 것만으로 비류탁체와 비류청체를 나누는 것은 곤란하다는 생각이다. 양방에서도 콧물이 흐를 경우 비루(rhinorrhea)라고만 차팅을 하듯이 우리도 비류탁체와 비류청체가 명확치 않을 경우는 우선 '鼻涕' 정도로 차팅을 해두는 것도 고려해볼 만하다고 본다.

알레르기성 비염으로 내원하다

2009년 가을에 초등학교 5학년 남학생이 내원했었다. 1달 전부터 코가 막히고 콧물은 끈적하다고 하였으며 이비인후과에서 알레르기 비염으로 진단받았다고 하였다. 비염은 1년 전부터 시작되었는데 조금 추워지거나 온도차가 심하면 몇 주 동안 비염이 지속된다고 하였다.

키는 1m59에 몸무게는 45.5kg으로 상당히 마른 편이었으며 얼굴은 약간 검은 편이었다. 소화기는 큰 문제가 없었으며 추위를 많이 타고 찬물을 좋아한다고 하였다. 비류탁체, 즉 콧물이 끈적하다고 표현을 하여 형개연교탕을 처방할까 망설였으나 비내시경상 화농성 비루는 관찰되지 않았으며, 마르고 추위도 많이 타고 맥도 약한 편이어서 風寒證으로 변증을 하고 소청룡탕을 3일분 처방하였다. 3일후에 내원했는데 증세가 호전되었다고 해서 다시 소청룡탕을 3일분 처방하였다.

그 후에도 봄이나 가을에 비염이 생기면 소청룡탕 보험한약을 3일분씩 처방하였으며, 그때마다 비염이 호전되어 잘 넘겼었다. 2010년 봄에는 면역력을 증강시키는 보약처방을 권해서 복용시키기도 하였다.

다양한 정황을 살펴야

그럼에도 불구하고 급성 비염환자에 있어 '비류청체 = 한중 = 소청룡탕' '비류탁체 = 열증 = 형개연교탕' 이라는 등식이 불필요하다는 주장은 아니다. 오히려 이렇게 큰 그림을 그려놓고 예외적인 경우들을 정리해나가면 더 유용할 것이라 생각된다. 부교감신경이 흥분해서 나타나는 secretion 위주의 감기인 경우 소청룡탕을 처방하고, 누런 콧물이나 편도종창 중이염 등 화농성 염증으로 발전하여 항생제 처방을 고려하게 되는 경우는 연교패독산이나 형개연교탕을 처방한다(보험한약 임상사례 25편)고 할 수 있다.

하지만 아이들 같은 경우 감기 초기에 발열이 나고 해열이 되면서 맑은 콧물을 흘리는 경우가 있는데, 이때는 비류청체일지라도 소청룡탕을 처방하면 바로 콧물이 끈적하게 되는 경우가 많아서 오히려 형개연교탕이 적절했으며, 상기 환자와 같이 비염이 2~3주 이상 지속되면서 코가 막히고 약간 끈적한 콧물이 흐를 경우는 비류탁체라고 표현할 수 있지만 화농성 비루가 관찰되지 않으면서 동시에 추위에 의해 증세가 악화될 때는 오히려 풍한으로 변증이 되어 소청룡탕이 적중인 경우도 있다.

* 자문에 응해준 정재호한의원 정재호 원장에게 감사의 뜻을 전합니다.

위식도역류질환의 식도이물감에
반하후박탕

 위식도역류질환의 이비인후과적 증상

일반적으로 위식도역류질환을 가진 환자의 25% 정도가 이비인후과적인 이상소견이나 증상을 가지는 것으로 알려져 있으며, 이비인후과 외래를 방문하는 환자의 4~10%가 역류성 식도염과 관련된 증세를 보이는 것으로 추정되고 있다. 위식도역류에 의한 이비인후과적인 증상은 목쉼(71%), 기침(51%), 식도이물감(globus · 47%), 헛기침(throat clearing · 43%)의 순으로 흔하다.

후두의 점막은 정상적으로 산성인 위액과 접촉하지 않으며 타액에 의해 중화될 수 없으므로 역류된 위내용물에 대한 방어기전이 매우 약한데, 특히 밤에는 상부식도 괄약근의 압력이 낮에 비하여 낮으며 기침이나 타액분비와 같은 방어기전도 약해지므로 위내용물의 인후로의 역류와 이에 의한 부종이나 염증과 같은 손상이 쉽게 일어난다(대한 소화관운동학회편, 위식도역류질환, 진기획, 2002).

 위식도역류질환으로 내원하다

올해 3월초에 40대 남자환자가 이틀 전부터 시작된 어지럼증과 속이 불편함을 호소하면서 내원하였다. 작년 6월에 위내시경상 위염이 있다고 진단을 받았으며, 6개월 전부터 소화불량을 호소하다가 이틀 전에 증세가 심해져 신물이 올라오고 메슥거리면서 어지럼증이 생겼다고 하였다.

위식도역류질환으로 진단을 내리고 침치료와 함께 반하사심탕 보험한약을 2일분 처방하였다. 이틀 뒤에 속은 약간 편해졌는데, 목에 이물감이 있다고 하여 반하후박탕 보험한약으로 2일분 처방하였다. 다음날 속이 많이 편하다고 하였으며, 독일로 출장을 가야한다고 하여 반하후박탕 보험한약을 5일분 처방하였다. 10일 후에 출장에서 돌아와 내원하였는데, 출장기간 동안에도 속이 편했다고 하였으며, 다시 이틀 후에 내원해서는 어지럼증은 더 이상 없고 소화불량 증세와 식도이물감 증세는 처음보다 20% 수준으로 많이 호전되었다고 하였으며, 다시 3일 후에는 식도이물감은 거의 없어졌다고 하였다.

 ## 역류성후두염에 반하후박탕

반하후박탕은 반하, 복령, 후박, 소엽, 생강 등 다섯 가지 약물로 구성된 처방으로 기분이 울적하고 인후·식도부에 이물감이 있으며, 때로 동계·어지러움·구기 등을 가진 다음 제증으로 불안신경증·신경성위염·입덧·쉰음성·신경성 식도협착증·불면증 등에 쓸 수 있다고 하였다(조기호 편저, 한방처방의 동서의학적 해석, 퍼시픽출판사, 2006).

특히 반하후박탕의 적응증인 매핵기(인후 이물감) 혹은 쉰 목소리 등은 위식도역류질환으로 인한 이비인후과적 증상, 즉 역류성후두염에 해당하는 증상들이어서 역류성후두염에 반하후박탕 보험한약을 사용해볼 수 있다.

위식도역류질환의 대표적인 증상이 흉통과 탄산인데, 이를 동의보감에서 찾아보면 胃心痛 조문과 吞酸 조문이 해당된다. 특히 위심통문의 청울산은 반하, 진피, 백복령, 창출, 변향부자, 신곡, 황련강즙초, 치자강즙초, 천궁, 건강초혹, 감초, 생강 등 총 12가지 약재로 구성되고 탄산문의 증미이진탕은 반하, 진피, 적복령, 치자, 황련, 향부자, 지실, 천궁, 창출, 백작약, 신곡초, 감초, 생강 등 총 13가지 약재로 구성되어 있는데 그 중 10가지 약재가 동일해서 처방의 성격이 거의 같으며 두 처방 모두 급성기 위식도역류질환에 적절한 처방이라고 볼 수 있다. 보험한약 중에서는 반하사심탕이 가장 적절한 선택이 될 수 있다(참고. 보험한약 임상사례 31).

상기 환자의 경우는 반하사심탕과 반하후박탕 중에서 반하후박탕 복용 후에 더 속이 편하다고 하였다. 역류성 식도염 환자에 있어 흉통이나 탄산과 같은 전형적인 증상을 호소하면서 胃熱證으로 변증되면 반하사심탕이 적절하다고 생각되나, 식도이물감이나 목쉼 같은 이비인후과적 증상이 위주가 되고 평소에 자주 소화불량을 함께 호소할 경우, 그래서 胃熱證보다 胃氣上逆證으로 변증될 경우 반하후박탕 보험한약이 더 좋은 선택이 될 수 있겠다.

직접 경험한 보험한약 체험기

 보험한약 문화를 만들자

필자가 한의과대학에 입학할 당시만 해도 한의원하면 가장 먼저 떠오르는 것이 몸이 허약할 때 원기를 보충하기 위해서 '보약을 짓는 곳'이었던 것 같다. 그러다가 한의과대학이 많이 생기고 한 의원이 늘어나면서 침치료를 하는 한의원들이 늘어나기 시작했고, 최근에는 오히려 침치료를 위주 로 하면서 한약을 권하는 한의원들이 보편적인 형태가 되고 있는 것 같다. 아마도 한의원을 개원하 면서 침, 뜸, 부항을 준비하지 않은 한의원은 없을 것이다.

이제 앞으로는 개원하면서 침 뜸 부항과 함께 '보험한약'도 준비했으면 한다. 감기에 주로 사용 하는 연교패독산, 형개연교탕, 소청룡탕, 삼소음 그리고 위장질환에 주로 사용하는 반하사심탕, 평 위산, 불환금정기산, 반하백출천마탕 등의 보험한약 정도는 준비를 해놓고 한의원을 시작하면 어떨 까 싶다. 한의원에 가서 통증이 있으면 침치료를 하고 감기나 위장질환이 있으면 '보험한약을 처방 하는 문화'를 만들어나갔으면 하는 바람이다.

감기에 걸리다

올해 4월은 예년에 비해 유난히 춥고 기온차가 컸던 한 달이었다. 그래서인지 겨우내 감기 한 번 걸리지 않고 잘 넘기나 싶었는데, 4월달에 들어서 감기에 걸리고 말았다. 그래서 이번에는 필자가 직접 보험한약을 복용한 경험을 소개코자 한다.

우선, 4월 둘째 주에 감기가 시작되었다. 그 당시 주소증은 기침과 약간의 코막힘 그리고 후비루 였다. 가래도 간혹 끈적하거나 맑게 나왔으나 많지 않았으며, 약간의 몸살기가 있었다.

마침 동료 한의사 원장의 한의원에 방문한 적이 있어 비내시경을 볼 수 있었는데, 하비갑개가 충 혈이 되어 있었으며, 인두부위에 화농성 후비루는 아니지만 뚜렷이 후비루가 넘어가는 것을 볼 수 있었다. 돌이켜 보면 감기로 인해서 생긴 급성 비염과 급성 기관지염 등으로 진단을 내릴 수 있었을 것 같다. '중이 제 머리를 못 깎는다'고 하는 것처럼 이상하게 의사인 나 스스로 병이 걸려도 증상이 심하지 않으면 제대로 약을 챙겨먹지 않게 된다.

 ### '증세가 심해지다'

그러다 10일 후쯤인 4월 17일 날 회식이 있어 음주를 하고 잠을 잤는데, 다음날 아침부터 목안이 칼칼하면서 아프기 시작하였다. 4월 18일 밤은 증세가 정말 심했는데, 침을 삼키는 순간순간이 고통스럽고 기침도 때때로 해서 잠을 제대로 못 잤던 것 같다. 그래서 다음날부터 본격적으로 보험한약을 복용하기 시작하였다.

우선 감기의 시작은 오래되었고 몸살기는 없어 표증은 사라진 상태로 판단하였으며(표증이 있거나 감기 초기에는 연교패독산을 고려해볼 수 있다), 인후 부위에 국소적 염증이 심한 것으로 판단하여 風熱證으로 변증을 하고 형개연교탕 보험한약을 먹기 시작하였다. 증상은 비교적 빨리 좋아졌는데 다음날은 1/3 정도로 통증이 줄었으며 이틀 후에는 기침은 간혹 하지만 인후의 통증은 거의 없어져서 약을 더 이상 복용치 않았다.

 ### 형개연교탕과 소청룡탕을 함께 복용하다

4월 22일 날 약속이 있어 음주를 하였는데 다음날 아침부터 다시 목안의 통증이 시작되어 형개연교탕 보험한약을 복용하였다. 그런데 형개연교탕 보험한약을 복용하면 인후통은 줄어드는데 오히려 후비루가 넘어가면서 발작적인 기침을 하게 되는 것이다.

만약에 누런 콧물이 뒤로 넘어가는 것이라면 형개연교탕 보험한약으로 후비루로 인한 기침도 좋아졌으리라 생각했으며, 오히려 후비루로 인한 기침이 악화되는 것으로 보아 맑은 콧물이 뒤로 넘어가는 것으로 판단하여 형개연교탕과 함께 소청룡탕 보험한약을 반반씩 섞어서 복용하였다. 이틀 정도 복용하고 나서는 인후통도 없어지고 후비루로 인한 발작적 기침도 없어졌다.

 ### 風寒과 風熱 소청룡탕과 형개연교탕

이미 여러 번 소개한 바와 같이, 부교감신경이 흥분해서 나타나는 secretion 위주의 감기인 경우 소청룡탕을 처방하고, 누런 콧물이나 편도종창 중이염 등 화농성 염증으로 발전하여 항생제 처방을 고려하게 되는 경우는 연교패독산이나 형개연교탕을 처방한다(보험한약 임상사례 25편)고 할 수 있다.

하지만 실제 임상에서는 secretion 위주의 감기와 국소적인 염증이 함께 나타나는 경우도 적지 않으며, 필자의 이번 감기의 경우도 형개연교탕으로 인후염이라는 국소적인 염증을 가라앉히면서 오히려 후비루라는 secretion 위주의 감기가 심해져 소청룡탕을 함께 처방하여 증세가 호전되었다.

양방에서도 콧물과 인후통이 함께 있다면, 슈도에페드린과 같은 비충혈제거제와 함께 아목시실린과 같은 항생제를 함께 처방할 것이다. 우리도 역시 風寒感冒와 風熱感冒의 형태가 함께 나타날 경우, 소청룡탕과 형개연교탕 보험한약을 함께 처방하여 다스려나갈 수 있을 것이다.

보험한약으로 혈관부종을 치료하다

 두드러기와 혈관부종

두드러기(urticaria, hives)는 창백하고 약간 올라온 중심부(팽진부)와 주변부의 발적(erythema)으로 둘러싸인 가려움증을 동반한 전신적 발진이다. 혈관 부종(angioedema)은 비대칭적이고 비중력성(non-dependent) 종창으로 일반적으로 전신적이지만 소양증이 없다. 두드러기와 혈관부종의 병태생리는 비슷한데 두드러기는 표피층으로 혈관에서 새어나온 혈장이 유입되면서 생긴 것이고, 혈관 부종은 피부의 심부층으로 혈장이 유입된 것이다(대한 소아알레르기 및 호흡기학회 편, 소아 알레르기 호흡기학, 군자출판사, 2005).

두드러기는 히스타민이 피부의 가장 바깥층에 작용하면서 발생한다면 혈관부종은 피부의 깊은 층에 작용하여 발생한다. 혈관부종은 흔히 두드러기와 함께 발생하나 두드러기와 달리 붉거나 가렵지 않으며 주로 눈꺼풀, 입, 생식기 등과 같이 연한 조직에 발생한다.

 혈관부종으로 내원하다

2010년 10월 달에 25세의 여자환자가 내원하였다. 4년 전부터 입술주위가 자꾸 부풀어 오른다고 하였으며 그동안 여러 군데서 치료받았으나 큰 차도가 없었다고 하였다. 증상을 통해서 혈관부종으로 진단을 내렸으며, 식사나 소화는 양호하나 변비가 약간 있으며 손발이 차고 추위를 많이 타고 차가운 물을 싫어하는 등 한증소견이 많아서 우선 불환금정기산 보험한약을 5일분 처방하였다. 일주일쯤 뒤에 다시 내원하였는데 전혀 차도가 없다고 하였다.

그러면서 하는 이야기가 "매운 것을 먹으면 입술주위가 더 부풀어 오른다"는 것이다. 변증에서는 素證보다 중요한 것이 어떤 자극에 의해서 증세가 악화되는가라고 할 수 있으며, 매운 음식 즉 열성 자극에 의해 증세가 악화되는 것은 속에 熱證이 숨어있다고 볼 수 있다.

자음강화탕을 처방하다

그래서 이번에는 陰虛로 인한 虛火로 변증을 바꾸고 자음강화탕 보험한약을 4일분 처방하였으며 4일후에 내원하였는데, 조금 차도가 있다고 하였다. 그래서 자음강화탕을 4일분 더 처방하였다. 일주일 후에 다시 내원하였는데, "고춧가루를 뿌린 것 같은 화끈한 느낌은 없어졌는데 붓는 거는 다시 생긴다"고 하였다. 기본적으로는 虛證이지만 實證을 함께 겸해있는 虛中挾實證으로 판단을 하여 형개연교탕 보험한약으로 변경하여 4일분 처방하였다. 일주일 후에 다시 내원했는데 붓는 것도 차도가 있다고 하였으며 그래서 형개연교탕 보험한약을 다시 4일분 처방하였고 많이 호전되었다고 하여 4일분 더 처방하고 마무리지었다.

총 자음강화탕 8일분 형개연교탕 12일분 처방한 것이다. 1~2달 뒤에 다시 내원했는데 증세는 여전히 괜찮다고 하였다.

 ## 고찰

일전에 초등학교 1학년 학생이 해마다 반복되는 혈관부종으로 내원해서 자음강화탕 탕약으로 치료한 적이 있었다. 그 당시에도 입술이 주로 부풀어 올랐던 것으로 기억된다. 10일분 정도 처방하고 좋아졌었는데, 3~4년 지난 뒤에도 여전히 괜찮다고 하였다. 반면에 만성 두드러기 환자의 경우 火熱證으로 변증이 될 경우 황련해독탕 보험한약으로 치료하기도 하였으며(보험한약 임상사례 42), 급성 두드러기의 경우 風熱證으로 변증이 될 경우 형개연교탕 보험한약으로 치료하기도 하였다(보험한약 임상사례 29, 급성 두드러기와 만성 두드러기는 보통 6주를 기준으로 나뉜다).

알레르기 환자를 많이 본 것은 아니지만 그동안의 임상경험을 토대로 몇 가지 관점들을 소개하자면 다음과 같다.

첫째, 알레르기 환자의 경우 素證보다는 어떤 자극에 의해서 악화되느냐가 변증에 중요하다는 점이다. 둘째, 두드러기는 가려움증이 심하지만 혈관부종은 가려움증이 심하지 않아 實證보다는 오히려 虛證으로 변증될 가능성이 많지 않을까 생각된다. 셋째, 알레르기 환자의 경우 우리 인체 내에 항체가 형성되어 있음(本虛)과 동시에 특정 항원에 노출되는 시기에 악화(標實)가 되기 때문에 本虛標實 혹은 虛中挾實로 표현되는 경우가 많았던 것 같다.

誤診, 그리고 비염으로 인한
두통에 삼소음

 ## 감기환자를 보려면 준비가 되어야

감기환자와 위장질환 환자를 보기로 마음을 먹었다면 보험한약 몇 가지만 구비하는 것으로 끝내서는 안 된다. 원내에 급성내과질환을 본다는 신호를 곳곳에 둘 필요가 있다. 진료실에는 비경이나 검이경, 비내시경, 청진기, 체온계, 설압자 등이 구비돼 있어야 하며, 접수실에는 감기나 위장질환 두통 등에는 보험이 되는 한약제제로 치료한다는 문구가 곳곳에 있어야 한다. 환자가 감기나 비염 증상을 호소할 경우, 문진만으로 처방을 선택하는 것보다는 편도, 비강내, 이강내 등을 확인해보고 청진도 하고 vital sign(혈압/맥박수/호흡수/체온)도 체크해야 한다. 처음에는 조금 서툴기도 하고 시간이 조금 걸릴 수도 있으나 자꾸 하다보면 익숙해지고 빨라질 것이다.

필자가 병원에 근무할 당시 협진을 통해서 신경외과 교수님 외래에 함께 있었던 적이 있었다. 신경외과 의사는 적당히 증상을 듣고 검사 order를 낼 줄 알았는데, 갖은 증상과 과거력을 다 묻고 온갖 physical examination을 다 하고 차팅을 빽빽하게 마치고 나서야 각종 검사 order를 내는 것을 보고 적잖이 놀랐던 적이 있었다.

 ## 두통으로 내원하다

2011년 말 평소에 다니던 30대 후반의 여자 환자가 두통을 호소하면서 내원했다. 4일 전부터 두통이 시작됐다고 했으며 터질 듯이 아프다고 호소했고, 음식을 먹으면 두통이 시작된다고 했다. 차트를 보니 2010년도 9월과 2011년 2월에도 항암요법으로 인해서 생긴 두통과 소화불량 메슥거림으로 내원해 침 치료와 반하백출천마탕 보험한약으로 잘 치료가 됐던 기록이 있어, 이번에도 식체로 인한 두통으로 판단 脾虛濕痰으로 변증을 하고 침 치료와 함께 반하백출천마탕 보험한약을 2일분 처방했다. 다음날 내원했는데 두통은 조금 덜한데 어지럽고 속이 조금 쓰리다고 했다. 속이 쓰리다고 해 작약감초탕 보험한약을 처방하고 반하백출천마탕 보험한약과 함께 복용케 하였다. 다음날 다시 내원했는데, 두통이 더 심해졌으며 쥐어짜듯이 아파서 움직일 수가 없다고 했다. 그리고 여전히 뭘 먹으면 두통이 심하다고 했다.

 ## 誤診이었다

뭔가 잘못됐다고 판단해서 다시 꼼꼼하게 문진을 했다. 그런데 1주일 전부터 감기로 인해 해열제와 감기약 복용 중이며, 비내시경으로 비강내를 확인해보니 비점막이 충혈돼 있었으며 콧물이 뒤로 넘어가고 누런 가래를 뱉는다고 했다. 그리고 부비동염 과거력도 있다고 했다. 그래서 급성비염(혹은 부비동염)으로 인한 두통으로 다시 진단을 내리고 風熱證으로 변증을 해 형개연교탕 보험한약을 처방하려고 했다.

하지만 이 여환의 경우, 위장 기능이 약해서 소화도 잘 안 되고 몸도 허약한 상태라 風寒+虛證으로 판단을 바꾸고 삼소음 보험한약을 2일분 처방했다. 이틀 후에 내원했는데, 두통이 많이 좋아졌다고 해 삼소음을 2일분 더 처방했다. 또 이틀 후에 다시 내원해서는 두통은 소실이 됐고 소화가 아직도 조금 안 된다고 해 삼소음을 3일분 더 처방하였으며, 3일 후에 소화도 호전됐다고 해 3일분씩 두 차례 더 처방하고 치료를 종결했다.

 ## 誤診 그리고 반성

음식을 먹고 체할 경우 어지럼증이나 두통과 같이 두부 증상을 호소하는 환자들이 종종 있으며, 그럴 경우 반하백출천마탕을 처방하는 경우가 많았던 것 같다. 실수는 항상 기본을 소홀히 하는데서 온다. 상기 여환도 음식을 먹고 두통이 심해진다고 했으며 기존에 두 차례나 그런 경우가 있어, 자세한 문진이나 확인 없이 반하백출천마탕 보험한약을 처방했던 것은 아무런 변명이 필요 없는 실수였다.

이 환자 비염의 경우 콧물이 뒤로 넘어가면서 누런 가래가 나오는 것으로 보아 鼻流濁涕 그래서 風熱로 변증이 된다고 생각이 됐지만, 이전의 글(비류청체와 비류탁체, 보험한약 임상사례 56)에서 볼 수 있듯이 변증은 콧물의 양상만으로 결정지을 수 없다. 그래서 기타 다른 증상과 환자의 상태를 고려해서 風寒+虛證으로 변증이 돼 삼소음 보험한약을 통해서 호전될 수 있었다.

보험한약 임상사례 (61)

식후와 공복을 어떻게 접근할 것인가

 ## 비궤양성 소화불량

소화불량 환자 중에서 여러 가지 검사를 하더라도 30~60%의 환자에서는 그 원인을 발견할 수 없다는 보고가 있다. 이렇게 원인을 찾을 수 없는 경우를 비궤양성 소화불량 또는 기능성 소화불량이라고 부른다.

비궤양성 소화불량증은 환자가 호소하는 주 증상이 상복부 복통인가 아니면 상복부 불편감인가에 따라 크게 두 아형으로 나눌 수 있으나, 한 증상에 치우치지 않고 두 증상의 정도가 서로 비슷하여 어느 한쪽 아형으로 분류될 수 없는 환자들도 있다. 상복부 중앙의 복통이 환자의 주된 증상일 경우 궤양형 소화불량증이라고 하며, 복통보다는 불편감이 환자의 주된 증상일 때 운동장애형 소화불량증이라고 한다(소화기계질환, 김정룡 편저, 일조각, 2000).

 ## 궤양형 소화불량증으로 내원하다

올해 3월에 30대 중반의 여자환자가 복통을 호소하면서 내원하였다. 얼굴이 까무잡잡하고 체격이 좋은 여환이었으며, 2주전에 스트레스를 받았는데 3일전부터 복통이 시작된다는 것이다. 내시경을 하지 않은 상황이라 진단을 r/o 비궤양성 소화불량으로 잡았으며, 특히 아형중의 하나인 궤양형 소화불량증으로 판단하였다. 복통은 식후에도 있고 공복에도 있으며 脈은 實하고 舌色은 紅하여 胃熱證으로 변증을 하고 침 치료와 함께 반하사심탕 보험한약과 작약감초탕 임의처방 보험한약을 3일분 처방하였다. 다음날 내원해서 복통이 많이 편해졌다고 하였으며 다시 침 치료 후에 치료를 종결하였다.

이 여환은 2011년부터 내원한 환자인데 본인은 예민한 편인데 스트레스를 많이 받으면 1~2주 후에 복통이 시작된다는 것이다. 초기에는 주로 반하사심탕 보험한약만 처방했었는데, 도중에 식후와 공복에 모두 통증이 있다는 이야기를 해서 작약감초탕 보험한약을 처방하였는데 함께 처방하니 효과가 더 좋다고 해서 그 다음부터는 복통으로 내원할 때마다 반하사심탕과 작약감초탕을 함께 처방해서 좋은 결과를 얻고 있다.

 ### 식후와 공복

복통이 식후에 심한지 공복에 심한지 감별할 경우, 애매한 경우를 만나게 된다. 보통 식후 30분 정도면 주저 없이 식후 그리고 식후 4~5시간 이후면 공복이라고 이야기할 수 있을 것이다. 하지만 식후 2~3시간 정도 후에 통증이 있을 경우가 애매해진다. 어떤 환자는 이때를 식후라고 이야기하기도 하고 어떤 환자는 이때를 공복이라고 표현하기도 한다. 그래서 복통을 호소하는 환자의 경우 "식후에 아프세요? 공복에 아프세요?" 이렇게 묻는 것보다 "음식을 먹으면 편하세요? 음식이 안 들어가면 편하세요?" 라고 물어본다. 그래서 "음식을 먹으면 편하다" 이렇게 이야기하면 '공복에 심해지는 복통' "음식이 안 들어가면 편하다"고 이야기하면 '식후에 심해지는 복통' 이렇게 차팅을 해놓는데, 이런 방법이 식후와 공복의 구분을 더 명확하게 해주는 것 같다.

 ### 십이지장궤양과 위궤양을 통해서 본 식후통증과 공복통증

십이지장궤양과 위궤양의 복통의 양상을 살펴보면 다음과 같다. 밤중·새벽·식사전 등 공복 시에 통증이 있으면 십이지장궤양을 생각해 보아야 한다. 십이지장궤양에서는 산 분비가 증가되므로 공복 시에 아프고, 식사를 하면 위산이 묽어지므로 통증이 경감된다. 반면에 식후 30~40분 후의 통증은 위궤양이 아닌지 의심해 본다. 음식물 덩어리가 위벽을 자극하기 때문에, 위가 손상된 경우에는 자극을 받는다(Step to Internal Medicine 소화기질환편, 新谷太저, 정담, 2002).

요컨대 산분비가 증가되면 공복에 통증이 심해지고 식사를 하면 위산이 묽어지므로 통증이 경감되는 반면, 위궤양의 경우는 음식물 덩어리가 위벽을 자극해서 통증이 시작된다. 이런 십이지장궤양과 위궤양의 통증의 양상을 생각해본다면 급성 위염이나 비궤양성 소화불량의 통증의 양상도 식후와 공복으로 나눠서 유추하는데 도움이 될 수 있을 것이라 생각된다.

경련성 변비에 반하백출천마탕

 경련성 변비

변비의 90% 이상이 뚜렷한 2차성 원인이 밝혀지지 않는 원발성 원인에 의한 변비이며 이를 기능성 또는 특발성 변비라고 부른다. 기능성 변비는 3가지의 아형으로 분류하기도 하는데 대장무력증, 기능성 출구폐쇄증과 과민성장증후군이다(김정룡 편저, 소화기계질환, 일조각, 2000).

경련성 변비(spastic constipation)는 S장 결장과 하행결장에서 비진행성 대장운동의 항진으로 발생한다. 이 경우 대장 통과진행을 초래하고 근위부 대장으로의 변의 이동을 초래할 수 있다. 임상적으로 경련성 복통과 소량의 딱딱한 변이 관찰된다(대한가정의학회 편, 최신가정의학, 한국의학, 2007).

즉 과민성장증후군에서 나타나는 변비를 경련성 변비라고 하며, 이는 대장의 운동기능이 저하되어 나타나는 대장무력형 변비와는 달리 비진행성 대장운동의 항진으로 인한 변비라고 할 수 있다. 다시 말하면 경련성 변비는 대장의 수축은 과도하게 이루어지지만 정상적인 수축이 이루어지지 않아 변비가 생긴 상태를 말한다.

 경련성 변비로 내원하다

작년 12월에 50대 초반의 여자환자가 변비를 호소하면서 내원하였다. 변비는 한 달 전부터 시작이 되었으며, 2~3일에 한번 방울방울 조금씩 보며 보고나도 시원치 않다는 것이다. 얼굴은 흰 편이고 몸은 마른 편이고 평소에 소화가 잘 되는 편은 아니라고 하였다. 그리고 脈은 滑하고 舌紅苔薄하여 胃不降濁으로 인한 경련성 변비로 진단을 내리고 침 치료와 함께 반하백출천마탕 보험한약을 2일분 처방하였다. 이틀 후에 다시 내원하였는데, 증세가 호전되었다 하여 다시 2일분 처방하였으며 이틀 후에 내원해서 거의 변을 원래대로 정상적으로 본다고 하여 다시 이틀 분을 처방하여 마무리 지었다.

올해 6월에 다시 내원하였는데 3~4일전에 찬 것을 먹고 나서 다시 변비가 생겼으며 아침에 배가 아파서 화장실에 가면 물만 나오고 그 후에 딱딱한 덩어리가 조금씩 나오며 보고나도 시원치 않다고 하였다. 그래서 반하백출천마탕 2일분을 처방하였으며 3일 후에는 거의 불편하지 않다고 해서 반하백출천마탕을 2일분 더 처방하고 마무리지었다.

 ## 脾胃論의 반하백출천마탕

脾胃論에 있는 반하백출천마탕 조문을 보면 "范大諫의 아내가 평소 비위에 병이 있어 증상이 때때로 煩燥, 胸中不利하고 大便不通함이 있다가, 초겨울에 외출하여 밤늦게 귀가함으로 인하여 寒氣가 鬱塞되어 悶亂이 大作하니 이는 火가 伸展되지 못한 때문이다. 그런데 의사가 熱이 있다고 의심하여 疎風丸으로써 치료하니 대변은 행했으나 병은 감소되지 않으므로, 이에 藥力이 적다고 疑心하고 다시 七八十丸을 가하여 두 번 瀉下시켜도 前證은 여전히 감소되지 않고, 오히려 더하여 吐逆하므로 음식이 위에 머무르지 못하고 痰唾稠粘한 것이 湧出不止하고 眼黑頭旋하며 惡心煩悶하고 氣短促하여 上喘하며 無力하여 不欲言하고 心神顚倒한 것이 兀兀不止하고 目不欲開하여 風雲中에 있는 것 같으며 頭苦痛如裂하고 身重如山하며 四肢厥冷하고 不得安臥하게 되었다. 이에 내가 이르기를 前證들은 胃氣가 이미 손상된 상황에서 다시 두차례 瀉下를 하여 胃가 거듭 虛해져서 痰厥頭痛이 발생한 것이라고 말하고 半夏白朮天麻湯을 조제하여 치료하였더니 나았다"라고 하고 있다(대전대학교 한의과대학 제5기 졸업준비위원회 편역저, 동원비위론 역석, 대성문화사, 1994).

 ## 경련성 변비에 반하백출천마탕

반하백출천마탕이 탄생하는 순간이다. 이 증례의 경우 스트레스로 인해서 火病과 경련성 변비가 함께 온 케이스라고 생각되며, 경련성 변비에 자극성 하제가 금기이듯이 疎風丸과 같은 下劑가 이 환자의 증세를 악화시킨 것으로 보인다. 이 증례를 통해서 반하백출천마탕이 직접적으로 경련성변비에 효과가 있음을 보여주고 있지는 않지만, 이 환자와 같이 과민성 장증후군으로 인한 경련성 변비가 胃虛證으로 변증이 될 경우 반하백출천마탕을 충분히 선택해볼 수 있을 것으로 생각된다.

환절기마다 재발이 되는
인후염에 연교패독산

 표준화의 시작은 정보의 공유로부터

한의학의 비전문가들이 간혹 "한의학은 과학적으로 검증되어야 한다!" 이런 목소리를 내는 것을 종종 볼 수 있다.

이런 이야기를 들으면 일부에서는 "그래 우리는 우리 스스로 치료성과를 과학적으로 검증해야 돼!" 이런 자성의 목소리도 들을 수 있다. 하지만 지금 침 치료와 한약치료는 우리나라를 비롯하여 전세계 여러 나라에서 과학적으로 검증되고 있으며, 그 성과들은 지금 이 순간에도 수도 없이 이루어지고 있다. 주지하다시피, 유럽과 미국에서는 침구치료에 대한 연구, 일본에서는 내과질환을 중심으로 한 한약제제 연구를 하고 있으며 중국에서는 초음파나 내시경의 양상을 변증해서 치료성과를 발표하기도 한다.

우리 양의학도 거의 대부분 외국에서 수입한 것이지 우리 스스로 검증해온 학문이 아니다. 마찬가지로 우리도 모든 치료성과를 '우리 스스로 검증해야 한다'는 강박관념에서 벗어나 전세계적으로 이루어지고 있는 한의학적 연구성과들을 정리해서 우리 임상에 활용할 필요가 있다고 생각된다.

오히려 시급한 것은 이 수많은 정보들을 3만 한의사가 충분히 공유해나가는 것이라 생각된다. 대학교에서는 SCI에 수많은 논문을 발표하는 곳이 있는 반면에, 한편에서는 EBM이나 RCT같은 개념조차 생소한 한의사들도 있다.

표준화된 진료를 위해서는 한의사들의 진찰과 차팅의 매뉴얼을 만들어나감(보험한약 임상사례 23)과 동시에 전 세계 한의학 임상연구들의 최신지견들을 정리하고 또한 공유해나가는 일이 절실하다고 생각된다.

인후염을 치료하다

2009년도부터 지금까지 불편한 곳이 생길 때마다 본원을 찾는 60대 후반의 '단골' 남자환자가 있다. 건장하고 다부진 체격으로 2009년 10월경에는 요통으로 침 치료를 받고 있었는데, 어느 날 이런 이야기를 전해왔다.

"원장님 저는 아주 추운 날씨와 아주 더운 날씨에는 컨디션이 너무 좋습니다만, 환절기만 되면 컨디션이 안 좋습니다. 특히 일교차가 커지기 시작하면 목이 간질간질하거나 칼칼하면서 감기가 시작되어 이비인후과를 다니는데, 2~3주 정도 항생제와 진통소염제 처방을 받습니다. 그리고 지금도 이비인후과를 다닌 지 2주가 넘었습니다."

그 당시에는 그 이야기를 듣고 風熱로 변증을 하고 침 치료와 함께 연교패독산 3일분을 처방했었다. 그 3일 정도 후에 증세가 호전되었는데, 연교패독산으로 좋아졌는지 혹은 이미 좋아질 시기였는지 판단하기 애매한 상황이었다. 그러다가 2010년도 10월에는 감기가 걸리고 바로 다음날 내원하였다. 인후가 칼칼하고 간질거리면서 기침과 누런 콧물이 시작된다고 호소하였으며 그래서 연교패독산 2일분 처방하였다.

이틀 후에 증세가 호전된다고 하였고 연교패독산을 5일분 더 처방한 후에 마무리지을 수 있었다. 그러면서 하는 말이 "항생제를 복용할 때는 몸이 힘들고 약을 복용해도 상당히 오랜 기간 낫지 않았는데 이 가루약을 먹고는 몸이 힘들지 않고 빨리 낫는 것 같아요"라고 하는 것이다. 그 후로 환절기만 되면 연교패독산을 처방하였는데, 복용량이 조금씩 줄어서 2012년 3월에는 연교패독산 2일분만 처방하고도 마무리지을 수 있었다.

 ## 적절한 적응증을 찾아가야

보험한약으로 혹은 한의약으로 양방 병의원에서 치료가 잘 안되던 환자를 오히려 잘 치료하면, 항생제 무용론이나 한의약 만능론으로 빠지는 경우를 간혹 본다. 하지만 한의약 만능론은 한의약 무용론만큼이나 위험하다고 생각된다.

인후통과 함께 기침이 심한 경우는 연교패독산만으로 역부족이었던 경우가 많았던 것 같다. 그리고 편도의 종창이 심하고 고열이 있는 경우도 다른 대책이 필요하다. 반면에 감기 초기에 목 안이 칼칼하고 따끔거리거나 혹은 양약을 오랜 기간 써도 인후염이 잘 낫지 않는 경우에는 연교패독산이 충분한 역할을 해낼 수 있다. 이렇듯 우리 보험한약의 적절한 적응증을 찾아나가는 노력이 필요하다고 생각된다.

보험한약 임상사례 (64)

이완성 변비에 팔물탕

 이완성 변비

변비의 원인은 원발성 원인과 이차성 원인으로 대별할 수 있는데 이차성 원인으로는 기질적 국소성 질환, 전신적 질환 또는 약제 사용 등이 있으며, 이차성 원인에 기인하지 않는 대장의 운동기능 이상이나 항문진작 기능 이상을 원발성 원인으로 분류한다.

이차성 원인들을 제외하고, 기능성 변비는 3가지의 아형으로 분류하기도 하는데 대장무력증, 기능성 출구폐쇄증과 과민성장증후군이다. 대장무력증은 대장 통과시간 지연 변비라고도 하며 대장 내에서 대변의 통과가 지연된다. 정상인의 대장 통과시간은 18~72시간이나 대장무력증에서는 72시간이 넘는다. 따라서 대장 통과시간 지연 변비의 주 호소 증상은 배변의 횟수가 적은 것이다(김정룡 편저, 소화기계 질환, 일조각, 2000).

예전에는 기능성 변비를 이완성 변비와 경련성 변비로 분류하는 경우를 종종 보았으나, '이완성 변비=대장무력증, 경련성 변비=과민성장증후군'에 해당된다고 볼 수 있어, 최근 분류로 보면 경련성 변비는 기능성 변비에서 제외되는 것으로 보인다(1999년에 제정된 기능성 변비에 대한 로마기준II에서 과민성장증후군을 기능성 변비에서 제외하고 있다). 또한 이완성변비는 대장의 운동기능이 저하된 반면, 경련성 변비는 비진행성 대장운동의 항진으로 표현되는 바 서로 상반된 성격을 가진 변비의 형태라고 볼 수 있다.

 변비를 호소하다

6월에 60대 초반의 남자환자가 요통으로 내원했다. 요통은 상당히 오래되었는데, 2009년도에 사고로 수술을 했고 최근에는 요통이 심해지고 다리에 힘이 풀려서 걷기 힘들다고 했다. 땀이 많은 편이고 盜汗도 있으며, 전립선비대증이 있어 소변을 보고도 시원치 않으며 변비도 있어 3~4일에 한번 보고 변도 딱딱하다고 했다. 입이 마르고 찬 물을 좋아하며 더위를 많이 타는 편이고 맥이 세하고 설홍태박하여 陰虛證으로 변증을 하고 침 치료와 함께 자음강화탕 보험한약을 처방했다.

침 치료를 꾸준히 받으러 내원했으며 치료를 받으면 걷는 것이 편하고 요통도 조금씩 좋아진다고 했다. 그러다 한 달쯤 지난 무렵에 보호자들이 따로 진료실에 들어왔는데, '다리에 힘이 더 없는 것 같아요. 이전보다 더 못 걸으세요. 그리고 기운도 없고 식욕도 너무 없으세요'라고 하는 것이 아닌가! 환자 말만 듣고 호전되고 있는 줄 알았다가 보호자들이 다른 이야기를 하는 경우가 간혹 있다. 이런 경우 보호자들이 보다 객관적으로 환자의 상태를 진술해주는 것 같다.

그래서 다시 맥을 짚어보니 맥이 細하면서도 弱했다. 특히 변비도 여전히 3~4일에 한 번 본다고 했으며, 기운도 없고 식욕도 없다고 했다. 이 환자는 陰血도 부족했지만 氣 또한 부족한 氣血兩虛證인 것으로 다시 변증을 바꾸고 팔물탕 보험한약을 0.5T tid 4일분 처방했다. (팔물탕하고 갈근탕 보험한약은 부피가 커서 0.5T가 한 봉지씩 포장돼 나온다) 이틀 후에 내원해서는 대변을 보기가 조금 편해졌다고 했으며, 다시 3일 후에는 대변을 매일 본다고 했다. 최근에 보호자들도 식욕도 좋아지고 걷는 것도 조금 나아진 것 같다고 했다.

 ## 기혈부족으로 인한 변비에 팔물탕

변비의 병인병리 중의 하나로 氣血不足을 들 수 있는데, 그 설명을 보면 다음과 같다. "과로를 하거나 음식에 상하거나 또는 평소 몸이 허약하거나 병후·산후와 노인은 모두 '氣血虧虛'를 형성할 수 있다. 氣虛한 사람은 직접적으로 대장의 전도기능을 무력하게 하여 대변이 비록 단단하지는 않으나 배출이 곤란해지고, 血虛한 사람은 진액이 메말라서 장도를 윤활하게 하지 못하여 대변이 건조해지므로 변비를 형성한다(전국비계내과학교실, 비계내과학, 군자출판사, 2008)." 이 氣血不足으로 인한 변비는 기능성 변비 중에서 대장무력증 즉 이완성 변비와 가장 유사한 형태라고 생각되며, 기능성 변비 중에서 특히 노인이나 몸이 허약해서 氣血兩虛證으로 변증이 될 경우 팔물탕 보험한약을 써볼 수 있겠다.

팔다리 저림증에 복령보심탕

 손발저림증은 혈액순환장애인가?

한의원에 손발저림증으로 내원하면 가장 우선적으로 설명하는 것이 아마도 '순환이 안 되어서 그렇다'는 표현일 것이다. 필자도 순환이 안 되어서 저린다는 표현을 종종하는 편이며, 또한 환자들 표현으로도 '다른 한의원에서 순환이 안 된다는 이야기를 들었다'고들 많이 하시는 것 같다. 하지만 현대의학의 설명을 살펴보면 사뭇 다른 것 같다.

"환자들은 흔히 혈액순환 장애가 문제라고 생각하고 혈액순환제나 한약을 복용하는 경우가 많지만 혈액순환 장애로 생기는 저림증은 거의 없다. 이런 손발저림 증상의 원인은 매우 다양하며 흔히 보게 되는 손목터널 증후군으로부터 드물게는 유전성 감각신경병증과 같은 말초신경질환과 과호흡, 간질, 척수질환 등의 비말초신경질환으로 크게 나눌 수 있다(「최신가정의학」 대한가정의학회편 2007, 한국의학)."

이는 아마도 손발저림증 환자에게 혈관도플러초음파를 비롯한 여러 검사로 혈액순환부전이 확인되지 않는다는 의미일 것이다. 그리고 오히려 저림증은 신경의 문제로 기인하는 경우가 대부분임을 지적하고 있다고 볼 수 있다. 하지만 여전히 혈액순환의 문제도 저림증의 원인이 될 수 있으며 그 설명을 보면 다음과 같다.

"악화 요인 같은 임상적인 특징에 따라 고려하여야 할 질환이 다르다〈표 1〉. 대부분의 손발저림은 신경장애가 원인이지만 간혹 동맥경화 및 혈관염 등의 혈류장애에 의해서도 올 수 있다. 레이노현상 같은 혈관질환에 의한 손발저림의 특징은 같은 자세를 오랫동안 유지하였을 때 악화 혹은 유발되며 찬물에 손발을 담갔을 때 피부색의 변화를 보일 수 있다(「최신가정의학」 대한가정의학회편 2007, 한국의학)."

표 1 손발저림의 임상적 특성에 따른 감별질환

특징적인 손발저림	의심할 질환
같은 자세로 장기간 있은 후 국소신경학적 징후와 안면부 감각이상이 동반될 때 목이나 허리를 움직일 때, 기침을 할 때 제 1, 2, 3 수지 부위 저림증이 야간/새벽에 심해질 때 양말과 장갑을 낀 부위가 대칭적으로 저릴때 찬물에 손을 넣으면 피부색의 변화 및 손발저림이 심해질 때 손발저림이 수시로 변할 때	일시적인 혈관 혹은 신경압박 시상부 뇌손상(안면 장애부와 동측) 뇌간 경색(안면 장애부와 반대측) 경추 혹은 요추 추간판 탈출증 손목터널 증후군 다발성 말초신경병증 레이노 증후군 심리적 요인

 ## 팔다리 저림으로 내원하다

올해 6월에 20대 후반의 여환이 팔다리 저림증을 호소하며 내원하였다. 팔은 팔꿈치부터 손목부분까지 다리는 종아리 부분이 저리다고 하였으며(주슬관절 이하) 주로 팔저림이 심하다고 하였다. 초등학교 때부터 저림증이 시작하였다고 하였으며, 팔을 많이 쓰고 나면 심하고 밤에 심하다고 하였다. 그리고 움직일 때보다는 가만히 있을 때 저림증이 심하다고 하였다. 보통 1주일에 한 번 정도 저림증이 생기는데 저림증이 생긴 날은 하루 종일 지속된다고 하였다. 저림증이 가만히 있을 때 심하고 밤에 심한 증상은 血虛나 瘀血에 해당되는 경우가 많다. 피부도 건조한 편이며 맥세 설홍태박하여 血虛證으로 진단을 내리고 복령보심탕 보험한약을 3일분 처방하였다. 이 환자가 처음 내원할 당시는 한의원 문을 닫기 바로 전에 내원해서 침 치료를 할 수가 없었으며 보험한약만 처방하고 귀가하였다. 이틀 후에 다시 내원하였는데, 약을 먹으니 신기하게도 팔이 저리지가 않는다고 하였다. 그래서 3일분을 다시 처방하였다. 그리고 한동안 내원치 않다가 2달 후인 최근에 다시 내원하였는데, 팔다리 저림증이 많이 호전되어 처음에 비해 20% 정도로 감소되었으며, 최근 1달 동안은 전혀 저리지가 않았다고 하였다.

 ## 복령보심탕

복령보심탕은 백작약, 숙지황, 당귀, 천궁, 백복령, 인삼, 반하강제, 전호, 진피, 지각, 길경, 건갈소엽, 감초, 생강, 대조 등 16가지 약물로 구성된 처방으로 방약합편에 '勞心吐血을 다스린다'고 되어 있다. 하지만 복령보심탕 처방 구성을 보면 勞心吐血에만 사용하기에는 아까운 처방이라는 생각이 든다. '복령보심탕=사물탕+삼소음'으로 구성된 처방으로 상기 환자와 같이 血虛로 인한 저림증에도 응용될 수 있으며, 血虛로 변증되는 이완성 변비나 혹은 불면증 그리고 몸살감기로 인해 쌍화탕 같은 처방을 쓰고 싶을 때도 복령보심탕 보험한약을 처방할 수 있다.

 ## 신경과 전문의에게 자문을 구하다

지인인 신경과 전문의에게 상기환자의 저림증에 대해서 전화통화로 자문을 구해보았다. 의외로 가장 의심스런 질환은 restless leg syndrome(하지불안증후군)이라는 것이다. 하지불안증후군이 상지에도 나타나고 떨림 없이 저림증으로만 나타나기도 한다는 것이다. 수근관증후군일 수도 있으나 부위가 조금 다른 것 같다고 하였으며, 말초신경병증은 젊은 환자들에게는 잘 나타나지 않는다고 하였다. 혈액순환장애의 가능성을 물어보았는데, 'pulse가 잘 뛰어요?'라고 질문을 하기에 그렇다고 대답하자 PAOD(peripheral arterial occlusive disease)는 아닌 것 같다고 하였다. 우리는 血虛나 瘀血로 변증이 될 때 혈액순환이 안 된다고 표현하지만 양방에서는 PAOD와 같이 혈관이 막혀야 혈액순환장애로 인식하는 것이다. 요컨대 우리의 肝은 liver가 아니며 우리의 肺도 lung이 아니듯이 우리의 혈액순환장애(血虛나 瘀血)도 역시 양방의 혈액순환장애하고는 전혀 다른 표현이라고 할 수 있다.

필자는 기본적인 현대의학적 용어는 우리도 개념을 정확하게 써야한다고 생각한다. 하지만 환자들에게 '혈액순환이 안 된다'라는 표현이 설명하기 편할 경우에는 양방에서 언급하는 심각한 경우는 아님을 인지시킬 필요가 있다고 생각되며, 추후 한의사들이 쓰는 용어에 대한 정리도 필요하다고 생각된다.

편두통(migraine),
반하백출천마탕으로 치료하다

 편두통으로 내원하다

올해 5월말에 고등학교 여학생이 발목이 삐끗해서 내원하였다. 그래서 침 치료를 하고 있는데 함께 오신 어머니가 딸이 편두통으로 고생하고 있는데 혹시 함께 치료할 수 있는지 문의를 해왔다. 그래서 침 치료 후 다시 문진을 해보니 편두통이 2달 전부터 시작하였는데, 쿵쿵거리는 박동성이며 통증부위는 여기저기 옮겨 다닌다고 하였다. 매일 아프고 오후에 심한 편이며 빛과 소리가 싫다고 하였으며 메슥거림은 간혹 있다고 하였다. 그리고 심할 때는 타이레놀을 복용한다고 하였다. 전조증상, 즉 시야장애가 있었냐고 물어보자 한 번 있었다고 하였다. 두통문진표(보험한약 임상사례 35)를 참고하여 편두통으로 진단을 내렸으며, 평소에 소화가 잘 안되고 脈이 滑하고 舌은 色紅苔白하여 痰飮이 上逆한 것으로 변증을 하고 반하백출천마탕 보험한약을 2일분 처방하였다. 4일 후에 내원하였는데 최근 이틀 동안은 두통이 전혀 없었다고 하여 다시 반하백출천마탕을 2일분 처방하였다. 그 후로 소식이 없다가 1달 뒤에 소화불량으로 내원하였는데, 그 당시 반하백출천마탕 복용 후 편두통이 사라졌다고 하였다.

 편두통의 진단

구역, 눈부심, 고성공포증, 신체적 활동에 의한 두통의 악화와 같은 4가지 증세가 편두통을 진단하는데 매우 중요하며 특히 구역은 편두통의 진단에서 매우 중요한 증상이다.

편두통 진단을 위한 임상적 의사결정을 내리는 규칙(clinical decision rule)을 연구한 바에 의하면 두통을 주소로 일차진료의에게 찾아온 환자들 중에서 두통의 박동성, 4시간에서 72시간 지속되는 두통, 편측의 두통, 구역 또는 구토, 일상생활에 지장을 줄 정도의 두통과 같은 5가지 항목 중에서 4개 이상의 증세가 있으면 편두통일 가능성이 92%, 3개일 경우 64%, 2개 이하일 경우는 17%였다고 한다.

국제두통학회에서 2004년에 제정한 국제두통분류(ICHD-II)에서 정한 편두통의 진단기준은〈표 1〉와 같다(최신가정의학, 대한가정의학회편 2007, 한국의학).

표 1 ICHD-II 편두통의 분류

가. 전구증상이 없는 편두통
A. 기준 B~D를 만족하는 적어도 5번 이상의 발작 B. 4~72시간 지속되는 두통(치료를 하지 않았을 경우와 치료가 성공적이지 못할 경우) C. 다음 중 적어도 2가지의 특성을 가지는 두통 　　1. 편측성 2. 박동성 3. 중등증 또는 중증 4. 일상활동(예:걷거나 계단 오르기)에 의해서 약화 　　되거나 일상 활동의 제한을 받는 경우 D. 두통기에 다음 중 적어도 하나 이상 　　1. 구역과(또는) 구토 3. 눈부심과 고성공포증 E. 다른 질병에 의한 경우가 아닐 것

나. 전구 증상이 있는 편두통
A. 기준 B를 만족하는 적어도 2번 이상의 발작 B. 전구증상이 있는 편두통의 6가지 아형에 대한 기준의 B~C를 만족시키는 편두통의 전구 증상 C. 다른 질병에 의한 경우가 아닐 것

나. 전구 증상이 있는 편두통
A. 기준 B~D를 만족하는 적어도 2번 이상의 발작 B. 다음 중 적어도 1개 이상으로 이루어지는 전구 증상, 그러나 운동근육 악화는 아님 　　1. 완전 가역성의 시각 증상(빛의 깜박임, 점, 선과 같은 양의 양상과(또는) 시력소실과 같은 음 　　의 양상을 포함하는) 　　2. 완전 가역성의 감각 이상(핀이나 바늘로 찌르는 것 같은 양의 양상과(또는) 저림가 같은 음의 　　양상을 포함하는) 　　3. 완전 가역성의 언어장애 C. 다음 중에서 적어도 2개 이상 　　1. 동측의 시력 증상과(또는 일측성의 감각이상 증상 　　2. 적어도 하나의 전구 증상이 5분 이상에 걸쳐 발전되고(또는) 다른 전구 증상들이 연이어 5분 　　이상에 걸쳐 생길 경우) 　　3. 각 증상이 5분에서 60분 이하로 지속되는 경우 E. 다른 질병에 의한 경우가 아닐 것

라. 두통이 없는 전형적 전구 증상(아래를 제외하고 '편두통이 있는 전형적 전구 증상'과 동일)
A. 언어장애가 있거나 없으면서, 운동 근육 악화는 없는 다음 중 적어도 하나 이상이 있는 전구 증상 　　1. 완전 가역성의 시각 증상(빛의 깜박임, 점, 선과 같은 양의 양상과(또는) 시력소실과 같은 음 　　의 양상을 포함하는) 　　2. 완전 가역성의 감각 이상(핀이나 바늘로 찌르는 것 같은 양의 양상과(또는) 저림가 같은 음의 　　양상을 포함하는) B. 전구 증상 중에 두통이 발생하지 않고 전구 증상 후에도 60분 이내에 두통이 발생하지 않는 경우

Migraine은 頭痛門의 偏頭痛보다는 痰厥頭痛과 가깝다

동의보감 頭痛門을 보면 "頭痛에 正頭痛이 있고 偏頭痛이 있고, 風寒頭痛 濕熱頭痛 厥逆頭痛 痰厥頭痛 熱厥頭痛 濕厥頭痛 氣厥頭痛 眞頭痛 醉後頭痛 등이 있다"라고 되어 있다.

그런데 偏頭痛의 설명을 보면 "편두통이란 증은 머리 반쪽이 作痛하는 증이다"라는 설명만으로 끝난다. 반면에 痰厥頭痛의 설명을 보면 "두통이 발할 때에 두 볼이 靑黃하고 현훈하여 눈을 뜨지 못하고 말하기를 懶하며 신체가 沈重하고 吐할 것 같은 증은 궐음과 태음의 합병이니 병명은 담궐두통이라고 한다"라고 되어 있다. 여기서 눈을 뜨지 못한다는 표현은 눈부심에 해당하며 말하기를 懶하고 심체가 沈重한다는 것은 일상생활에 지장이 있음을 의미한다. 그리고 토할 것 같은 증상은 편두통의 대표적인 증상이다. 현대의학에서 말하는 migraine은 頭痛門의 偏頭痛보다는 痰厥頭痛과 훨씬 더 가깝다고 볼 수 있다.

 ## 고찰

상기 환자의 경우, 통증이 박동성이 있으며 소리와 빛을 싫어하고 메슥거림도 간혹 있다고 하는 등 편두통의 증세들을 갖추고 있다고 볼 있다. 하지만 소리와 빛을 싫어하는 증상과 메슥거림은 심하지 않다는 점 그리고 통증이 발병일이 얼마 안 되었는데도 불구하고 매일 지속이 된다는 점 등은 전형적인 편두통의 양상과는 조금 거리가 있는 것으로 여겨지며, 편두통과 긴장성 두통이 혼합된 형태라고 생각된다.

병원에서 근무할 때 꽤 심한 편두통 환자를 몇 명 치료할 기회가 있었는데, 그 기억을 되돌아보면 다음과 같다. 첫째, 痰厥로 변증이 되면 전형적인 편두통환자도 반하백출천마탕으로 상당히 좋아지는 경우도 있었다. 둘째, 변증이 잘 된 것 같아도 심한 편두통 환자는 잘 낫지 않았던 것 같다. 마지막으로 비위기능이 좋은 체질인 경우, 변증 자체가 달라지는 경우도 있었다.

인후불쾌감(梅核氣)의
보험한약 치료 개요

 만성후두염

6월 말경에 그동안 신문에 투고한 보험한약 임상사례와 민족의학신문사 주최로 진행한 보험한약 임상특강 자료들을 모아서 「일차진료 한의사를 위한 보험한약 입문」이라는 책을 출간하였다. 3주쯤 지났을 때 즈음, 하루는 장모님께서 전화를 하셨는데, "이 서방, 책을 꼼꼼히 읽어봤는데, 121페이지에 있는 생맥산이라는 보험한약을 좀 갖다 줬으면 해. 내 증상하고 똑같은 거 같아"라고 하시는 것이다. 내용을 들어보니 10여년 전부터 아침에 일어나면 목이 불편해서 캑캑거리는 증상이 지속되어 왔다고 하였으며, 캑캑거려도 가래는 거의 나오지 않는다고 하였다. 그동안 따로 치료는 받지 않다가 필자의 책을 읽던 중 121페이지에 소개한 만성후두염이 본인의 증상과 똑같다고 생각하시고 생맥산 보험한약을 갖다 달라고 하신 것이다. 그런데 장모님은 상당히 활동적이고 쾌활한 성격으로 소양인 체질에 가까웠고 한약처방도 지백지황탕 같은 陰虛火旺에 쓰는 처방이 잘 맞았었다. 그래서 "우선 자음강화탕 보험한약을 처방해드리고 잘 안 맞으면 그때 생맥산 보험한약을 드리겠습니다"라고 말씀을 드리고 자음강화탕 보험한약을 5일분 갖다드렸다. 1주일 후에 다시 전화가 왔는데, 목이 너무너무 편하다는 것이다. 아침마다 불편했었는데 상당히 호전된 것이다. 그래서 다시 5일분을 처방해드렸다. 최근에 다시 여쭈어보니 이제 아침에 일어나서 더 이상 목이 불편하지 않다고 하였다.

 위식도역류질환

2011년에는 2개월 전부터 시작된 인후불쾌감으로 20대 후반의 여자 환자가 내원하였는데, 내시경상 역류성식도염을 진단받고 온 것이다. 특별히 위장 증상이 심하지 않고, 위산의 역류로 인한 인후부위 증상만 있어 역류성후두염으로 진단을 내릴 수 있을 것이다. 탕약을 원해서 처음에는 탕약 처방을 했었는데, 큰 차도가 없었다. 그러다 오른쪽 귀에 외이도염이 생겨서 형개연교탕 보험한약을 3일분 처방하였는데, 외이도염 뿐 아니라 역류성후두염으로 인한 인후불쾌감도 호전된다고 하였다. 이 환자의 경우 자극적인 음식을 먹으면 종종 인후불쾌감이 생겼으며 그럴 때마다 침 치료와 함께 형개연교탕 보험한약으로 증상을 호전시킬 수 있었다.

 ## 인후불쾌감은 크게 세 갈래로 접근

인후불쾌감에 해당하는 한의학적 표현을 '梅核氣'라고 할 수 있으며 주지하다시피, 七情이 鬱結되어 痰과 氣가 인후를 막아서 이루어진 질환이다. 반하후박탕이나 가미사칠탕을 처방한다고 주로 알려져 있으나 막상 인후불쾌감 환자를 보다보면 이런 처방만으로 효과보는 경우는 많지 않은 것 같다. 인후불쾌감은 첫째, 급만성 인두염이나 후두염처럼 인후부위 자체에 염증이 있는지, 둘째, 비염으로 인한 후비루로 인해서 생기는지, 셋째, 위식도역류질환으로 인해서 생기는 역류성후두염이나 혹은 기타 식도질환인지 등을 우선 감별해서 접근할 필요가 있는 것 같다. 비염으로 인한 후비루일 경우 소청룡탕, 형개연교탕, 갈근탕 등 비염에 쓸 수 있는 보험한약들을 주로 활용할 수 있을 것이다. 급성 인후두염일 경우 형개연교탕이나 연교패독산 보험한약이 주로 활용될 수 있으며(급성 인후두염은 인후불쾌감보다는 인후두부 통증이 위주가 될 것이다. 특히 급성 폐쇄성 후두염일 경우 후두가 막혀서 응급상황이 될 수 있으니 신속한 전원이 필요할 수 있다), 만성 후두염일 경우는 보험한약 임상사례 46편에 소개한 생맥산이나 필자 장모님의 증례와 같이 자음강화탕 보험한약이 선택될 수 있겠다.

가벼운 기관지염일 경우, "목에 가래가 걸린 것 같아요. 가래는 나오지 않고 기침을 조금해요"라고 호소하는 경우가 있는데, 이런 경우 행소탕 보험한약이 효과가 있었다. 위식도역류 질환의 경우는 상기 환자처럼 형개연교탕이 효과있는 경우도 있지만, 보험한약 임상사례 31편이나 57편 등에서와 같이 반하사심탕이나 반하후박탕 같은 보험한약이 필요한 경우가 더 많을 것이다.

요컨대 인후불쾌감은 인후두부 자체의 문제인지, 아니면 인후두부 상부 즉 비염으로 인한 후비루로 인해 인후에 자극을 줘서 인후불쾌감이 유발되었는지, 혹은 인후두부 하부 즉 위식도역류질환으로 인해 위산이 역류해서 인후두부를 자극해서 생긴 역류성후두염인지 등을 감별해서 접근하고 치료해야 비교적 좋은 결과를 얻을 수 있을 것이라 생각된다.

반하백출천마탕을 생각하다

 「동의보감」 담궐두통문에 보면

"두통이 발할 때에 두 볼이 青黃하고 眩暈하여 눈을 뜨지 못하고 말하기를 懶하며 신체가 沈重하고 吐할 것 같은 증은 厥陰과 太陰의 合病이니 병명은 담궐두통이라고 한다. 국방 玉壺丸·반하백출천마탕을 쓴다"(「국역증보동의보감」, 동의보감국역위원회 편역저, 남산당, 2000)라고 하고 있다.

 厥陰과 太陰의 合病

위장운동은 입에서 항문으로 음식물을 진행시키는 연동운동, 음식물과 소화액을 섞어주는 비추진 연동운동(non-propulsive peristalsis), 분절운동(segmentation movement) 및 시계추운동(pendular movement)으로 구성된 교반운동(mixing movement)으로 구성된다(「소화기계 질환」, 김정룡 편저, 일조각, 2000). 이런 위장운동들에 의해서 강력한 하강기류를 형성하는 것을 한의학에서는 胃主降이라고 표현하고 있다. 아울러 위장운동이 약해지게 되면 胃虛로 인하여 胃不降濁이 된다고 표현하고 있다. 위장운동이 약해지면 음식물이 위장관내에 정체되면서 '內濕'을 형성하게 되거나 혹은 이 濕邪가 上逆하면서 '痰飮'을 형성하게 된다.

보험한약 임상사례 39편 厥陰風木과 少陽相火에서 기술한 바와 같이 소양상화는 고기압 환경으로 인해 하강기류가 형성되는 것이며, 궐음풍목은 저기압 환경으로 인해 상승기류가 형성되는 것을 의미한다고 하였다.

즉, 담궐두통이 "厥陰과 太陰의 합병이다"라고 한 것은 위의 降濁기능이 약해지면서 첫째 위장움직임이 정체가 되면서 濕이 쌓이게 되는 것을 太陰의 병이라 하였으며, 둘째 위장의 수축력이 약해지면서(압력이 약해지고/하강기류가 약해지면서) 上逆하는 저기압 환경 즉 상승기류가 형성되는 것을 厥陰의 병이라 하여 厥陰과 太陰의 합병이라고 표현한 것으로 볼 수 있다.

장과 뇌, 그리고 세로토닌

신경전달물질과 호르몬이라는 측면에서 볼 때, 장은 화학적으로 두뇌와 가장 유사한 기관이다. 장에 분포되어 있는 신경은 장을 둘러싼 근육을 움직여서 음식물이 아래로 이동하게끔 한다.

장이 음식물을 밑으로 내려보내 배설까지 이어지는 과정은 마치 인기 연예인 매니저가 팬들이 보낸 편지를 훑어보는 것과 같다. 즉 어떤 것을 남겨두고 어떤 것을 버릴지 정하는 것이다. 외부에서 오는 여러 가지 자극에 우리가 각각 다르게 반응하는 것처럼 장도 외부 세계로부터 오는 여러 요인에 대해 다르게 반응한다(「내몸사용설명서」, 유태우 옮김, 김영사, 2007).

세로토닌이라고도 불리는 5-Hydro xytryptamine(5-HT)은 위장관 및 심혈관 평활근의 조절물질 및 혈소판 기능 조절물질로 발견되었으나 최근에는 중추신경계의 중요한 신경전달물질로 작용함이 밝혀졌다.

5-HT 효현제(agonist)를 살펴보면, triptan계 약물들은 5-HT1 수용체, 특히 5-HT1B와 5-HT1D 수용체에 선택성이 높은 효현제로 급성 편두통 치료에 사용된다. Cispride는 5-HT4 수용체 효현제로서 위식도 역류와 장 운동이상에서 위장관 운동촉진제(prokinetic)로 널리 쓰여 왔다. Tegaserod는 5-HT4 수용체의 부분 효현제로서 변비가 주증상인 과민성 대장 증후군 환자의 치료에 사용된다(「이우주의 약리학강의」, 안영수 엮음, 의학문화사, 2008).

 ## 반하백출천마탕의 적응증

보험한약 임상사례 18편에서 보듯이 반하백출천마탕은 기능성 위장질환에도 사용할 수 있으며, 보험한약 임상사례 62편에서 보듯이 반하백출천마탕이 경련성 변비 즉 변비형 과민성 장 증후군에도 효과가 있었다. 또한 보험한약 66편에서 보듯이 편두통에도 반하백출천마탕을 사용할 수 있다. 이런 일련의 반하백출천마탕 적응증들을 살펴보면, 장과 뇌의 관계 그리고 세레토닌 효현제들의 적응증과도 유사한 점이 많다는 생각이 든다.

특히 경락에서도 六腑와 頭部에는 三陽經絡이 유주하면서 하강기류를 형성하고 있는 반면, 三陰經絡처럼 상승하는 경락은 거의 유주하지 않고 있다는 공통점이 있다. 六腑와 頭部에서처럼 양경락이 유주하여 건조하면서도(陽明燥金) 하강기류(少陽相火)가 형성되어야 하는데, 위장의 수축력이 약해져서 거꾸로 濕해지고 상승기류가 생기는 경우 병리적인 상황이 생기게 되며, 그래서 편두통·경련성 변비·기능성 위장질환 등 질환이 생기고 이들이 胃虛濕痰으로 변증될 경우 반하백출천마탕을 활용해볼 수 있겠다.

少陽病으로 변증이 되는
몸살감기에 소시호탕

 몸살감기로 내원하다

10월 중순에 40대 초반의 남자 환자가 몸살감기를 호소하면서 내원하였다. 키는 1m80이 넘는 큰 키였으며 얼굴이 작고 약간 마른 체구였다. 6일 전부터 감기가 시작되었는데, 지금은 온몸이 아프고 두통이 심하며 惡寒發熱이 있다는 것이다. 고막체온계로 체온을 재보니 37.2도였는데, 집에서 체온을 재보면 37도와 38도 사이를 오르내린다고 하였다. 편도는 많이 發赤되어 있었으나 목이 조금 불편할 뿐 인후통은 없었으며, 비점막은 발적되어 있고 약간의 비루도 보였으나 코 증상 역시 호소하지 않았다. 요컨대 이비인후과 증상보다는 몸살 위주의 감기환자였다.

脈은 弦數하고 舌은 色紅苔薄하여 六經辨證상 少陽病으로 진단하여 침 치료와 함께 소시호탕 보험한약을 3일분 처방하였다. 4일 후에 내원하였는데, 身痛 頭痛 惡寒發熱은 더 이상 없다고 하였으며 목소리가 조금 가라앉는다고 하여 인후부의 염증을 가라앉힐 목적으로 형개연교탕 보험한약을 4일분 처방하고 마무리 지었다. 침 맞으면서 이야기하기를 태어나서 그렇게 심하게 몸살을 앓은 적이 없었다고 하였으며, 특히 소시호탕 보험한약을 먹고 열이 떨어지면서 몸이 편안해지기 시작했다고 하였다.

 발열

감염시 나타나는 발열 현상은 체온조절 기전이 파괴되어 나타나는 것이 아니라 체온조절의 목표가 되는 기준온도(set point)의 상승에 의한 것으로 생각된다. 따라서 발열 환자는 상향 조정된 기준온도에 따라 더위나 추위에 반응하게 된다. 체온조절의 기준온도가 갑자기 상향 조정되면〈그림 참조) 체온은 미처 상승하지 못하였으므로 조절시스템은 기준온도까지 체온을 상승시키기 위해 운동을 증가시키고 피부혈관을 축소시키며 발한을 억제한다. 그 결과 환자는 오한(chill)을 느끼고 떨며 손발은 차가워지면서 피부는 마르게 된다. 이렇게 하여 체온이 상승하여 기준온도에 도달하면 환자는 더 이상 오한을 느끼지 않고 떨기도 멈추고 피부는 뜨거우면서 건조해진다(「인체생리학」, 김기환·김전 저, 의학문화사, 2008).

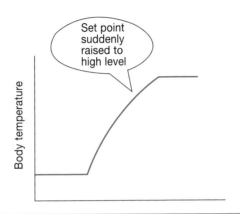

그림 1 기준온도의 상향 조정

발열은 단순한 체온의 상승이 아니라 감염에 대한 생체의 적극적인 방어반응으로, 발열이 인체에 유리한 현상들이 관찰되었는데 다음과 같다. 첫째, 항균제가 나오기 전 말라리아 발열요법으로 매독을 치료했다. 둘째, 임질균성 심내막염에 고온요법이 이용되었다. 셋째, 세균성 복막염 환자에서 체온이 높았을 때 사망률이 적었다. 넷째, 그람음성 균혈증 환자에서 체온 상승의 정도와 생존율이 비례하였다. 다섯째, 수두에 걸린 환자에게 해열제(acetaminophen)를 사용했을 때 발진의 딱지가 앉는 것이 늦어졌다. 여섯째, Rhinovirus의 감염을 받은 성인에서 해열제를 씀으로써 균의 번식이 더 오래 계속되었다(「소아과 진료」, 홍창의 저, 고려의학, 2003).

少陽病

감염으로 인해 기준온도 즉 set point가 바뀌고 기준온도에 도달할 때까지 오한발열이 동시에 나타나는 상황을 太陽病이라고 한다면, 少陽病은 기준온도에 도달하고 나서 열이 오르내리는 상황이라고 볼 수 있다. 상기 환자와 같이 감기가 걸리고 나서 6일이 지났음에도 불구하고 열이 오르내릴 경우를 소양병이라고 변증할 수 있으며, 그럴 경우 소시호탕이나 시평탕(소시호탕+평위산, 소아발열에 다용할 수 있다) · 시호계지탕과 같은 보험한약으로 효과적으로 다스릴 수 있겠다. 그래서 지금처럼 날씨가 추워지고 감기환자가 많아질 때, 발열을 동반한 감기환자들에게 보다 적극적으로 대처하기 위해서는 시호지제의 준비가 필요하다고 생각된다.

Slowcity와 Slow therapy

 Slowcity

지난 5월에 한의협 전북지부의 초청으로 보수교육 강의를 하러 전주를 방문한 적이 있었다. 보수교육은 토요일 저녁이어서 천년의 고도 전주의 한옥마을에서 가장 오래된 고택인 학인당(學忍堂)에서 하루를 묵었다. 보수교육은 전주교육대학교 황학당에서 이루어졌는데, 마침 한옥마을이 전주교육대학교 바로 옆에 위치해 있어서 편하게 한옥마을(사진)을 둘러보는 기회를 가질 수 있었다. 다음날은 전주시에서 주기적으로 열리는 한옥투어에 따라 다녔는데, 아름다운 한옥들과 함께 전동성당 · 이성계의 어진을 모셔둔 경기전 등을 관람했다.

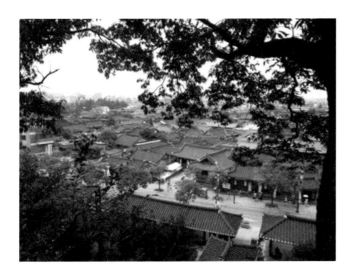

한옥들 사이사이를 거닐면서 한지와 한복, 전통주 등 우리의 다양한 전통문화들을 엿볼 수 있었다. 현대적인 도시와 우리 전통이 어떻게 어울려야 하는지에 대해서 고민하게 되었으며, 그런 상황

에서 자연스럽게 우리 한의학의 현재 모습 그리고 한의학의 자리매김을 떠올릴 수밖에 없었던 것 같다.

한옥마을 들어서는 입구를 천천히 거닐고 있는데 갑자기 한 문구가 눈에 들어왔다. "국제 Slowcity 에 지정된 전주한옥마을에 오신 것을 환영합니다"라는 글귀였다. 그러면서 갑자기 한옥에서 하루 묵으면서 느꼈던 그 편안함 그리고 healing이 되는 느낌이 정리가 되는 것 같았다. 빠르게 변화하는 사회, 초고층 건물들, 숨막히는 일상에서 한옥이 주는 편안함과 힐링은 바로 'Slow'라는 표현으로 요약될 수 있지 않을까? 그러면서 동시에 한의학은 'Slow therapy'를 추구하는 것이 아닐까 하는 생각이 들었다.

 ## No more chemicals instead Nature

필자는 전통 한의학만을 추구하는 경향은 아닌 것 같다. 오히려 서양의학을 적극적으로 배워야 한다고 생각하고 있으며, 감별진단을 비롯한 서양의학이 쌓아온 지식들은 환자를 진료하는 의사에 게 기본적으로 갖추어야 하는 소양이라고 생각한다. 가족들이 아플 때도 한의학으로 치료하는 것만 을 고집하지 않는다. 아이들이 심하게 감기 걸리면 잘 보는 소아과에 보내기도 하고 환자를 보다가 역부족이라고 생각되면 전원을 망설이거나 한의약을 고집한 경우도 없다. 하지만 아이들을 소아과 에 보내면서 한편으로는 chemicals에 너무 많이 노출되는 것이 불안했고 그래서 증세가 심하지 않 을 경우, 소시호탕, 형개연교탕, 연교패독산 보험한약 등으로 감기를 치료하곤 하였다.

서양의학이 주류의학임에 틀림없지만, 우리 환자들 중에서도 분명히 chemicals보다는 natural products로 이루어진 한의약으로 감기나 위장질환을 치료코자 하는 사람들이 있다. chemicals보다 는 치료되는 속도가 조금 느리더라도 natural products로 이루어진 한의약을 선호하는 대중들이 분 명히 존재하며, 우리는 그런 요구들을 외면해서는 안될 것이다. 그렇다고 감기나 위장질환 환자에 서 비싼 탕약을 권하는 것은 대안이 될 수 없다. 그 대안으로 우리 보험한약이 있고 침구치료가 있 으며 한의보험진료의 영역이 있다고 볼 수 있다.

주지하다시피 감기나 알레르기 비염환자에게 잘 쓰이는 항히스타민제는 점막 건조 및 섬모 운동 장애를 초래하여 오히려 2차 세균 감염의 위험성을 증가시킬 수 있으며, 소아과에서 가장 흔하게 사용되는 해열 진통제인 acetaminophen (tylenol)은 오랫동안 사용하면 신기능 장애가 올 수 있다 (「소아과학」, 홍창의 저, 대한교과서, 2008). 그리고 위염, 식도염, 위·십이지장궤양 등에 폭넓게 사 용하는 프로톤펌프억제제는 약효가 강력하여 위산 분비를 거의 완벽하게 억제하는 반면, 위산이 없 어지면 위장염의 발생 위험이 증가하며 장기복용 시 위의 내측이 얇아지는 현상(위 위축)이 나타날 수 있다(「소화불량과 궤양」, 이상인 편역, 아카데미아, 2005).

보험한약의 경우도 감초가 들어 있는 경우 '가성aldosteronism'으로 인해서 나타나는 저칼륨혈증이 대표적인 부작용으로 보고되었으며, 소시호탕의 경우 간질성 폐렴이 나타나는 경우가 있는 것으로 보고되고 있다(「한방처방의 동서의학적 해석」, 조기호 편저, 퍼시픽출판사, 2006). 하지만 한의약은 natural products이기에 chemicals보다 부작용의 정도나 종류가 적은 것은 명백한 사실로 보인다.

 ## Slowcity와 Slow therapy

요컨대 우리의 전통인 한옥마을은 그저 전통이기에 보존해야 하는 것이 아니다. 숨가쁜 현대를 사는 현대인에게 휴식과 힐링을 제공해주는 반드시 필요한 공간이다. 마찬가지로 우리의 한의약도 우리 것이기에 보존해야 하는 가치를 가지는 것이 아니다. 아무리 서양의학이 주류의학이고 진단과 처방의 과정이 선명하지만, 주로 chemicals로 귀결되는 것이 인체에 부담스럽지 않을까? 그리고 그 부분에 거부감을 가지는 목소리들이 있지 않을까? 그런 요구들을 우리 한의사들이 외면해서는 안 된다고 생각한다. 그리고 그런 요구들을 충족시킬 수 있는 도구가 바로 보험한약이라고 생각되며 'Slow therapy' 라고 생각된다.

* 전북보수교육에 초대해준 동기 김윤경 교수 그리고 김재효 교수님, 내용에 대해서 자문을 해준 평촌함소아 조백건 원장에게 감사의 뜻을 전합니다.

보험한약 임상사례 (71)

연교패독산과 형개연교탕

 發熱과 傷寒

감염 시 나타나는 발열현상은 체온조절기전이 파괴되어 나타나는 것이 아니라 체온조절의 목표가 되는 기준온도(set point)의 상승에 의한 것으로 생각된다. 체온조절의 기준온도가 갑자기 상향 조정되면 체온은 미처 상승하지 못하였으므로 조절 시스템은 기준온도까지 체온을 상승시키기 위하여 운동을 증가시키고 피부혈관을 축소시키며 발한을 억제한다(김기환 김전 저, 「인체생리학」 제2판, 의학문화사, 2008).

시상하부에서 기준온도를 올리는 동안 peripheral blood flow는 줄어들게 되며, 그 과정에 교감신경이 흥분해서 혈관이 수축하고 발한을 억제하고 오한(chill)이 나타나게 되는데〈그림〉, 이렇게 發熱과 惡寒, 身痛 그리고 땀이 나지 않은 상황을 상한론에서는 "太陽病 或已發熱, 或未發熱, 必惡寒, 體痛, 嘔逆, 脈陰陽俱緊者, 名爲傷寒"이라 하여 '傷寒'이라 명명하였으며, "太陽病 頭痛 發熱 身疼 腰痛 骨節疼痛 惡風 無汗而喘者 麻黃湯 主之"라 하여 麻黃湯을 그 해법으로 제시하였다.

이제마 선생님의 제안

동의보감의 九味羌活湯 조문을 보면, "四時를 물을 것 없이 다만 頭痛이 있고 骨節이 아프고 발열, 오한하며 땀이 없고 脈이 浮하고 緊한데 이 처방을 써서 麻黃을 대신하는 것이 온당한 것이다(節庵)"(「동의보감」, 허준 원저, 남산당, 2000)라고 하여 太陽病 傷寒證에 九味羌活湯으로 麻黃湯을 대신하는 것을 제안하고 있다. 한편, 동의수세보원에서는 麻黃湯을 張仲景 傷寒論中 太陰人病 經驗設方藥 四方으로 분류하여 태음인 처방으로 분류해놓고 있으며, 소양인의 경우는 형방패독산을 같은 상황에 쓰는 처방으로 분류해놓고 있다. 마황의 ephedrine은 교감신경 흥분작용이 있어 심근의 β1수용체와 말초혈관의 α1수용체를 흥분시켜 심박수와 심박출량을 증가시키고 혈관 평활근을 수축시켜 혈압을 상승시키며, 계지의 정유는 혈관을 확장시키고 혈액순환을 조절하며 체표의 혈액순환을 증가시킨다(「한약 약리학」, 김호철 저, 집문당, 2008). 즉 마황탕은 심박수와 심박출량을 더 늘려서 기준온도에 빨리 다다르게 하고 동시에 체표 혈액순환을 증가시켜서 열발산이 증가되고 발한을 통해서 해열이 되도록 유도하고 있다.

쉽게 생각하면, 소양인은 체격에 비해서 심장의 수축력이 커지기 쉬운 체질이고, 반면에 태음인은 심장의 수축력에 비해 체격이 큰 체질이라고 할 수 있는데

- 소양인 Engine 〉 Body
- 태음인 Engine 〈 Body

동의수세보원에서는 심장의 수축력이 과한 소양인에게 마황으로 심장에 과부하를 일으키는 것이 과연 옳은가? 에 대해서 묻고 있으며, 상한론에서는 석고를 첨가한 大靑龍湯으로 심장의 과부하를 억제하고자 했지만 이제마 선생님은 "不當用 大靑龍湯 當用 荊防敗毒散"이라 하여 약재의 선택을 체질에 따라 다르게 해야 함을 제안하고 있다.

특히 九味羌活湯과 荊防敗毒散의 군약이라고 할 수 있는 강활의 경우, 강활 물추출물은 aconitine으로 생쥐에 유발한 심장의 이상박동 잠복기를 연장하며, 강활정유는 관상동맥을 확장함으로써 관상동맥의 혈류량을 증가시켜 뇌하수체 후엽 호르몬으로 인한 급성 심근허혈을 방지한다(「한약 약리학」, 상동). 즉 마황은 심장에 과부하를 주지만, 강활은 심장의 과부하를 막으면서도 해열과 진통작용이 있어 소양인에게 적절하다는 것이다.

강활 독활 형개 방풍

여러 차례 소개한 바와 같이(보험한약 임상사례 49), 형개 방풍은 형개연교탕이나 소풍산 등 주로 피부질환이나 비염 중이염 등 점막에 염증이 생기는 경우에 활용을 하고 있으며 강활과 독활은 독활기생탕, 강활속단탕, 대강활탕 등 주로 관절을 중심으로 근골격계에 생기는 염증 즉 '통증'을 다스리는 역할을 한다.

양방의학에서도 비슷한 양상을 볼 수 있는데, 근골격계에 생기는 통증은 NSAIDS로 다스리지만 피부염이나 비염, 중이염 등 점막에 생기는 염증에는 항히스타민제나 스테로이드 항생제 등을 중심으로 처방하고 있다.

이들의 계통성을 정리해보면 다음과 같다.

- 흉격(인체전면) - 형개 방풍 - 피부 코 귀 등 점막의 염증 - 항히스타민제
- 방광(인체후면) - 강활 독활 - 근육과 관절 등에 생긴 염증 - NSAIDS

 ### 연교패독산과 형개연교탕

우리가 주목해야 하는 사실은, 양방에서도 NSAIDS중의 하나인 Acetamino phen(tylenol)을 대표적인 해열제로 사용하고 있다는 점이다. 그래서 惡寒發熱, 無汗, 身痛 등 表證이 나타날 때는 한약 중에 NSAIDS와 가장 가까운 강활이나 독활이 들어가야 하므로 구미강활탕을 처방하는 것이며 여기에 인후통이나 비염과 같은 염증이 더해져서 '염증+표증'일 때는 연교패독산을 사용하며, 表證이 사라지고 나서 비염, 중이염, 축농증, 편도염, 피부염 등 국소적인 염증이 남아 있을 때는 강활 독활이 빠지고 형개와 방풍이 위주가 되는 형개연교탕을 사용할 수 있다.

임상적으로 보면 발열이 있거나 혹은 발열이 없더라도(或未發熱), 감기 초기에 몸이 약간 으실으실하면서 목이 따끔거리거나 칼칼한 경우 연교패독산 보험한약을 처방하고, 3~4일 후에 表證이 사라지고 누런 콧물이 나온다든지, 중이염이 생긴다든지, 목만 아프다든지 할 때는 형개연교탕으로 변경해서 처방해야 한다. 또한 몸집이 작은 대신 순환력이 좋고 맥박수가 빠른 어린아이들 같은 경우 발열 시 바뀐 기준온도(set point)에 일찍 다다르고 비염, 중이염 등 염증질환이 많아 주로 형개연교탕이 알맞은 경우가 많으며, 체격이 커진 어른의 경우 과로로 인한 몸살감기가 많아 연교패독산을 처방해야 하는 경우가 더 많은 것 같다.

기침감기의 1차 선택
소청룡탕 보험한약

 기침감기는 후비루로부터

날씨가 추워지면서 감기 환자가 부쩍 많아졌다. 보험한약을 사용하기 전에는 날씨가 추워지면 환자들의 내원이 조금 줄어들었다면, 보험한약을 사용하고 나서는 감기 환자의 내원이 꾸준히 늘면서 10, 11월이 1년 중 내원 환자가 가장 많은 시기가 된 것 같다. 이제 침 치료 받으면서 감기 상담 받고 보험한약을 타고 가거나 혹은 감기치료만으로 본원에 내원하여(이럴 경우는 침 치료를 하기도 하고 안 하기도 한다) 보험한약만 처방받는 경우도 흔한 일이 되었다.

감기 환자를 보면서 가장 흔하면서도 힘든 부분이 기침 치료가 아닐까 생각되며, 기침으로 인해 환자가 고통스럽기도 하지만 의사도 치료 방향을 잡기 힘든 경우가 많은 것 같다. 우선 서양의학의 기침에 대한 인식을 살펴보면 다음과 같다. '급성 기침이란 3주 이상 계속되지 않는 기침을 뜻하는 것으로 대부분의 경우 감기에서와 같이 일시적인 현상이다.' '감염 후 기침은 궁극적으로 자연적으로 호전되는 것이 보통이다. 하지만 후비루 증상이 있거나 목의 가래를 자주 뱉어 낸다면 일반적인 감기치료에 도움을 받을 수 있고, 1주일의 치료에도 반응이 없다면 부비동 X선 촬영으로 세균성 부비동염에 의한 기침을 감별해야 하며, 백일해의 초기 감염 상태인지도 확인이 필요하다.' '급성 기침이 일반 감기에 의한 것이라면 1세대 항히스타민제와 비충혈제거제의 동시 투여 시 기침의 심한 정도를 감소시키고, 기침과 함께 후비루의 완화를 촉진시켜주는 효과가 있음이 증명되었다(「최신 가정의학」, 대한가정의학회 편, 한국의학, 2007).'

 후비루와 소청룡탕

결국 포인트는 감기로 인한 기침은 대부분 후비루로 인한 것이라는 점이다. 물론 기관지염이나 천식 등도 감별을 해야겠지만 기침감기를 호소하는 환자를 보면서 가장 먼저 떠올려야 할 것은 '후비루로 인한 기침'이며, 그 대책 역시도 후비루를 다스리는 것으로부터 출발한다. 서양의학에서 1세대 항히스타민제와 비충혈제거제를 동시 투여하는 것도 역시 콧물이 뒤로 넘어가는 것을 다스리는 것이다. 콧물은 부교감신경이 흥분해서 나오게 되는데 1세대 항히스타민제는 항콜린 효과를 함께 가지고 있기 때문에 일반적으로 항콜린제를 단독으로 사용하기 보다는 1세대 항히스타민제를 처방하게 되는 것이며, 비충혈완화제는 교감신경의 α-receptor에 작용하여 교감신경을 흥분시켜 혈관을 수축시켜서 코막힘을 완화시킨다.

소청룡탕 역시도 마황의 에페드린과 슈도에페드린은 교감신경을 흥분시키며, 계지가작약탕의 구성은 항콜린제의 효과를 가지고 있다. 또한 계지와 세신은 寒邪를 제거하며, 반하와 건강은 溫肺하면서 水飮을 말리는 역할을 한다. 즉 소청룡탕은 서양의학에서 '항히스타민제+비충혈완화제'를 처방하는 것과 상당히 유사한 면들을 가지고 있다고 볼 수 있다(보험한약 임상사례 47).

 ### 기침감기와 요통으로 내원하다

올해 10월말에 1주일된 기침감기와 2일전 시작된 요통을 호소하면서 50대 중반의 여환이 내원하였다. 몸집이 있는 여환이었으며 기침과 함께 가래도 조금씩 생긴다고 하였다. 왼쪽 하비갑개가 많이 부어있고 맑은 콧물이 조금 비췄지만, 누런 콧물은 보이지 않았으며 비점막의 발적도 심하지 않았다. 脈은 實하고 浮한 편이었으며 舌은 紅色이고 苔는 薄하여 風寒으로 변증을 하고, 요통 치료를 위한 침 치료와 함께 소청룡탕 보험한약을 3일분 처방하였다. 3일 후 내원해서 기침은 1/3로 줄어들었다고 하였으며 다시 소청룡탕 보험한약을 3일분 처방하였다. 4일 후에 다시 내원하였는데 감기 증세는 거의 소실되었다고 하였다. 1주일 후에 다시 기침을 호소해서 소청룡탕 보험한약을 3일분 처방하였으며 3일분 복용 후에 증세가 가라앉았다.

 ### 소청룡탕 처방 시 고려사항

날씨가 추워질 때면 기침감기에 걸려서 기침과 가래를 호소하는 또 다른 50대 중반 여자환자가 있는데, 이 여환은 감기 걸릴 때마다 소청룡탕 보험한약을 처방받으러 본원에 내원한다. 그리고 가능한 많이 처방해달라고 한다. 심지어 한 달 분씩 처방해달라고 하여 10일분씩 3~4차례 내원케 해서 처방하기도 하였다. 본인은 감기가 걸리면 겨우내 기침 가래를 달고 지내는데, 소청룡탕 보험한약을 복용하면 훨씬 기간이 단축된다는 것이다. 이렇듯 기침감기 환자는 비교적 오래 지속이 되는 경우가 많으며 단기간 내에 호전되지 않는다. 처음에 teaching할 때도 1주일 이상 치료받으러 내원해야 함을 설득하고 처방을 시작해야 한다.

아울러 여러 차례 언급하였듯이 secretion 위주의 맑은 콧물이 뒤로 넘어가서 기침을 할 경우 소청룡탕 보험한약을 처방해서 다스려야 하지만, 누렇고 찐득한 콧물로 바뀔 경우 혹은 인후가 붓고 아픈 경우는 풍열감모로 바뀐 것이니 연교패독산 보험한약이나 형개연교탕 보험한약을 처방해야 하며, 특히 어린아이들이 후비루로 인해서 기침할 경우는 형개연교탕 보험한약을 우선적으로 고려해야 할 경우가 많으니 비강내의 상태 그리고 콧물의 양상 등을 잘 확인해보는 것이 중요할 것으로 생각된다.

갱년기 증상의 보험한약 치료

 여성호르몬요법(HRT)의 임상연구

얼마 전 여성호르몬요법에 대한 뉴스를 접했다. 주요 내용은 여성호르몬 요법이 심혈관병 예방효과가 없었을 뿐 아니라 심장병이나 뇌졸중 위험도를 증가시키고, 유방암 발병위험도 높인다는 내용이다. 다음은 그 뉴스를 요약한 것이다.

"가임기 여성은 남성에 비해 고혈압 환자가 적고 혈중 콜레스테롤 수치도 낮은 편이다. 그러나 일단 폐경기에 이르러 여성 호르몬수치가 떨어지면 혈압과 혈중콜레스테롤 수치가 급상승하고 심혈관질환 위험도 덩달아 높아진다. 그래서 폐경기 여성에게 여성호르몬을 투여하면 심혈관 위험을 낮출 수 있지 않을까라고 생각하였으며 그 이후 몇 가지 임상시험이 이루어졌는데 대표적인 것들은 다음과 같다.

1970년대 미국에서 간호사 12만 명을 대상으로 한 '간호사건강연구'(Nurse Health Study)에서는 여성호르몬(HRT)을 쓰면 심장병 예방효과가 있다는 분석이 도출되었다. 그래서 미국 보건당국은 1991년 '여성건강계획'(WHI)이라는 프로젝트를 시작했는데, 건강한 50~79세 폐경 여성 16만 명을 대상으로 호르몬요법이 심혈관질환, 암, 골다공증에 미치는 효과를 관찰하였다. 에스트로겐·프로게스테론 복합 요법을 받은 여성들이 유방암 발병 위험이 비교집단에 비해 더 높게 나타났으며, 심장병과 뇌졸중 위험도 더 높았다. WHI연구는 대상 여성의 나이가 기존 연구에 비해 더 많았고 비만이나 심혈관 상태가 안 좋은 경우가 많았다고 판단하여, 2006년 크로노스 장수연구소가 42~58세 폐경여성 727명을 골라 호르몬(에스트로겐)요법 연구를 다시 시작했는데, 여기서도 심장병 위험을 나타내는 지표에 영향을 미치지 못했고 치매 예방효과도 없었다. 지금까지 축적된 연구로 얻은 공감대는 '여성호르몬을 만성질환 예방용으로는 권하지 않는다' 정도이다(연합뉴스 2013년 5월 7일자 풀리지 않는 수수께끼 '여성호르몬 요법' 중에서).

여성의 몸이 휴식을 원하는 건 아닐까요?

갱년기에 나타나는 대표적인 증상인 안면홍조의 경우, 에스트로겐 감소로 인해서 시상하부에서 기준체온점이 낮게 재조정되어 온도평행구역(thermoneut ral zone)이 좁아져서 생기는 것으로 알려져 있다(폐경기 여성의 관리, 김정구 저, 군자출판사, 2007). 그리고 자궁, 난소, 유방 등 임신·출산과 관련된 장기들이 퇴화하고 기준체온도 낮게 재조정되는 등 임신을 하기 위해서 준비된 환경들이 더 이상 임신을 할 필요가 없는 환경으로 변화해나가는 것이 갱년기라고 볼 수 있다.

여성의 몸이 더 이상 임신을 할 필요가 없는 환경으로 변해가고 있는데 여성호르몬을 자꾸 외부로부터 공급해서 퇴화되고 있는 장기들을 자극해도 되는 것일까? 여성호르몬요법이 유방암이나 심혈관질환의 위험도를 높인다는 결과를 접하고 드는 생각은 폐경이 되어가면서 임신을 위해서 활성화되었던 여성의 몸이 이제 쉬고 싶은데 여성호르몬으로 자꾸 자극을 해서 쉬지 못하게 되어 생기는 부작용들이 아닐까 하는 생각이 든다.

 ### 갱년기에 시작된 경항통으로 내원하다

지난 11월에 50대 초반의 여자환자가 경항통을 호소하면서 내원하였다. 주로 밤에 잘 때 통증이 있는데, 열이 올라오고(안면홍조) 땀이 나면서(도한) 통증이 시작된다는 것이다. 3년 전부터 조열이 시작되었으며, 1년 전에 폐경이 되면서 근육통이 동반되었다고 하였다. 이 여환의 근육통은 갱년기 증상에 동반된 근육통이라 판단하였으며, 脈은 弦細하고 舌色은 紅色, 苔는 薄白하여 肝氣鬱結證으로 변증, 침 치료와 함께 가미소요산 보험한약을 3일분 처방하였다. 이틀 후에 다시 내원하였는데, 증세가 전혀 차도가 없다고 하였다. 맥을 다시 살펴보니 척맥이 약한 듯 하여 陰虛證으로 변증을 바꾸고 자음강화탕 보험한약을 3일분 처방하였다. 3일 후에 다시 내원하였는데 조열과 도한은 많이 줄어들어 하루에 20번 정도 조열이 생겼다면 약을 복용하고 나서는 하루 3~4회 정도로 줄어들어 본인이 느끼는 고통은 1/10로 줄어줄었다고 하였으며 아울러 경항통도 많이 호전되었다고 하였다. 그래서 3일분 다시 처방하여 마무리 지었다. 12월초에 감기 증세로 인해 본원에 다시 내원하였는데, 그 후로 안면홍조는 많이 호전되었는데 아직 약간 불편하다고 하여 다시 자음강화탕 보험한약을 3일분 처방하였다.

 ### 그것으로 끝이 아니었다

1주일 후에 다시 내원했는데, 내심 자음강화탕으로 인해서 더 이상 안면홍조를 느낄 수 없었다는 결론으로 아름답게 마무리되기를 바랐었는데, 이번에는 자음강화탕 보험한약을 먹어도 효과가 없었다고 하는 것이다. 그리고 이 여환의 딸에게 계지복령환 비보험 환약을 생리통 때문에 처방했었는데, 그것을 본인이 임의대로 복용하고는 효과가 좋아서 안면홍조도 개선이 되고 더불어 경항통도 좋아졌다고 하였다. 그래서 다시 계지복령환을 처방받으러 내원한 것이다.

그럼에도 불구하고 갱년기의 한의학적 접근은 '陰血不足+虛火上炎'으로 시작이 될 수밖에 없다고 생각된다. 보험한약 중에서는 자음강화탕이나 가미소요산 보험한약이 가장 우선적으로 선택될 수 있는 처방일 것이다. 하지만 이 여환처럼 계지복령환이 필요하기도 하고(보험한약 임상사례 30편 참고), 소화장애를 일으키는 환자의 경우는 시호계지탕 보험한약이 효과가 있은 경우도 있었다. 요컨대 증상의 변화와 처방의 반응을 보면서 적절하게 대처해나간다면, 갱년기증후군에 대해 우리 한의약도 일정한 역할을 할 수 있을 것이라 생각된다.

가미소요산을 생각하다

 木과 金에 관한 잡생각들…

지난번에 육기는 대기현상들 즉 온도, 압력, 습도의 세가지 요인들을 가지고 설명되어야 함을 피력하였다(보험한약 임상사례 38, 39). 육기가 대기현상들을 '聚象' 한 것이라면, 오행 즉 木火土金水는 사물의 성질에 관한 '聚象' 이라고 볼 수 있다. 즉, 오행이라는 자연현상을 통해서 사물이 가지고 있는 서로 다른 성질을 나타내려고 했다고 볼 수 있다. 그러면 어떤 성질을 가리키려고 했을까? 이 글에서는 오행 중 목과 금이 어떤 성질을 聚象하려고 했는지에 대한 필자의 생각들을 우선 나열해 보고자 한다.

나뭇가지를 구부리고 나서 힘을 빼면 다시 원래 형태로 돌아온다. 이를 '탄성'이라고 하는데, 탄성이란 힘을 가하면 형태가 변했다가도 힘을 빼면 다시 원래대로 돌아오는 성질을 말한다. 반면 금속을 망치로 두드리면 모양이 변형되거나 모양이 길게 늘어난다. 모양이 변형되는 성질을 '전성', 모양이 늘어나는 성질을 '연성'이라고 한다. 필자는 木은 "다시 원래대로 돌아오는 성질"을, 金은 "모양이 변형되거나 늘어나는 성질"을 취상했다고 생각한다〈표 1〉.

표 1 木과 金의 취상

木과 金의 취상			
원래대로 돌아오는 성질			
木	탄성	원래대로 돌아오는 성질	빵빵하다, 팽팽하다
모양이 변형되는 성질			
金	연성과 전성	모양이 변형되는 성질	변형된다, 늘어난다

튜브에 바람을 넣으면 튜브가 점점 빵빵해져 갈 것이다. 빵빵해진 튜브는 모양을 구부려도 다시

원래 형태로 돌아온다. 반면에 튜브의 공기를 빼면 튜브가 쭈글쭈글해지면서 구겨지거나 이것을 펼치면 잘 펼쳐질 것이다. 기타줄도 마찬가지로 기타줄을 팽팽하게 감으면 살짝만 건드려도 '띠디딩~' 하는 날카로운 소리를 내면서 다시 제자리로 돌아오는 반면 기타줄을 헐겁게 풀면 기타줄이 늘어지면서 원래 형태로 잘 돌아오지 않을 것이다.

피부의 金과 木

진피(dermis)의 결체조직은 아교질 섬유(collagen fiber) 및 탄력섬유(elastic fiber), 섬유성 및 특별한 형체가 없는 기질(dermal matrix)로 구성되며 이들은 모두 섬유모세포(fibroblast)에 의해 만들어진다. 아교질섬유는 진피의 주성분이며 건조중량의 75%를 차지하며 피부에 장력(tensile strength)을 제공해준다. 아교질의 생합성은 섬유모세포로부터 이루어지며 아교질 분자는 분자 측면끼리 cross-link되는 특징을 가지고 있는데, 아교질 섬유의 합성과 cross-linking은 창상치유와 흉터형성에 중요한 역할을 한다. 탄력섬유는 진피의 건조 중량의 4%를 차지하며 주된 기능은 가해진 힘에 의해 변형된 피부가 원래의 모습으로 돌아오도록 피부에 탄력성을 제공하는 것이다(「피부과학」 제5판, 대한피부과학회 교과서 편찬위원회, 여문각, 2008).

지인인 피부과전문의에게 한의학의 木과 金에 대해 설명을 하고 피부의 특성 중 유사한 부분에 대한 자문을 구하니, 피부의 상처가 치유되면서 흉터를 남기거나 출산 후 튼살이 생기는 등 피부조직이 remodeling되는 과정은 주로 아교질 섬유의 역할에 의존하며 '金의 설명'과 유사한 반면, 피부를 당겼다가 놓았을 때 다시 제자리로 돌아오는 성질은 탄력섬유와 기질 등이 역할을 하는데 '木의 설명'과 유사한 것 같다고 대답해주었다. 그러면서도 피부의 본질적인 기능은 상처를 치유하거나 우리 몸을 보호하는 기능이라고 볼 수 있다고 하였으며, 이는 피부가 오행 중에서 金에 속하는 것과 일맥상통한다고 생각된다.

肝氣鬱結證

공기가 빵빵하게 들어간 튜브는 實해지기 쉽고 공기가 빠져서 쭈글쭈글해진 튜브는 虛해지기 쉽다. 肝氣는 부족해지기보다는 實해지기 쉬워 肝氣鬱結證이 되고 肺氣는 虛해져서 기운이 늘어지면 肺氣虛證이 된다. 肝氣에 비해 肺氣는 허해지기 쉽지만, 인체의 방어막이 되는 肺氣가 외부 사기에 감염되거나 allergen에 노출이 되면 實證이 될 수 있다. 터질듯한 튜브 혹은 과도한 긴장감을 느슨하게 해주는 처방이 가미소요산이라면, 반대로 늘어지고 쭈글쭈글해진 튜브를 빵빵하게 만들어주는 처방은 보중익기탕이나 생맥산이라고 볼 수 있다(이 글에서는 목과 금의 변증 중에서 간기울결증과 폐기허증 만을 대비해서 설명하고자 한다).

 ## 가미소요산

지난번에 소개했듯이 갱년기의 한방치료는 '陰血不足+虛火上炎'으로부터 시작되어야 하며, 자음강화탕과 가미소요산(단치소요산) 보험한약이 우선적으로 선택될 수 있는 처방임을 소개하였다. 그러면 자음강화탕과 가미소요산 보험한약은 어떤 차이를 가지고 있는 것인가? 특히 가미소요산을 어떻게 바라봐야 할 것인가?

평소 예민하면서 까칠한 성격의 환자인 경우 그래서 사소한 일에도 흥분을 잘 한다고 호소할 때, 그러면서도 脈이 '팽팽한 기타줄'처럼 弦脈이 나타나면서 안면홍조 다한증 같은 갱년기 증상이 나타난다면, 肝氣鬱結證으로 변증이 되어 자음강화탕 대신 가미소요산을 선택해볼 수 있을 것이다.

* 자문에 응해준 분당미소가인 피부과의원 이상훈 원장님께 감사의 뜻을 전합니다.

보험한약 임상사례 (75)

만성 비염에 보중익기탕합 소청룡탕

 30년 된 비염으로 내원하다

작년 11월 중반에 30대 중반의 남자 환자가 30년된 비염을 호소하며 내원하였다. 맑은 콧물과 재채기를 주소로 내원하였으며 비염은 1년 내내 증세가 지속되는데 특히 가을에 증상이 심해진다고 하였다. 약간 마르고 얼굴이 흰 편으로 손발이 차고 평소에 소화가 잘 안 된다고 하였으며 脈은 細하고 舌은 色紅苔薄하였다. 비점막을 보니 점막은 맑고 투명한 비루로 축축했으며 하비갑개는 약간 부어 있었고, 점막의 색은 알레르기비염에서 보이는 창백한 색은 아니었으며 오히려 붉은 색에 가까웠다.

우선 비염이 꽃가루날리는 봄에 심하지 않고 대신 날씨가 추워지면서 심해진다고 했으며, 비점막의 색깔이 청회색을 띠지 않고 붉은 편이어서 알레르기비염보다는 혈관운동성비염이 오래되어 만성비염이 되었다고 판단하였다. 그리고 환자가 체력이 약해보이지는 않았으나 증상이 오랜 기간 낫지 않는다는 것은 면역력이 약해져서 그렇다고 판단하여, 이는 "表寒證+衛氣虛證"이라는 本虛標實證으로 변증을 하여 소청룡탕 보험한약과 보중익기탕 보험한약을 함께 처방하였다. 침 치료는 코 주변의 혈자리들과 함께 寒氣를 제거한다는 의미로 방광승격을 처방하였다.

3일 뒤에 내원해서 증세가 호전되었다고 하여 다시 똑같은 보험한약과 침 치료를 처방하였으며, 4일 뒤에 내원해서는 맑은 콧물은 많이 호전되었다고 하였다(사진 1, 2참조). 1주일 뒤에 다시 내원하여 아직 코막힘 증세는 남아 있다고 하였으며, 그 후로 2주 뒤에 내원해서는 재채기와 콧물은 거의 없어졌으며 코막힘도 호전은 되었지만 여전히 남아 있다고 하였다. 그리고 그 후에는 내원치 않았다. 또 치료받는 도중에 "선생님 보험한약을 먹으면서 속이 많이 편해졌어요"라고 이야기해주기도 하였다.

비염의 분류와 혈관운동성 비염

비염은 크게 알레르기성 비염과 비알레르기성 비염으로 대별할 수 있으며, 비알레르기성 비염은 그 발생 원인에 따라 감염성 비염과 비감염성 비염으로 나눌 수 있으며, 감염성 비염은 다시 급성 비염과 만성 비염으로 나눌 수 있다.

그러나 이렇게 분류하는 것은 비염의 원인을 규명하여 분류한다는 관점에서 받아들여질 수 있으나, 몇 가지 비염은 제외되기 때문에 다음과 같이 분류하기도 한다. 즉, 급성 비염은 감기를 말하여, 만성 비염은 만성적으로 진행되는 비염을 지칭하는데 임상적으로 중요한 것으로는 알레르기성 비염, 감염성 비염, 약물성 비염, 혈관운동성 비염, 위축성 비염, 만성 비후성 비염 등이 있다.

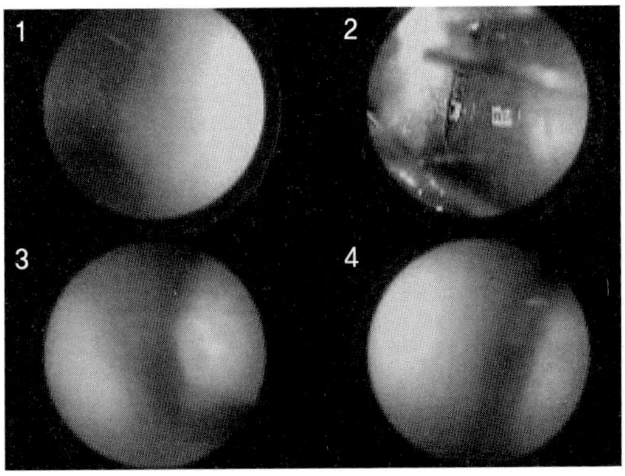

그림 1 내원 당시 우비 1, 2 좌비 3, 4

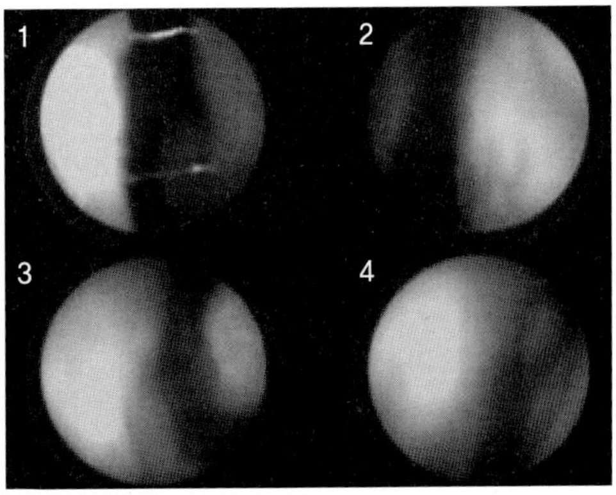

그림 2 10일후 우비 1, 2 좌비 3, 4

비특이적 자극들, 예를 들면 찬 공기, 온도나 습도의 변화, 피로나 스트레스, 담배연기나 먼지, 냉난방기 등에 노출되면 심한 재채기와 함께 만성 비염의 증상들이 갑자기 악화되는 특징적인 임상 양상을 보이는 만성 비염을 혈관운동성 비염이라고 한다. 혈관운동성 비염은 일종의 비특이적 과민 반응으로 면역학적 검사에서 특이한 알레르겐이 증명되지 않지만, 히스타민이나 메타콜린을 이용한 유발검사에서는 과민반응을 나타낸다. 또한 비즙도말검사(nasal smear)에서 호산구의 증식을 보일 수도 있다. 따라서 혈관운동성 비염의 진단에는 감염성 비염이나 알레르기성 비염이 아님을 증명하는 것이 중요하다(김익태 '비염과 부비동염의 치료' 가정의학회지 제22권 제2호 2001).

만성 비염의 한의학적 접근

알레르기 비염의 경우 피부반응검사 등을 사용하여 특이 항원에 대한 알레르기성 반응이 해당 환자에게서 나타남을 증명할 수 있어야 하는데 로컬 한의원에서는 사실상 힘든 경우가 많아 병력청취와 비점막이나 안면 등의 망진을 통해서 판단할 수밖에 없다. 상기 환자의 경우 찬바람이 불면 증세가 심해지며 비점막이 청회색보다는 붉은 색을 띠는 등 혈관운동성 비염으로 판단할 만한 근거가 많았다.

찬바람이 불면서 맑은 콧물과 함께 재채기를 동반할 때 風寒證으로 변증이 되며 소청룡탕을 처방할 수 있지만, 이러한 증상이 수년간 지속되는 경우가 많으며 이럴 경우 면역력이 약해진 것으로 볼 수 있으며 한의학적으로는 氣虛證이나 氣血兩虛證을 함께 동반하는 것을 종종 볼 수 있다. 또한 만성 비염의 경우 사상체질의학을 참고하여 처방하는 것도 유용하다고 생각된다.

간염환자의 기능성위장질환
시호계지탕으로 치료하다

 보험한약 고시개정을 환영하며…

기존의 보험한약 고시가 바뀌면서 2014년부터 새롭게 생산된 보험한약을 만나볼 수 있게 되었다. 우선 68종 단미제의 가격을 현실에 맞게 평균 90%가량 올렸으며, 대신에 혼합엑스산제의 경우 기준 처방을 2첩 1일분이었던 것을 1첩 1일분으로 변경하였고 처방마다 출전에 맞게 단미의 종류와 용량을 정확하게 개정하였다. 행소탕의 경우 온병조변의 처방이었던 것이 동의보감의 것으로 바뀌게 되었고 그 과정에서 절패모와 상백피가 단미제에 추가로 포함될 수 있었다.

이번 고시개정을 간단하게 비유해보자면 "기존의 찐빵은 크기는 큰데 밀가루와 팥을 싼 것을 쓸 수 밖에 없었지만, 이번에는 찐빵의 크기는 반으로 줄이고 밀가루와 팥의 가격이 두 배 비싼 것을 쓸 수 있게 되어 작지만 훨씬 질 좋은 찐빵을 생산할 수 있게 되었다."라고 평가할 수 있다. 아울러 밀가루와 팥을 좋은 재료를 쓰는지 관리감독 기능도 강화되었다.

87년도 보험한약이 시작된 이래 단미제의 가격현실화는 27년만의 처음 있는 일로 보험한약 도약의 발판을 마련한 쾌거라 생각된다. 우리가 보험한약 사용을 활발히 하여 사용규모가 늘어나고 동시에 제약회사간 품질 경쟁이 확대되면 더욱 양질의 보험한약이 생산될 수 있을 것이다. 특히 향후 보험한약 사용확대와 진료 표준화를 통해 한의학이 치료의학으로 거듭나기를 간절히 기다려 본다.

 기능성 위장질환으로 내원하다

작년 11월말 30대 중반의 남자환자가 소화불량, 복통 그리고 흑변을 호소하면서 내원하였다. 증상은 1주일 전부터 시작되었으며, 대변은 묽은 편이었고 복통은 주로 대변을 보고나면 소실이 된다고 하였다. 비교적 까칠하게 생긴 남환인데, 스트레스로 인해 증세가 시작되었다고 하였다. 그리고 현재 만성 활동성 B형 간염을 앓고 있다고 하였으며, B형 간염 바이러스 증식을 억제하는 약을 10년째 복용 중이라고 하였다. 그래서인지 오른쪽 늑골하부를 누르면 뚜렷하게 거부감을 호소하여(본인 스스로 옆구리가 결린다고도 하였다.) 胸脇苦滿도 확인할 수 있었으며, 脈은 弦細하고 舌은 色紅苔薄하여 肝氣鬱結證으로 변증을 하고 침 치료와 함께 시호계지탕 보험한약을 2일분 처방하였다.

그 후로 내원치 않다가 올해 1월 중순에 다시 내원하였는데, 이번에는 4일전부터 오른쪽 어깨와 등이 결리고 소화불량, 어지럼증, 메슥거림, 두통 등을 호소하면서 내원하였다. 최근 1달정도 스트레스를 지속적으로 받았는데 그 후로 증세가 시작되었다고 하였다. 이번에도 脈은 弦細하고 舌은 色紅苔薄하여 肝氣鬱結證으로 변증을 하고 침 치료와 함께 시호계지탕 보험한약을 3일분 처방하였다. 5일 후에 다시 내원하였는데 어지럼증, 메슥거림, 두통은 호전되었고 소화불량은 50%정도 호전되었다고 하였다. 그리고 이번에는 변비가 생겼었는데 변비도 개선되었다고 하였으며 정신적으로도 편안해지는 느낌이 든다고 하였다. 그래서 침 치료와 함께 시호계지탕 보험한약을 3일분 다시 처방하였다.

그 뒤에도 두 차례 정도 더 스트레스 받아서 복통으로 내원했는데 침 치료 받고 시호계지탕 보험한약을 2~3일 복용하면 바로 증상이 가라앉는다고 하였다.

 ## 간염환자가 간기울결증으로 변증되는가?

'간염환자=간기울결증'이라고는 할 수 없을 것이다. 하지만 활동성 간염환자의 경우 첫째, 간에 부담이 안 되는 처방을 선택해야 할 것이며, 둘째, 간염환자의 경우 肝氣鬱結證이나 肝火上炎證, 肝膽濕熱證과 같은 간과 관련된 변증의 가능성을 항상 염두에 두면서 변증할 필요가 있다고 생각된다.

 ## 시호계지탕의 활용

시호계지탕은 계지, 작약, 황금, 인삼, 감초, 반하, 대조, 생강, 시호 총 9가지 약물로 이루어진 처방으로 상한론에 "傷寒六七日, 發熱, 微惡寒, 肢節煩疼, 微嘔, 心下支結, 外證未去者, 柴胡桂枝湯主之"이라 하여 太陽病과 少陽病의 兼證에 사용하는 처방이다.

최근에는 시호계지탕과 H2 Receptor Antagonist의 병용으로 위궤양이 완치된 환자 189명의 유지요법으로 시호계지탕군 시호계지탕+H2RA군 H2RA 단독투여군 이렇게 세 군으로 나누어서 재발방지효과를 비교평가하였는데 6개월간 누적재발률이 약 24%로 세 군간의 차이가 없다는 보고가 있었다(대한한의학회 EBM 특별위원회 옮김 「근거중심의 한방처방」 군자출판사, 2011). 이는 위궤양 유지요법으로 시호계지탕이 효과가 있음을 보여주는 것으로, 이처럼 스트레스로 인한 위장질환일 경우 그래서 간기울결증 변증이 동반되는 소화기질환의 경우 시호계지탕 보험한약을 적극 활용해 볼 필요가 있다고 생각된다.

보험한약 임상사례 (77)

청상견통탕, 30년 된
편두통에 도전하다

 편두통으로 내원하다

2012년 5월에 50대 중반의 여자환자가 편두통을 호소하면서 내원하였다. 편두통은 30년 전부터 시작되었으며 주로 오른쪽이 심한데, 통증이 있을 때는 눈이 빠지는 것 같은 느낌이 들고 송곳으로 찌르는 듯한 느낌이 든다고 하였다. 2~3개월에 한 번씩 편두통 발작이 생기는데 한번 생기면 짧게는 2~3일 길게는 10일 이상 지속되기도 한다고 하였다. 통증은 하루 종일 지속되고 몸이 힘들어서 누워있어야 할 정도라고 하였다.

오심구토 증세는 없었으며 수명(羞明photophobia)도 없었으나 음성공포증(phonophobia)은 있어 편두통이 생기면 시끄러운 소리는 싫다고 하였다. 편두통이 처음 생길 당시에는 진통제만으로도 효과가 있었으나 도중에는 진통제가 안들어 이미그란(호박산수마트립탄)을 복용한다고 하였으며 최근에는 이미그란도 효과가 떨어지기 시작한다고 하였다.

 청상견통탕을 처방하다

체격이 좋은 편이고 약간 무섭게 생긴 여환인데, 속이 비면 쓰리고 변비가 조금 있으며 잠은 깊게 못 잔다고 하였다. 脈은 弦하고 舌은 色紅苔薄하고 두통은 시원한 곳에 가면 조금 낫고 따뜻한 곳에 가면 더 심해진다고 하여(喜冷惡溫) 實熱證으로 변증을 하고 침 치료와 함께 청상견통탕 보험한약을 3일분 처방하였다. 다음날은 속이 조금 불편하다고 하였으며 5일후에 내원해서는 두통이 괜찮다가 다시 통증이 있다고 하여 침 치료와 함께 청상견통탕을 2일분 처방하였다. 그렇게 11일 동안 총 침 치료 6회 청상견통탕을 7일분 처방받고 증세가 호전되어 내원치 않았다.

그런데 작년 12월 말에 다시 두통으로 내원하였는데, 1년 7개월 동안 두통이 단 한 차례도 없었다고 하였으며 어제부터 다시 생겨 치료받으러 왔다고 하였다. 이번에는 두세 차례 정도 침 치료와 청상견통탕 보험한약을 처방받고 두통이 호전되어 더 이상 내원치 않았다.

 ## 청상견통탕

청상견통탕은 명나라 恭廷賢의 「壽世保元」에 처음 소개된 처방이며 당귀, 천궁, 백지, 강활, 독활, 방풍, 생강, 창출, 맥문동, 황금, 국화, 만형자, 세신, 감초 총 14가지 약재로 구성되어 있고 각종 두통에 진통제로 사용되는 처방이다(「실용한방처방집」 조기호 옮김, 신흥메드싸이언스, 2010/壽世保元에는 生薑煎服이라고 되어 있는데, 우리 보험한약은 제중신편을 출전으로 하고 있으며 생강이 빠져 있다).

방약합편에서도 '청상견통탕은 일체두통을 다스리는데 新久나 左右를 불문하고 모두 효과가 있으나 노인이나 허약자 중에서 實熱이 없으면 사용할 수 없다(治一切頭痛 新久左右 皆效【活套】老虛人 無實熱 不可用)'고 하여 두통의 종류와 상관없이 實熱證 두통에 폭넓게 사용할 수 있음을 보여주고 있다.

 ## 변증시치는 한의학의 장점이다

보험한약 임상사례 35편째에서는 긴장형 두통에 청상견통탕이 주효하였던 치험례를 소개하였으며, 보험한약 임상사례 66편째에서는 편두통에 반하백출천마탕이 주효하였던 치험례를 소개하였다.

하지만 이번에는 30년 된 편두통에 청상견통탕 보험한약이 주효했었고 이번 환자의 경우 편두통이기는 하지만 소화불량이나 메슥거림, 脈滑과 같은 脾虛濕痰證이 명확하지 않으며 체력도 건실한 편이어서 痰厥頭痛이라고 변증하기 어려운 상황이었다. 이번 경우는 實證이자 熱證인 두통으로 변증할 수 있으며 그래서 청상견통탕 보험한약이 주효했던 것으로 생각된다.

보험한약 중에서는 긴장형 두통에는 청상견통탕을, 편두통에는 반하백출천마탕을 우선적으로 고려해볼 수 있겠지만, 궁극적으로는 질병명보다는 변증을 정확하게 함으로써 보다 제대로 된 효과를 볼 수 있는 것이 한의학의 장점임에 틀림없다.

그리고 변증이 잘 맞고 선택한 처방이 잘 맞으면 보험한약과 침 치료 만으로도 기대 이상의 놀라운 효과를 보여주기도 하는 것 같다.

보험한약 임상사례 (78)

황련해독탕, 아토피피부염의
가려움증을 다스리다

火의 장기들

火의 장기들을 살펴보면 心臟·小腸·舌·脈 등이 해당한다고 볼 수 있는데, 이들의 가장 큰 특징은 움직임이 활발하다는 것이다. 움직임이 활발하다는 것은 形이 있긴 하지만 無形의 특징을 가장 많이 가지고 있다고 볼 수 있으며 이것이 五行 중 火를 통해서 취상하고자 하는 의미가 아닐까 싶다. 활발한 움직임으로 인해 열 생산이 많은 것 또한 화의 취상과 일맥상통한다. 특히 이들 화의 장기들은 움직임이 활발해서 인체의 변화를 잘 반영하기 때문에 舌診, 脈診, 望診(觀形察色중에서 察色) 등과 같이 한의 진단에 널리 활용되어 왔으며, 활발한 움직임으로 인해 암이 잘 생기지 않는다는 공통점도 가지고 있다.

위장관의 수축은 리드미컬하게 일어나는데, 이 리듬은 평활근의 막전위에 있는 'slow waves'라고 불리는 진동수에 의해서 결정된다. 이 수축의 빈도는 위에서는 분당 3회, 십이지장에서는 분당 12회, 회장 말단에서는 분당 8~9회 정도 일어난다. 이 slow wave가 직접 근육을 수축시키는 것은 아니지만, spike potential이 생기면 근육 수축이 일어나게 된다(「Guyton's Textbook of medical physiology」 8th edition, Arthur C. Guyton, W. B. Saunders Company, 1991). 'slow waves=muscle contractions' 라고 할 수는 없지만 slow waves의 횟수를 보면 장관의 운동성은 '소장〉대장〉위장'의 순서라고 추측해 볼 수 있다. 한편, 담낭은 지방이 든 음식을 섭취하면 충분히 수축을 하게 되고 방광은 소변을 비울 때 배뇨수축(micturition contraction)이 일어나게 된다.

주지하다시피 정상인에 있어, 심장은 1분에 60~80회 정도 수축을 하게 되며, 폐는 1분에 16~20회 정도 수축을 하게 된다. 췌장이나 간, 신장의 움직임에 대해서는 개인적으로 정확한 정보를 갖고 있지 못하지만 심장이나 폐보다는 움직임이 훨씬 적지 않을까 싶다.

이와 같이 대체로 五臟이나 六腑 중에서 장기의 운동성은 '화〉금〉토, 목, 수'라고 할 수 있으며 五臟에서나 六腑 중에서나 火의 장기인 心臟과 小腸의 움직임이 가장 활발하다고 볼 수 있다. 마찬가지로 五官 중에서도 舌의 움직임이 가장 활발하며, 五體 중에서도 脈의 움직임이 가장 활발하다.

아토피피부염으로 내원하다

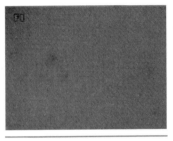

그림 1 허벅지 피부상태

올 2월 중순에 30대 초반의 여자환자가 30년 된 아토피 피부염과 30년 된 만성비염을 호소하면서 내원하였다. 원래는 아들의 비염치료를 위해서 내원하였는데, 치료하면서 본인의 아토피 피부염과 만성 비염에 대한 상담을 함께 원한 것이었다. 습진(피부염)은 심하지 않았으며 팔이 접히는 부분과 허벅지에 있었지만 얼굴에는 없었다. 여름에는 진물이 생기고 겨울에는 피부가 건조하다고 하였으며, 작은 구진(papule)들과 반점(macule)들이 군데군데 있었다〈사진 참조〉. 가려움증이

가장 고통스러운 증상인데 특히 밤에 많이 가렵다고 하였다. 비염은 30년전부터 코막힘 콧물 재채기가 있었으며 콧물은 특히 봄에만 심하다고 하였고 도중에 비중격만곡 수술과 비후성비염 수술을 했다고 하였다.

소화는 잘 안되고 변비가 있으며 손발은 차가운 편인데 물은 찬 물을 좋아하고 더위를 많이 탄다고 하였다. 脈은 數脈이고 舌은 色紅苔薄하여 우선 風熱證으로 변증을 하고 형개연교탕 보험한약 3일분과 함께 침 치료를 하였다. 3일 후에 다시 내원했는데 큰 차도가 없다고 하였다. 오래된 피부염과 비염이라 火熱證으로 변증을 바꾸고 황련해독탕 보험한약을 3일분 처방하였다.

그리고 10일 후에 내원하였는데 가려움증이 많이 좋아져서 20% 정도로 줄어들었다고 하였다. 아울러 코막힘도 호전되었다고 하였다. 그래서 이번에는 황련해독탕 보험한약을 4일분 처방하고 침 치료를 병행하였다. 1주일 뒤에 다시 내원하였는데 가려움증은 거의 호전되었으며 코막힘 역시 처음의 20% 정도로 호전되었다고 하였다. 또 1주일 후에 다시 내원하였는데 이번에는 피자를 많이 먹고 나서 가려움증이 심해졌다고 하였다. 그동안은 항상 가려워서 음식과 관련이 있는 줄 몰랐지만 돌이켜보면 밀가루 음식을 많이 먹으면 더 가려웠던 것 같다고 하였다. 코막힘은 상당히 좋아져 크게 불편하지 않다고 하였다.

 황련해독탕

「素問」病機十九條에 보면 諸痛痒瘡 皆屬于心이라 하여 '무릇 瘡痒이 肌膚에 나타난 것은 紅腫 痒

痛을 막론하고 모두 心에 속한다'고 하였으며「靈樞」에 이르기를 凡營衛稽留于經脈之中 則血泣而 不行故熱 火熱不止 熱勝則肉腐 肉腐則爲膿이라 하였다. 또한 李念莪가 이르기를 '熱心則瘡痛 熱微 則瘡痒'이라 하여 痒과 痛은 단지 火熱 정도의 경중을 나타낸 것이라 하였다(문준전 외 공편「동의 병리학」고문사, 1993).

황련해독탕은 황금, 황련, 황백, 치자 총 4가지 약물로 구성된 처방으로 비교적 체력이 있고 잘 상 기가 되며 안절부절 못하는 경향이 있는 다음 제증 : 객혈 · 토혈 · 하혈 · 뇌출혈 · 고혈압 · 심계항 진 · 노이로제 · 피부가려움 · 위염 등에 쓸 수 있으며 코피 · 불면증 · 노이로제 · 위염 · 숙취 · 월경 에 수반한 정신신경증상 · 어지러움 · 동계 등에도 효과를 기대해 볼 수 있다(「한방처방의 동서의학 적 해석」제2판, 조기호 편저, 퍼시픽출판사, 2006).

이와 같이 황련해독탕은 心火를 瀉하는 대표적인 처방으로 비교적 체력이 튼실한 환자의 熱證이 자 實證인 피부질환의 경우, 가려움증을 다스리는 목표로도 황련해독탕 보험한약을 응용해볼 수 있 을 것이다. (주처방이 있을 경우 보조처방으로도 활용가능하다)

위중허랭(胃中虛冷)
과민대장증후군에 이중탕

 과민대장증후군

과민대장증후군은 복부 불편감이나 복통이 배변으로 소실되거나 배변 빈도 또는 형태의 변화를 동반하는 기능성 장 질환을 말한다. 로마 진단기준Ⅲ는〈표 1〉과 같다.

표 1 로마 진단기준 Ⅲ

로마Ⅲ에 의한 과민대장증후군의 진단기준
C. 기능성 장 장애 　1. 과민대장증후군 　　발병한 지 6개월 이상 되면서 최소한 3개월간 재발성 복통이나 불편감이 　　＊배변과 함께 개선되는 증상 　　＊대변 빈도의 변화와 연관되어 발병된 증상 　　＊대변 형태의 변화와 연관되어 발병된 증상 중에서 2개 이상과 연관되어 나타나는 경우 　　＊＊ 불편감은 통증으로 묘사되지 않는 편하지 않은 감각을 의미한다.

한국의 한 3차 의료기관의 연구결과에 따르면, 위장장애로 방문한 환자 476명 중 기능성 위장장애 환자가 81%(386명)이었고, 그 중 하부 위장관 증상에는 복통이나 복부불쾌감이 27%(127명)로 가장 많았으며, 복부 팽만감이 14.9%(71명), 변비 14%(67명,) 묽은 변이나 설사가 13%(62명), 불완전배변감 9%(43명), 배변 습관의 변화가 4%(19명) 순이었다.

'과민대장증후군'에 대하여는 명확한 기전이 밝혀져 있지 않지만 위장관 운동 이상, 평활근 이상, 내장 과민, 신경전달물질 불균형 때문으로 생각된다(「최신가정의학」, 대한가정의학회 편, 한국의학, 2007).

과민대장증후군으로 내원하다

2013년 말에 30대 초반의 남자환자가 과민대장증후군으로 내원하였다. 대변이 묽게 나오고 식욕이 떨어졌으며 아침에 복통이 있는데 복통은 배변 후에 가라앉는다고 하였다. 腹痛 · 飮食無味 · 가는 변 등은 10년 전부터 시작되었는데 4일 전에 몸살이 있고나서 증상이 심해져서 내원했다고 하였다(음식무미는 특히 고기를 먹고 싶지 않다고 하였다). 얼굴색은 흰 편으로 키가 크고 약간 마른 체격의 소유자였다. 腹診上 배가 차고 무력한 편이었으며, 脈도 弱한 편이고 舌은 色淡紅苔薄하여 胃中虛寒證으로 변증을 하고 침 치료와 이중탕 보험한약을 1주일분 처방하였다. 토요일 퇴근시간 즈음해서 내원하여서 누워서 하는 체침치료를 할 수 없어 대신에 분구침술로 대신하였다. 또한 3일분만 처방하려 하였으나 토요일 밖에 내원할 수가 없다고 하여 1주일분 처방하였다.

1주일 후에 다시 내원하였는데 증상이 약간 호전되었다고 하였다. 이번에는 일반적인 체침치료와 뜸치료를 할 수 있었으며 다시 이중탕 보험한약을 1주일분 처방하였다. 한동안 내원치 않다가 1달 15일 후에 다시 내원하였는데 치료 후 호전되었다가 바빠서 내원치 못해서 증세가 악화되었는데, 호전 시에는 처음의 30~40% 정도 수준으로 회복되었다가 약을 못 먹으면서는 처음의 60% 수준으로 다시 악화되었다고 하였다. 15일 후에 다시 내원했는데 증세가 호전되었다고 하였으며, 그 후로 다시 3주 후에 내원하였는데 대변은 더 이상 묽지 않고 잘 나온다고 하였으며 복통은 약을 먹으면 처음의 20% 정도 수준으로 증상이 가벼워졌다가 약을 끊으면 처음의 50% 수준으로 다시 악화가 된다고 하였다. 3개월 동안 이중탕 보험한약을 간헐적으로 1주일분씩 4번 총 28일분을 복용한 이후의 결과였다.

 ### 이중탕

이중탕은 인삼, 건강, 백출, 감초 총 4가지 약물로 구성된 처방이며 상한론에서는 이중환으로 처음 소개된 처방으로 "太陰之爲病, 腹滿而吐, 食不下, 自利益甚, 時腹自痛"이라고 하는 太陰病證이 적응증으로 알려져 있다. 즉 배가 더부룩하고 배가 살살 아프면서 설사를 할 때 적절하다는 것이다.

필자의 경우, 이중탕은 사용횟수가 많지 않은 보험한약이다. 배가 더부룩하고 배가 살살 아프면서 설사를 하는 경우, 복진상 배가 차다는 느낌이 들어서 이중탕 보험한약을 처방해보지만 효과가 없는 경우가 많았고, 대신 불환금정기산 보험한약이 효과가 있는 경우가 많았던 것 같다.

그렇다 보니 불환금정기산 보험한약을 우선적으로 선택하게 되고 상대적으로 이중탕 보험한약은 덜 자주 쓰이게 된 것 같다. 특히 보험한약의 경우 급성 내과질환에 다용하기 때문에 보다 實證, 熱證, 表證에 많이 쓰게 되어 虛證에 쓰는 보험한약의 활용도는 떨어질 수밖에 없다. 그럼에도 불구하고 상기 환자와 같이 과민대장증후군이 오래되고 虛寒證이 분명할 경우 이중탕 보험한약을 활용해볼 수 있겠다.

3세대 한의원을 꿈꾸며

 족저근막염

보험진료 영역과 의존도를 놓고 보면 한의원의 역사와 형태를 다음의 3단계로 나눠볼 수 있다.

▲ 1세대 한의원: 2000년도 이전에 보험진료에 의존하지 않고도 비보험 탕약만으로도 유지나갈 수 있었던 시절의 한의원. 즉 보험진료에 대한 의존도가 상당히 낮았다.

▲ 2세대 한의원: 2000년도 이후 신규 한의과대학 졸업생의 배출이 많아지면서 침 치료를 위주로 한 보험진료 의존도가 높아지는 시절의 한의원. 주로 '침 치료+탕약치료'의 진료형태를 가진다.

▲ 3세대 한의원: 최근 침 치료시장도 포화가 되어 '침 치료+보험한약치료'를 통해서 급성내과질환을 위시한 1차진료를 위주로 하는 한의원. EBM에 근거한 진료표준화가 결합되어야 보다 시너지를 낼 수 있다.

3세대 한의원의 특징은 근골격계 위주의 보험진료에서 벗어나 급성내과질환을 비롯한 다양한 질환을 보험한약으로 진료하는 진료형태를 가진 한의원을 말한다. 3세대 한의원과 관련된 키워드로는 '보험한약, 급성내과질환, 진료표준화, EBM, 1차진료, 치료의학' 등이라고 정리할 수 있을 것이다.

 지난 5년간의 보험한약 사용결과

보험한약 진료에 실망하는 목소리 중에서 가장 두드러진 것이 "보험한약 진료는 비용만 증가시키고 이득이 없다는 것"이다. 필자의 한의원은 2008년 말 금융위기를 겪으면서 보험한약 사용을 시작했으며, 지난 5년간의 조제건수와 보험한약 사용량에 대한 결과를 소개하여 보험한약 사용이 한의원에 도움이 될 수도 있음을 제시하고자 한다.

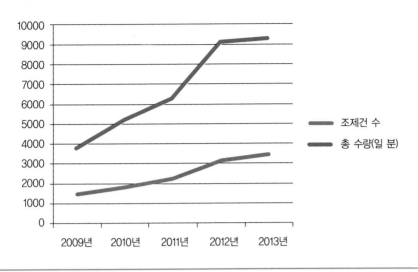

그림 1 보험한약 조제건수와 사용량(일분)

우선 보험한약 조제건수의 경우, 2009년도에 1485건이었는데, 2010년도에는 1814건, 2011년도에는 2250건, 2012년도에는 3126건, 2013년도에는 3447건으로 늘었다. 보험한약 사용량의 경우도, 2009년도에는 3779일분이었는데, 2010년도에는 5187일분, 2011년도에는 6286일분, 2012년도에는 9092일분, 2013년도에는 9269일분을 사용하여 점점 늘고 있음을 알 수 있다〈그림 1 참조〉.

즉 보험한약 사용하기 이전인 2008년도에 비해서 2013년도에는 보험진료건수가 3447건 이상이 증가한 것이다.(보험한약을 처방한 3447건보다는 조금 더 증가한 것 같다.) 2013년도 보험한약 재료비가 1389만2413원으로 한달에 100만원 이상이었지만, 그로 인해서 증가한 진료비는 재료비를 상쇄하고도 남는 수치라고 생각된다. 그래서 "보험한약 진료는 비용만 증가시키고 이득이 없다"는 주장은 필자의 경우에는 해당되지 않는 것 같다.

2013년도 빈용 보험한약

2013년도에 가장 많이 사용한 보험한약은 반하사심탕으로 총 1291일분을 사용했다. 두 번째는 작약감초탕 임의처방이었는데 1277일분을 사용했다. 작약감초탕은 근골격계 질환에도 사용하지만 50% 정도는 반하사심탕과 함께 복통이나 식도염환자에게 처방하였다.

총 36가지(임의처방 3가지 포함) 보험한약 중에서 200일분 이상 사용한 처방은 12가지였으며 순서대로 나열하면 다음과 같다.

①반하사심탕 1291일 ②작약감초탕임의처방 1277일 ③소청룡탕 1043일 ④형개연교탕 973일 ⑤불환금정기산 704일 ⑥자음강화탕 505일 ⑦연교패독산(491일) ⑧독활방풍탕 임의처방 471일 ⑨반하백출천마탕 390일 ⑩갈근해기탕 315일 ⑪삼소음 251일 ⑫평위산 218일〈그림 2 참조〉

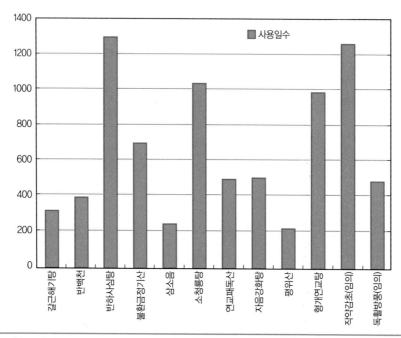

그림 2 2013년도 다빈용 보험한약

작약감초탕 임의처방 중 50% 정도와 독활방풍탕 임의처방은 주로 근골격계 질환에 사용했지만 다른 보험한약들은 대부분 감기, 위장질환, 피부질환, 갱년기 등에 사용한 보험한약들이다. 즉 필자의 경우는 대부분 비근골계 질환이라는 새로운 영역을 다스리는데 보험한약을 활용하였다.

 보험한약을 잘 활용하기 위해

보험한약만 구비한다고 해서 보험한약 사용이 늘어날까? 전혀 그렇지 않을 것이다. 보험한약을 사용해서 급성내과질환을 치료하여 효과가 있어야 그런 환자들이 늘어서 보험한약 사용이 증가할 것임은 자명하다. 급성내과질환 환자가 늘고 보험한약 사용이 늘어날 수 있는 방법은 수없이 많겠지만, 필자가 기울였던 노력들을 소개하면 다음과 같다.

첫째, 1차 진료를 위한 여건을 마련했던 것 같다. 감기 환자의 경우, 비내시경을 준비해서 비강과

귓속을 항상 확인하였다. 청진기를 양질의 제품으로 준비하여 필요시 청진을 적절히 시행하였다. 고막체온계를 수시로 활용하였으며, 설압자를 사용해서 편도를 항상 체크하였다. 본원에서 급성내과질환을 보험한약으로 치료한다는 원내광고를 하여, 환자들이 보험한약을 이용한 진료가 가능함을 충분히 공지하였다.

둘째, 가능한 평판이 좋은 보험한약 회사의 제품을 사용하도록 노력하였다. 한의사들 커뮤니티를 통해서 가장 평판이 좋은 회사를 두 군데 정도 선택하여 그 회사제품들을 활용해왔다.

셋째, 1차 진료에 도움이 되는 지식들을 꾸준히 준비하였다. 필자가 그동안 칼럼들을 쓰면서 인용했던 EBM서적이나 양방서적들을 진료에 필요할 때마다 참고하였으며, 틈틈이 지인들의 자문도 구하였다.

보험한약 임상사례 (81)

급성비염 치험례를 통해서 본
보험한약 복용법

 보험한약 복용법

강의나 학회에 다니다 보면 보험한약 복용법에 대한 질문을 종종 받는다. 특히 올해부터는 새로운 보험한약이 출시되면서 궁금증이 더해지는 것 같아서, 이번에는 급성비염을 가진 만 여섯 살 아동환자의 치험례를 소개함과 동시에 구체적인 복용법을 소개하고자 한다. 기존의 고시에도 복용법이 언급되어 있지만, 그것보다는 필자가 진료현장에서 실제로 사용하는 방법을 소개하고자 한다.

우선 개략적인 원칙을 소개하자면 다음과 같다.

첫째, 신약은 용량이 줄었지만 구약과 똑같이 처방한다.

둘째, 낱개로 포장된 것만 사용한다.

셋째, 만 1세 미만은 하루에 한 봉지를 2~3번에 나눠서 먹인다. 만 1세부터 7세미만은 '0.5봉지 하루 세 번' 복용하는 대신 1봉지씩 하루 두 번 복용케 한다. 만 7세부터 11세 미만은 '0.75봉지 하루 세 번' 복용하는 대신, 어른들과 똑같이 1봉지씩 하루 세 번 복용케 한다. 만 11세 이상은 한 봉지씩 하루 세 번 복용케 하는데, 감기 초기의 경우는 하루에 4~5봉지를 복용케 하기도 한다.

 급성비염 치험례

● 만 6세 여아 C.C 코막힘 기침 O/S 1주일 전

PI 상기 환자 2년 전부터 비염이 시작 1달에 15일 정도는 코막힘 콧물 등을 달고 살다가 작년에는 증세가 심해져 종합병원에서 치료받기도 하던 중 금일 내원

표 1 환아의 내원날짜

일	월	화	수	목	금	토
3월 2일	3	4	5	6	7	8
9	10	11	12	13	14	15
16	17	18	19	20	21	22
23	24	25	26	27	28	29
30	31	4월 1일	2	3	4	5
6	7	8	9	10	11	12

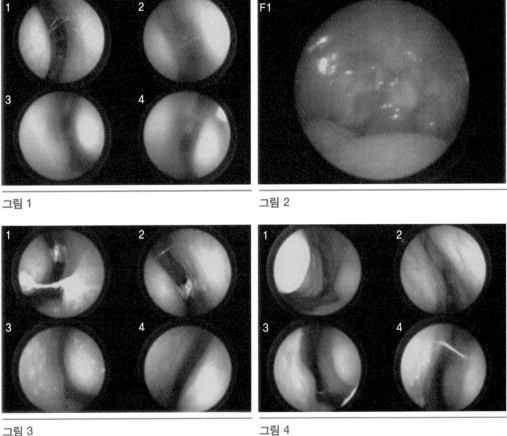

그림 1   그림 2

그림 3   그림 4

▲ 3월 8일(초진). 코막힘 기침(밤 7시에 심하게 함) 1주일 전부터 상기 증세 발생 금일 내원
　　비내시경상 비강내 黃涕, 인두에도 黃涕〈그림 1, 2〉
　　인당 상성, 피내침(이침용), 형개연교탕 1T bid 3일동안 복용케함
▲ 3월 10일. 기침, 코막힘, 약간 호전, 피내침, 형개연교탕 1T bid 3일분

▲ 3월 13일. 기침, 코막힘, 약간 호전, 피내침, 형개연교탕 1T bid 3일분

▲ 3월 17일. 어제 감기 걸림, 37도 기침이 심해짐, 황체는 없어짐, 피내침, 소시호탕 1T bid 2일분

▲ 3월 20일. 발열 기침은 호전 콧물이 조금 끈적해짐〈그림 3〉, 피내침, 소청룡탕 1T qd(아침)
형개연교탕 1T qd(저녁) 3일분

▲ 3월 25일. 가래, 기침 거의 없음, 피내침, 소청룡탕, 1T qd(아침) 형개연교탕 1T qd(저녁) 3일분

▲ 3월 29일. 이사를 해야 해서 약을 길게 달라, 피내침, 소청룡탕 1T qd(아침)
형개연교탕 1T qd(저녁) 6일분

▲ 4월 3일. 누런 코는 없이 기침이 심해짐, 피내침, 소청룡탕 1T bid 3일분

▲ 4월 5일. 약간 호전, 기침 없어짐, 피내침, 약은 아직 있다

▲ 4월 8일. 거의 호전, 소청룡탕 1T qd 3일분

 해설

1. 초등학교 들어가기 전 아이들은 침맞기를 싫어해서 주로 피내침(이침용)을 활용하는데 상성혈, 인당혈, 비익혈 등을 활용한다. 중이염이 있으면 청궁혈에도 피내침을 놓는다. 그리고 3시간 정도 후에 떼게 한다. 상기 여아의 경우 피내침도 맞기 싫어해 상성혈과 인당혈 두군데로 타협하였다.

2. 이 여아의 경우 처음에는 비강내 黃涕가 보이고 인두로도 넘어가고 있어 風熱로 변증을 하고 형개연교탕 보험한약을 처방하였다. 그리고 누런 콧물이 맑은 콧물이 바뀌고 후비루로 인해서 기침이 심해지자 風寒으로 변증을 바꾸고 소청룡탕 보험한약으로 변경하였다. 하지만 소청룡탕만 복용할 경우 콧물이 찐득해졌으며 이럴 경우 '風熱+風寒'으로 변증을 바꾸고 형개연교탕과 소청룡탕 병행요법을 시행하여 잘 마무리될 수 있었다.

3. 비염이 자주 걸리는 아이들의 경우, 그래서 병원을 오래 다닌 경우 치료기간을 짧게 잡으면 안 되는 것 같다. 기본적으로 2주 이상은 치료해야 하며 치료 후에도 자주 재발이 되기 때문에 사전에 충분히 인지시킬 필요가 있다. 치료 도중에도 찬바람을 쐬면서 증세가 악화되거나 또 다른 감기에 걸리면서 악화되기도 한다.

부모님들은 항생제를 더 이상 먹이지 않기를 바라며, 필자의 치료도 "No more antibiotics, instead herb"라는 목표를 세우고 부모님들과 목표를 공유하면서 치료해 나가고자 하였다. 특히 보험한약을 중심으로 한 한의치료는 면역력의 손상을 가져 오지 않아서 그런지, 오랜 기간 자꾸 재발되는 비염이 보험한약으로 치료하면서 재발 횟수가 서서히 줄어드는 경우를 종종 경험하게 된다.

일시적인 불면증에 황련해독탕

 개인적인 개원의 팁 한가지

필자는 경영적인 면에서는 스스로 부족한 부분이 많다고 생각되지만, 시간이 지나다 보니 경험이 조금씩 쌓이게 되고 진료를 하는데 유용한 팁들도 하나씩 생기는 것 같다.

그 중의 한 가지 팁을 소개하자면 다음과 같다. "치료 도중 환자의 가벼운 호소에도 귀를 기울이자"는 것이다. 초진 시에 이루어지는 주소증은 민감하게 받아들이지만, 침을 맞으면서 슬쩍 흘리듯이 말하는 증세의 호소는 그냥 넘어가기 쉽다. 예컨대 "원장님 요즘 입술이 조금 마른데요?"라고 호소하는 경우 "요즘 날씨가 건조해서 그래요. 괜찮아요" 이렇게 넘어가는 것보단 "몸이 건조해져서 그런가 봅니다. 제가 보험이 되는 가루약 2일분만 처방해드리겠습니다." 이렇게 대답하고 보험한약을 처방하는 것도 필요하다고 생각된다. 입술이 건조하다고 호소하는 여자환자의 얼굴이 창백하고 脈이 弱하여 보중익기탕 보험한약을 처방해서 좋은 효과를 본 경우도 있었다.

 요통 치료 중 불면증을 호소하다

올해 3월말에 30대 중반의 여환이 1주일 전부터 시작된 허리 통증을 호소하며 내원하였다. 3번 정도 치료 후 요통은 호전되었는데, 4월 중순에 다시 요통이 시작되어 내원하였다. 이틀 후에 다시 내원하였는데, 허리에 침을 맞으면서 지나가는 듯한 말로 "요즘 잠을 좀 못자는 것 같아요"라고 이야기 하는 것이다. 자세히 문진을 하니, 1주일 전에 이사를 왔는데 그때부터인지 잠을 자주 깨고 깊게 못 잔다는 것이다. 체격이 좋은 편이고 얼굴이 약간 까무잡잡한 여환인데 脈이 弱하지 않아서 實證으로 보고 황련해독탕 보험한약을 2일분 처방하였다. 4일 후에 다시 내원하였는데 "잠자는 것이 조금 나은 것 같은데요"라며 만족해하였다. 그래서 황련해독탕을 2일분 다시 처방하였으며 2일 후에 다시 내원하였는데, 자는 동안 깊게 못자고 3~4번 정도 깼었는데 황련해독탕을 복용하고 나서는 깊게 자고 1~2번 정도 깨는 정도로 많이 호전되었다고 하였다. 그래서 2일분 더 처방하였다. 그 후로 내원치 않다가 최근에 침을 맞으러 다시 내원하였는데 불면증은 그 후로 괜찮았다고 하였다.

황련해독탕

황련해독탕은 황련, 황금, 황백, 치자 총 네 가지 약재로 구성된 처방으로, 동의보감에 "傷寒의 大熱과 煩燥로 因하여 잠자지 못하고 或은 나은 뒤에 술을 마셔 病이 다시 심해진 症과 一切의 熱毒을 다스린다"(허준 원저 「국역증보 동의보감」 남산당, 2000)라고 하여 傷寒으로 인한 불면증을 치료함을 언급하고 있다.

황련해독탕 중에서 치자 알코올 추출물은 생쥐의 자발운동을 감소시키고 pentobarbital sodium에 의한 수면 작용을 증가시킨다. 그리고 황련과 황백의 주성분은 berberine이라는 같은 성분이며, 이 berberine은 강심 · 항부정맥 작용과 함께 혈압강하 작용이 있는데, berberine의 혈압강하 작용의 주요 기전은 아드레날린성 α수용체를 경쟁적으로 차단하여 심박동률과 말초혈관의 저항력을 낮추는 것이다(김호철 저 「한약약리학」 집문당, 2008).

즉 황련해독탕은 흥분된 상태를 가라앉혀 주고 수면에 도움을 줄 수 있는 처방이라고 볼 수 있다.

흥분 상태 가라 앉히고 수면에 도움줘

필자도 한의사이다 보니 불면증을 호소할 경우, "화난 일이 있었어요?"라든가 "깜짝 놀라거나 당황하는 일이 있었어요?"와 같이 변증에 필요한 질문들을 하게 된다.

하지만 대부분의 불면증은 신경 쓰이는 일이 조금 있었거나 혹은 뚜렷한 이유가 없이 잠을 못자는 경우가 많았던 것 같다. 그래서 환자가 침을 맞다가 지나가는 말로 "갑자기 며칠 전부터 잠이 안와요"라고 호소할 때는, 환자가 체격이 좋은 편이고 脈도 弱하지 않다면 火熱證으로 엄격하게 변증이 되지 않더라도, 우선 황련해독탕 보험한약을 2~3일분 처방하면서 경과를 살펴보는 것도 좋은 방법이라고 생각된다.

발목염좌에 구미강활탕을 활용하다

 ## 개원의 팁 또 한가지

보험한약을 사용하고 나서 감기나 위장질환과 같은 내과질환 환자가 많이 늘긴 했지만, 여전히 한의원의 가장 많은 환자군은 통증을 주로 호소하는 근골격계질환 환자들인 것 같다. 평소에는 근골격계 환자들에게 보험한약을 잘 처방하지 않는 편인데, 추석이나 설날과 같이 긴 연휴에는 근골격계 환자들에게도 보험한약을 종종 처방하게 된다.

자고 일어나서 갑자기 목이나 허리를 움직이기 힘든 경우, 즉 경부염좌나 요부염좌로 내원하는 경우 침 치료를 하면 어느 정도 호전이 있지만 여전히 일상생활에 상당히 불편한 상황이 된다. 특히 추석이나 설날과 같은 긴 연휴 바로 전날 아침에 생긴 염좌로 내원한 경우, 침만 맞고 그냥 돌아가기에는 환자의 상태가 상당히 불편한 경우가 많다. 그런 경우 변증을 하여 작약감초탕이나 구미강활탕, 오적산이나 궁하탕과 같은 보험한약을 적절하게 활용하면 환자는 연휴기간동안 치료받지 못한 것에 조금이나마 안심할 수 있고, 의사는 자연스럽게 연휴기간 이후 치료로 연결해나갈 수 있다.

이런 경우, 필자는 근육부위의 염좌는 작약감초탕이나 궁하탕, 인대부위의 염좌는 구미강활탕을 많이 활용하는 편인데, 한번은 65세 여자환자분이 발목 염좌로 치료받다가 1박2일로 등산을 가야한다고 해서 구미강활탕 보험한약을 처방했는데 수월하게 다녀왔다고 고마워하기도 하였다.

 ## 발목 염좌로 내원하다

올해 4월초에 50대 중반의 여환이 왼쪽 발목의 염좌로 내원하였다. 발병은 2달 전에 시작되었다고 하였으며, 2달 동안 정형외과에서 치료받았는데 큰 차도가 없어 본원에 내원하였다고 하였다. 전거비인대(ant talofibular ligament, 구허혈부근) 부분에 압통과 부종이 있었고, 전거비인대를 신전시키는 방향으로 발목을 꺾으면 통증이 심해졌으며 걸으면서 디딜 때도 통증이 심해졌다.

그 이외에도 발등 부분(제1중족골 부분, anterior tibialis tendon이라 생각됨), 외과(lateral malleolus) 윗부분에도 압통이 있었다.

그래서 우선 침 치료와 뜸 치료를 시작하였다. 침 치료를 하고 나서는 차도가 있다고 하였으며, 특히 발등 부분의 압통이 좋아진다고 하였다. 8차례 정도 침 치료 후 발등의 통증의 50% 정도로 줄었다고 하였으며, 주 3회 한 달 동안 치료 후 발등 쪽의 통증은 거의 소실이 되었다고 하였다. 하지만 발목을 꺾을 때나, 발목을 걸으면서 디딜 때의 통증은 크게 차도가 없다고 하였다.

그러던 중, 5월 중순에 어디를 갔다 와야 해서 치료를 5~6일 정도 못 받는다고 하였다. 그래서 "치료를 못 받는 동안 보험이 되는 한약제제를 처방하겠습니다"라고 이야기 하고 구미강활탕 보험한약을 4일분 처방하였다. 6일 후에 다시 내원하였는데, 내원 후 첫마디가 "효과가 너무 좋아요. 왜 진작 처방해 주지 않으셨어요?"였다. 그래서 그 후에는 침 치료와 함께 구미강활탕 보험한약을 4~5일분씩 처방하였다. 그렇게 구미강활탕 보험한약을 총 25일분 정도 처방했으며 한동안 내원치 않다가 최근에 다시 내원하였는데, 발목 염좌는 처음에 비해서 10% 정도 수준으로 거의 호전이 되었으며 구미강활탕 보험한약만 처방해달라고 해서 1주일분 처방하였다.

구미강활탕

구미강활탕은 강활, 방풍, 천궁, 백지, 창출, 황금, 생지황, 세신, 감초 총 9가지 약물로 구성되어 있는 처방으로, 동의보감에 '四時에 상관없이 頭痛 骨節痛과 함께 發熱 惡寒하며 無汗 脈浮緊 하면 이 처방을 써서 마황을 대신 한다'고 하여 상한 초기에 사용할 수 있으며 양약으로 보면 타이레놀과 같이 진통소염제를 투약하는 적응증과 거의 일치함을 볼 수 있다(보험한약 임상사례 13편 참고). 즉 근골격계의 급성 손상으로 인한 염증에 양방에서 진통소염제를 쓰는데, 이것과 가장 유사한 보험한약이 구미강활탕이라고 볼 수 있다는 것이다.

개인적 경험으로는 진통소염제만큼 진통효과가 즉각적이거나 확실하지는 않았던 것 같다. 하지만 외상으로 인해서 생기는 근골격계의 손상에 침 치료와 병행하거나, 상기환자처럼 침 치료를 하다가 오랜 기간 한의원을 내원치 못 할 경우, 구미강활탕 보험한약의 활용가치가 높다고 생각된다.

발열과 해열에 관한 小考

 문제제기

얼마 전에 한 원장님이 필자의 글 중에서 "39도가 넘는 고열인 경우 연교패독산과 함께 소시호탕 보험한약을 투약하면 효과적이다"(보험한약 임상사례 14)라는 부분을 지적하면서 "소시호탕은 보편적인 해열제라고 말할 수 없다"고 주장하였다. 그 원장님의 주장을 필자 나름대로 정리해보면 다음과 같다.

① 발열 초기에는 발산이 되어야 해열이 될 수 있다. 특히 발산이 되면서 압력이 낮아져야 빠른 해열이 될 수 있다. 비유컨대 물이 팔팔 끓을 때, 뚜껑을 열어주면 끓는 속도가 확연히 줄어드는 것과 같다.

② 소시호탕의 인삼은 固表를 시키기 때문에 해열을 방해한다. 보중익기탕과 생맥산에 들어있는 인삼은 自汗에 쓰기 때문에 발한을 억제하는 효과가 있다고 생각되며 소시호탕은 인삼이 들어 있기 때문에 발산을 방해한다. 고로 보편적인 해열제라고 할 수 없다.

③ 이 원장님은 주로 대청룡탕과 갈근해기탕을 발열초기에 사용하며 갈근해기탕이 보편적인 해열제에 가깝다고 생각한다고 하였다.

④ 그런데 이 원장님의 진료형태가 일반적이지 않은 면이 있는 것으로 알고 있는데, 보험한약이나 달여 놓은 한약을 미리 환자에게 주고 카톡으로 실시간으로 증상을 캐치한 후 적응증에 해당되는 처방을 투약한다는 점이다. 보통 일반적인 한의원의 경우 set point에 도달하기 전 환자를 보기 힘든데, 이런 형태의 진료는 그것을 가능하게 한다는 면이 있다.

 고려 사항들

소시호탕이 보편적인 해열제라고 할 수 있느냐 없느냐를 떠나서 우선 몇 가지 지식들을 다시 검토해보고자 한다.

① 양방에서 해열제란 무엇인가?

　Aspirin과 NSAID는 항 염증, 진통 및 해열제로 거의 1세기 동안 사용되어 왔지만, 작용기전은 1971년에 들어서야 Vane 등에 의하여 밝혀졌다. 즉 aspirin이나 indomethacin이 prostaglandin(이하 PG) 생합성효소를 억제하며, 또한 염증과 발열의 병인에 있어서 PG가 관여한다는 사실을 증명하였다. 이로써 현재 NSAID의 작용기전은 정도의 차이는 있으나 PG 생성 억제에 의한다는 것이 확실해졌다(「이우주의 약리학강의」 6판, 안영수 엮음, 의학문화사, 2008).

② 해열과 발한

　체온조절의 기준온도(set point)가 갑자기 상향조정되면 체온은 미처 상승하지 못하였으므로 조절시스템은 기준온도까지 체온을 상승시키기 위하여 운동을 증가시키고 피부혈관을 축소시키며 발한을 억제한다. 상향되었던 기준온도가 원상으로 돌아오면 해열과정이 진행되는데 이 때 체온이 기준온도보다 높기 때문에 체열손실 기전이 작용하여 피부혈관이 확장되고 땀을 흘리게 된다(「인체생리학」 김기환 · 김전 저, 의학문화사, 2008).

③ 마황, 계지, 시호, 석고

　상한론에서 발열에 관한 핵심적인 약물을 꼽으라면 역시 마황, 계지, 시호, 석고를 들 수 있지 않을까 생각하며 그들의 약리적인 측면을 면역적인 부분을 제외하고 간단하게 정리해보면 다음과 같다.

　마황의 ephedrine은 교감신경 흥분작용이 있다. 심근의 β1수용체와 말초혈관의 α1수용체를 흥분시켜 심박수와 심박출량을 증가시키고 혈관 평활근을 수축시켜 혈압을 상승시킨다. 계지의 정유는 혈관을 확장시키고 혈액순환을 조절하며 체표의 혈액순환을 증가시킨다. 또한 계지의 해열과 체온하강 작용은 피부혈관의 확장으로 열발산이 증가되고 발한을 촉진시키기 때문이다. 시호는 중추신경계 억제작용이 있으며, 시호의 saikosa-ponin A · B는 뇌하수체전엽을 흥분시켜 부신피질 호르몬 합성과 분비를 증가시킴으로써 여러 염증 반응과정에 대한 억제작용이 있다(스테로이드와 비슷하다). 4%의 석고주사액 1ml/kg 이상을 집토끼와 고양이에게 정맥주사한 결과 호흡억제, 혈압강하, 혈류량 감소, 심박동 감소 등의 결과가 나타났다(「한약약리학」 김호철 저, 집문당, 2008).

 필자의 생각들

필자의 생각들 태양병 즉 오한과 발열이 동시에 나타나는 상황에서 심박수를 증가시키고 말초혈관을 수축시키는 마황을 쓴다는 방식은 양방에서는 보기 힘든 방식인 것 같다. 해열을 위해서 pseudoephedrine 제제를 쓴다는 이야기를 들어본 적이 없다. 마황탕을 발한해표라고 표현해서 우리 생각에는 발한을 통해서 해열이 되는 것처럼 생각이 되지만, 〈그림 1〉만 보면 기준온도(set point)가 내려갈 상황이 되어서 내려가면서 결과적으로 혈관확장이 되는 것으로 되어 있다.

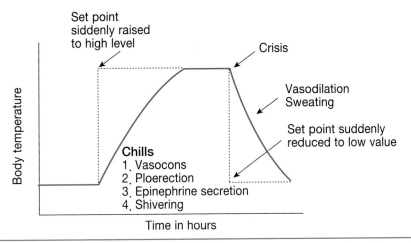

그림 1 Effects of changing the set-point of the hypothalamic temperature controller(from Guyton 8th edition)

A. 발한해표하면 떠오르기 쉬운 생각: 발한→해열→체온저하

B. 기준온도 그림에 근거한 경우: 상황종료→기준온도저하→혈관확장→발한→체온저하

발한이 기준온도가 떨어져서 생긴 결과냐? 아니면 발한을 통해서 기준온도가 떨어지느냐? 근거로만 보면 발한이 기준온도가 떨어지면서 생긴 결과라고 보는 것이 타당한 것 같다. 그렇다면 마황탕의 경우는 높아진 기준온도에 더 빨리 도달하게 해서 감기를 빨리 낫게 만들어서 기준온도가 정상으로 돌아오면서 발한이 이루어지는 것이 아닌가 생각이 된다.

전반적으로 (면역적인 부분을 제외하고) 마황은 중추를 흥분시키고 계지는 혈관을 확장시키며 시호는 중추를 억제하고 석고는 순환을 떨어뜨리는 효과를 가지고 있는 것 같다. 양방의 해열제와 한약을 대응시키기는 정말 힘들지만, 그래도 억제한다는 면에서는 양방의 해열제는 마황보다는 시호나 석고와 가깝지 않을까 생각된다. 더불어 태양병, 소양병, 양명병을 다시 살펴보면 다음과 같다.

A. 태양병: set point에 다다르기 전에 chills와 fever가 동시에 나타나는 구간→ 마황탕(보험한약으로는 갈근탕이나 대청룡탕을 생각해볼 수 있다)

B. 소양병: set point에 다다르고 나서 체온이 set point 위아래로 오르내리면서 fever와 chills가 따

로 나타나는 구간→ 소시호탕

C. 양명병: set point이상이 되면서 fever와 sweating이 동시에 일어나는 상태→ 백호탕

 결론적으로

상기 원장님이 제시한 발한이 되어야 해열이 된다는 가정은 아직은 의문이 든다. 근거로만 본다면 발한은 기준온도가 내려가면서 결과로서 생기는 현상이다. 그렇다면 인삼이 固表하기 때문에 해열에 방해된다는 의견도 이해하기 힘들다. 또한 상한론에서 인삼은 진액보충의 의미가 강한 것으로 알고 있다. 하지만 오한발열이 동시에 나타나는 태양병의 경우는 소시호탕이 적응증이 될 수 없음은 당연하며 마황탕류(보험한약으로는 갈근탕이나 대청룡탕)가 적응증이라고 볼 수 있다.

결국 상한론의 내용을 어느 정도 받아들인다는 가정 하에서, 우리가 일반적으로 보는 발열환자의 경우 set point에 다다르기 이전의 환자들을 쉽게 볼 수 없는 상황이기 때문에, 소시호탕을 쓸 경우가 많다고 생각된다. 하지만 필자의 글(보험한약 임상사례 14편)에서 소시호탕이 양방의 해열제처럼 고열에 보편적인 해열효과를 가진 것으로 이해된다면 분명히 잘못되었으며 이 글을 통해서 정정하고자 한다.

※ 필자의 글에 코멘트를 해준 춘천 봄내한의원 장혜정 원장님께 감사의 뜻을 전합니다. 이 글을 보면서 보험한약 임상사례 14편, 54편, 69편도 함께 참고 부탁합니다.

소청룡탕과 연교패독산
두 번째 이야기

 ## 종합감기약

우리가 흔히 아는 대표적인 종합감기약 한 가지를 골라서 그 성분들을 보면 다음과 같다.

〈클로르페니라민말레산염 1.25mg 카페인무수물 20mg, 구아이페네신 41.65mg, DL-메틸에페드린 염산염 8.75mg, 아세트아미노펜 150mg〉

그리고 그 효능 및 효과는 다음과 같이 적혀 있다.

〈감기의 제증상 콧물, 코막힘, 재채기, 인후통, 기침, 가래, 오한, 발열, 두통, 관절통, 근육통 완화〉

감기로 인한 비염의 경우, 그리고 후비루로 인한 기침의 경우, 양방에서는 chlorpheniramine과 같은 1세대 항히스타민제와 함께 pseudoephedrine과 같은 비충혈완화제를 함께 처방한다(보험한약 임상사례 47). 그리고 이비인후과에서 인후통으로 내원하면 타이레놀(아세트아미노펜)과 같은 진통소염제와 함께 아목시실린과 같은 항생제를 함께 처방한다(보험한약 임상사례 2).

카페인무수물은 아세트아미노펜의 효과를 높이는 약이고 구아에페네신은 끈적한 가래를 묽게 만드는 약이므로 잠시 제쳐놓고 생각해보면 결론적으로 남는 것은 〈클로르페니라민+슈도에페드린+아세트아미노펜〉이라고 볼 수 있으며 대부분의 종합감기약은 위의 조합이 기본적인 골격을 이루고 있는 것을 알 수 있다. 그리고 종합감기약은 OTC이기 때문에 항생제는 처방할 수 없어서 포함되지 않는다.

 ## 소청룡탕+연교패독산

風寒感冒 즉 secretion위주의 콧물, 기침, 감기의 경우 소청룡탕이 주가 되며 소청룡탕에는 에페

드린과 슈도에페드린을 함유한 마황이 포함되며, 소청룡탕에 포함된 계지가작약탕은 일본에서는 항콜린제와 가장 유사하다고 생각되어지고 있다(보험한약 임상사례 47).

風熱感冒 즉 감기로 인해 이차감염이 되어 누렇고 찐득한 콧물이 있거나 인후가 붓고 아픈 경우는 연교패독산이나 형개연교탕을 처방할 수 있을 것이다. 인삼패독산은 '방약합편'에 '治傷寒 時氣 發熱 頭痛 肢體痛 及傷風 咳嗽 鼻塞 聲重'이라고 되어 그 주치증이 아세트아미노펜의 주치증과 거의 흡사하다. 특히 '인삼패독산+형개, 방풍, 금은화, 연교'인 연교패독산은 '治癰疽初發寒熱甚似傷寒'이라 하여 옹저로 인해 상한이 나타날 때 연교패독산을 추천하고 있다. 이것은 인후염이나 편도선염 초기에 인후나 편도가 붓고 상기도감염 증상이 나타나는 경우라고 해석할 수 있다(보험한약 임상사례 2).

즉, 〈風寒感冒=소청룡탕≒클로르페니라민 +슈도에페드린〉 〈風熱感冒=연교패독산≒아세트아미노펜 +(항생제)〉이라고 생각되어지며 양방의 종합감기약의 구조를 우리 방식으로 이해하면 '風熱+風寒' 나아가 '소청룡탕+연교패독산'이라고 볼 수 있다.

 ## 감기로 내원하다

올해 7월 중순에 초등학교 4학년 남학생이 3~4일전부터 시작된 감기 증세를 호소하면서 내원하였다. 휴가 때 계곡에 다녀오고 나서 감기가 시작되었으며 증상은 맑은 콧물, 기침과 함께 인후통을 호소하였다. 비내시경으로 비강내를 확인해도 화농된 콧물은 없었으며 발열도 없었다. 脈은 數하고 舌은 色紅苔薄하여 '風寒+風熱'으로 변증을 하고 소청룡탕과 연교패독산을 각각 3일분씩 처방하여 함께 복용케 하였다.

이 학생은 감기로 치료를 종종 받았던 학생으로 이전에는 인후통, 맑은 콧물, 기침, 재채기 등을 함께 호소하면 인후통이 심하면 연교패독산을 우선 복용케 하고 맑은 콧물이나 기침이 심하면 소청룡탕을 우선 복용케하였는데, 이번에는 소청룡탕과 연교패독산을 함께 복용시킨 것이다. 그리고 보호자 반응은 "섞어 먹으니까 훨씬 좋아요"라고 만족해하였다.

요컨대 맑은 콧물, 기침, 재치기와 함께 인후통을 호소할 경우, 그래서 풍한감모와 풍열감모로 엄밀하게 나누기 힘든 경우, '風寒+風熱'로 변증을 하고 '소청룡탕+연교패독산'을 처방하는 것이 보다 효과적인 방법이라 생각된다(같은 이유로 '갈근탕+갈근해기탕' 조합도 의미 있을 것으로 생각된다).

※ 종합감기약에 대한 자문에 응해준 연세365소아청소년과 한동기 원장에게 감사의 뜻을 전합니다.

안면홍조, 자음강화탕으로 호전되다

 ## 안면홍조로 내원하다

올해 2월에 20대 중반의 남환이 안면홍조를 호소하며 내원하였다. 약간 마른 체격의 남환으로 얼굴에 여드름도 심하게 있었다. 안면홍조는 정확히 언제부터 시작됐는지는 모르지만 수년 전부터 시작되었다고 하였으며, 신경을 쓰거나 겨울이 되면 심해진다고 하였다. 특히 추운 날 밖에 있다가 따뜻한 방안으로 들어가면 증상이 심해진다고 하였다. 평소에 변이 묽은 편이고 매운 것을 먹으면 설사를 한다고 하였으며, 2달 전에 민들레 제품을 복용하고 설사가 멈췄다고 하였다.

脈이 弦細하고 舌은 色紅苔薄하여 肝氣鬱結證으로 변증을 해서 시호계지탕을 3일분 처방하였다. 시호계지탕은 이틀 후에 다시 3일분을 처방했는데도 효과가 없어서 황련해독탕으로 처방을 변경하였다. 황련해독탕은 총 20일 정도 처방하였는데 황련해독탕을 복용하면 안면홍조가 약간 호전된다고 하였는데, 손발이 차진다고 하였다. 황련해독탕도 큰 차도가 없어 형개연교탕으로 처방을 변경하였다. 형개연교탕은 처음에 반응이 괜찮다고 하였으며 특히 여드름도 조금 편해진다고 하였다. 그래서 총 30일 정도 처방하였는데 결국 나중에는 큰 차도가 없다고 하였다.

 ## 자음강화탕으로 호전되다

그래서 자음강화탕으로 처방을 변경하였다. 자음강화탕을 처음부터 처방하지 않은 이유는 변이 묽은 편이어서 피했는데, 결과적으로는 자음강화탕이 제일 효과가 있었다. 자음강화탕을 14일분 처방하고 나서 안면홍조가 20~30% 정도 줄어들었다고 하였으며 수족다한증도 30~40%정도 줄어들었다고 하였다. 다시 15일분 처방하고 나서는 안면홍조는 50% 정도 줄어들었으며 수족다한증도 70% 정도 줄어들었다고 하였다. 그 후로 1달 정도 더 처방하고 있는데 안면홍조는 조금씩 호전되어 처음보다 70% 정도 줄어들었다고 하였다. 하지만 수족다한증은 계절이 바뀔 때 심해지는데, 그래서 그런지 다시 처음처럼 심해졌다고 하였다.

요컨대 자음강화탕 60일분 복용 후(복용기간은 3달 정도이다) 안면홍조는 70% 정도 소실되었으며, 수족다한증은 70% 정도 줄었다가 날씨가 추워지면서 다시 원래 상태로 되돌아왔다.

 ## 젊은 남성의 안면홍조

40대 후반 50대 초반 여성의 안면홍조는 주로 갱년기장애로 인한 것이라면 상기환자와 같이 젊은 남성의 안면홍조는 주사(Rosacea)로 진단내릴 확률이 많을 것이다.

주사는 안면과 목 부위에 발생하는 만성 염증성 여드름 모양의 충혈성 질환으로서 모세혈관확장, 구진, 농포 및 피지선의 비후 등의 특징적인 임상소견을 나타낸다. 30~50대 사이에 주로 발생하고, 여자가 3배 정도 더 빈번하게 발생하지만, 남자에서 보다 더 심한 형태를 보인다. 현재까지 명확하게 밝혀져 있지 않으나 소화관장애, 자극성 음식물, 정신적 요인, 감염, 기후의 변화 등이 악화요인 혹은 병인으로 추정되고 있다. 이마 중간, 코, 뺨 등의 안면 중심부 및 턱에 재발성 홍반이 발생하며 지속적인 안면홍조나 모세혈관 확장증이 나타난다. 주사의 임상적 분류는 〈표 1〉과 같다(「개원의를 위한 COMMON SKIN DISEASE」 안성구 외 저, 퍼시픽출판사, 2005).

표 1 주사의 임상적 분류

경도	안면 중심부에 경미한 홍조
중등도	염증성 여드름 모양의 발진
고도	농포, 결절, 낭종을 형성 (응괴성 여드름과 유사한 병변을 나타내고 심한 경우에는 비류가 발생함)

 ## 고찰

어떤 책에서는, 주사의 치료방침으로 지속적인 모세혈관 확장이나 모낭 주위의 육아종성 염증은 한방적으로는 어혈이라고 판단하여 접근하고 있다. 그리고 치료 처방으로는 경도에서는 계지복령환이나 계지복령환합황련해독탕 또는 계지복령환합온청음을 소개하고 있으며, 중등도나 고도에서는 형개연교탕합계지복령환 그리고 변비가 심하면 형개연교탕에 통도산이나 방풍통성산을 합방하는 처방들을 소개하고 있다(「최신 한방의학」 조기호 외 역, 신흥메드싸이언스, 2009).

상기 환자의 경우도 형개연교탕이 여드름을 가라앉히는 데는 도움이 되었으며, 안면홍조에는 자음강화탕이 뚜렷한 효과가 있었다. 경우에 따라서는 계지복령환도 합방할 수 있다고 생각되며 특히 계지복령환의 경우는 개인적으로 꼭 보험한약에 추가되었으면 하는 처방중의 하나이다.

갈근탕과 갈근해기탕으로 호전된 비염환자 임상례

 첫 번째 환자

10월초에 50대 후반의 남자환자가 코막힘을 호소하면서 내원하였다. 머리가 크고 얼굴이 납작한 편이었으며 살이 많은 편이었다. 脈은 緊有力하였으며 舌은 色紅苔薄하였으며 하비갑개는 양쪽 모두 부어 있었고 發赤되어 있었다. 風寒證으로 변증을 하고 침 치료와 함께 갈근탕 보험한약을 3일분 처방하였다. 3일후에 내원했는데, 코막힘은 약간 좋아졌는데 소변보기가 힘들다는 것이다. 그러면서 "혹시 한약에 항히스타민제가 들었어요?" 하고 묻는 것이다. 자신이 전립선비대증이 있는데, 이비인후과에서 항히스타민제를 복용하면 소변보기가 더 힘들어 진다고 했다는 것이다.

필자의 경우는 갈근탕의 마황이 세동맥을 수축시키는 작용이 있어 전립선 비대증을 악화시킨 것으로 생각하여(반대로 전립선비대증 치료제인 α-receptor차단제는 전립선 평활근을 이완시키고 세동맥을 확장시키는 역할을 한다), 처방을 갈근해기탕 보험한약으로 변경을 하고 5일분 처방하였다. 4일 후에 다시 내원해서는 코막힘이 많이 좋아져서 처음의 20% 정도로 줄어들었으며 소변보기도 편하다고 하였다.

 두 번째 환자

10월초에 50대 중반의 여환이 1년 전부터 시작된 코막힘과 숨쉴 때 마다 콧속이 따가운 증상을 호소하면서 내원하였다. 역시나 머리가 크고 살이 많은 여환이었다. 脈은 細하고 舌은 色紅苔薄하였으며 비내시경상 하비갑개가 양쪽 모두 부어 있었으나 심하지 않았으며 색도 정상이었다.

風寒證으로 변증을 하고 갈근탕 보험한약을 3일분 처방하였다. 이틀 후에 내원해서 코막힘과 따가운 증상이 조금 호전되었다고 하여 갈근탕을 다시 3일분 처방하였으며 5일 후에 내원해서는 코막힘과 따가운 증상이 많이 호전되어 처음의 20% 정도로 줄어들었다고 하였다.

특히 콧속의 따가운 증상이 상당히 고통스럽고 그동안 치료가 잘되지 않았는데 너무 편해졌다고 하면서 고마워하였다.

 ### 세 번째 환자

10월 중순에 만으로 10세 되는 남자 아이가 1달 전부터 시작된 기침을 호소하면서 내원하였다. 감기치료 후 기침이 시작되었는데 1달 동안 양약 복용으로도 차도가 없다는 것이다. 脈은 浮하고 舌은 色紅苔薄하였으며 비내시경상 왼쪽 하비갑개가 부어 있었고 약간 끈적한 비루가 조금씩 보였다. 머리가 큰 편이었으며 얼굴이 납작한 편이었다. 다부진 체격이었으며, 나이에 비해 의젓한 편이었다. 風寒證으로 변증을 하였으며 후비루로 인한 기침으로 판단하여 소청룡탕을 처방할까 고민하였으나 체질적인 특성을 감안하여 갈근탕 보험한약을 3일분 처방하였다. 이틀 후에 다시 내원했는데 증세가 조금 좋아졌다고 하여 다시 갈근탕을 처방하였으며 5일 후에 내원해서는 기침을 거의 하지 않는다고 하였다. 최근에 기침을 다시 한다고 내원하였는데 10일 동안 기침을 하지 않았다고 하였다.

 ### 갈근탕과 갈근해기탕

체질적으로 태음인 경향성이라고 판단되는 비염환자의 경우, 보험한약 중에서는 갈근탕과 갈근해기탕 보험한약을 우선적으로 선택하게 되는 것 같다(표 1, 보험한약 임상사례45 참조). 특히 secretion위주의 비염일 경우는 갈근탕을 그리고 화농성 비루가 있을 경우는 갈근해기탕이 효과가 있는데, 두 가지가 명확하지 않을 경우 필자는 갈근탕 보험한약을 우선 처방하고 차도가 없거나 부작용이 있을 경우에 갈근해기탕 보험한약으로 변경하여 처방하고 있다.

비교적 머리가 크고 얼굴이 납작하며 살집이 두툼하고 허리둘레가 넓을 경우는 太陰人 체질이 바로 떠오를 것이다. 하지만 아이들의 경우는 어른들처럼 배가 나오거나 체질적 특징이 명확한 경우가 많지 않다고 생각된다. 그래서 뚱뚱하지 않더라도 첫째, 머리가 크고 얼굴이 납작할 경우 특히 볼 살이 많을 경우 둘째, 비교적 의젓하고 덜 까불거리는 경우, 태음인 경향성으로 판단하고 갈근탕과 갈근해기탕 보험한약을 처방하면 효과가 좋은 경우가 많았던 것 같다.

표 1 비염치료 보험한약들

	Secretion 위주	화농성 염증
일반적 체질	소청룡탕	형개연교탕
기육이 두터운 체질(태음인)	갈근탕	갈근해기탕

기침 감기에 새로 바뀐 행소탕

 ## 새로 바뀐 행소탕 보험한약

2014년에 새롭게 시행된 고시에 따르면, 한약제제급여목록 및 상한금액표의 내용이 상당히 개선되었는데 그 중에서도 행소탕의 구성내용이 바뀐 것이 가장 중요한 내용 중의 하나라고 볼 수 있다. 기존 고시의 행소탕의 경우 온병조변에 나온 처방으로(출전이 동의보감으로 잘못되어 있었다) 복령, 전호, 행인, 반하, 지각, 자소엽, 길경, 진피, 감초, 생강, 대추 총 11가지 한약재로 구성된 처방인데 반해 새롭게 고시된 행소탕의 경우는 동의보감에 나오는 처방으로 행인, 자소엽, 진피, 상백피, 반하, 절패모, 백출, 오미자, 감초, 생강 총 10가지 한약재로 이전 고시의 행소탕과는 전혀 다른 내용임을 알 수 있다.

구성약재 중에서 행인, 자소엽, 진피, 반하, 감초 총 다섯가지만 같은 '전혀 다른' 처방이다. 熱痰을 다스리는 절패모, 肺熱咳喘을 다스리는 상백피가 가미된 새로 바뀐 행소탕은 특히 눈여겨볼 필요가 있다고 생각된다.

 ## 첫 번째 치험례

올해 11월에 70대 초반의 남자환자가 이틀 전부터 시작된 인후통과 콧물을 호소하면서 내원하였다. 점잖은 스타일의 남환으로 체격도 좋은 편이고 배도 나온 체형으로 태음인으로 분류되기 쉬운 환자였다. 脈은 浮하고 實하며 舌은 色紅苔迫하여 화농성비루는 없으나 인후통이 있어 風熱證으로 변증하고 갈근해기탕 보험한약을 3일분 처방하였다.

4일 후에 내원해서 인후통과 콧물은 호전되었으나 기침과 누런 가래가 여전하다고 하여 소청룡탕 3일분으로 변경하였다.

소청룡탕으로 변경 후 소변보기가 시원하지 않다고 하여 다시 갈근해기탕으로 변경하였다. 그 후에 갈근해기탕을 3일분씩 세 번 총 9일분을 처방하였는데, 기침은 큰 차도가 없다는 것이다. 그래서 행소탕 보험한약으로 변경하여 3일분 처방하였는데 이틀 후에 기침과 가래가 1/10로 줄었다고 하였다.

 ## 두 번째 치험례

2년 전부터 감기 걸리면 한의원에 내원해서 치료받는 5세 남자아이가 있는데, 올해 가을에도 감기로 종종 내원하였으며 누런 콧물과 함께 기침이 있으면 '風熱+風寒'으로 변증을 하고 '형개연교탕+소청룡탕'으로 치료하면 잘 치료되었다. 11월 중순에도 역시 기침, 가래, 콧물 등을 호소하면서 내원하여 형개연교탕과 소청룡탕을 1/2씩 섞어서 하루 두 번 복용케 하였는데 3일 후에 내원해서는 가래는 호전되었지만 기침은 심해졌다고 하였다.

그래서 이번에는 소청룡탕만 한 봉지씩 하루 두 번 복용케 하였다. 다시 3일 후에 내원해서는 큰 차도가 없다는 것이다.

그래서 행소탕 보험한약으로 바꾸어서 한 봉지씩 하루 두 번 3일분 처방하였다. 4일 후에 내원해서는 기침이 많이 줄어서 50% 이하로 줄어들었다고 하여 다시 3일분 처방하였다.

 ## 감기로 인한 기침

감기에 의한 기침은 발병 2일 이내에는 83%, 14일째에는 26%에서 보이며, 3주 정도 되면 대부분 없어진다.

감기에는 코막힘, 콧물, 발열이 동반되기도 한다. 감기의 기침은 후비루나 목젖 청소(throat clearing) 각각 혹은 이 두 가지에 의해 상부 호흡기의 기침 반사가 자극되어서 기침이 나오게 된다. 이때 시행한 흉부 X선 검사는 정상소견을 보여준다.

감기는 바이러스에 의한 것으로, 저절로 좋아지는 경우가 대부분이므로 원인에 의한 특별한 치료는 필요 없고, 증상 완화를 위한 대증요법을 시행한다(국가건강정보포털 의학정보).

동의보감 행소탕 조문에 보면 "風寒에 傷하여 기침하고 痰이 盛한 症을 다스린다"고 하여 감기로 인한 기침에 행소탕이 적응증임을 보여주고 있다. 이전에 후비루로 인한 기침일 경우 소청룡탕이 가장 우선적으로 떠올려볼 수 있는 보험한약이라고 소개한 바 있다(보험한약 임상사례 72편). 반면에 행소탕 조문에 보면 기침과 함께 '痰이 盛한' 증에 쓴다고 되어 있다.

이는 인후두를 넘어 기관지에까지 바이러스가 침범하고, 감염으로 인해 가래가 많이 생기면서 가래를 배출하기 위해서 기침을 하는 것으로 볼 수 있다. 이런 경우 淸熱化痰하는 절패모와 瀉肺平喘

하는 상백피가 포함된 새로 바뀐 행소탕 보험한약이 활용가치가 높다고 생각되며, 후비루를 다스리는 소청룡탕, 형개연교탕, 갈근탕 등 보험한약으로도 기침치료가 호전이 없을 경우나 가래가 많으면서 기침을 할 경우 행소탕 보험한약을 적극 활용해볼 필요가 있다고 생각된다.

운동기능 이상 소화불량에
보중익기탕 합 반하백출천마탕

 ## 비궤양성 소화불량

소화불량을 호소하는 환자들 중에서 여러 가지 검사를 하더라도 30~60%의 환자에게서는 그 원인을 발견할 수가 없다는 보고가 있으며 이렇게 원인을 찾을 수 없는 경우를 비궤양성 소화불량 또는 기능성 소화불량이라고 부른다.

비궤양성 소화불량을 증상에 따라서 궤양 유사성 소화불량, 운동기능 이상 유사성 소화불량, 역류 유사성 소화불량 및 기타로 나누기도 한다. 이러한 분류는 궤양 유사성 소화불량은 위산분비억제제에, 운동기능 이상 유사성 소화불량은 운동기능 항진제에 더 반응이 좋을 것이라는 기대에서 출발하였으나, 서로 간에 겹치는 부분이 많을 뿐만 아니라 실제로 이러한 분류의 효용가치에 대해 많은 의문이 제기되고 있다(김정룡 편저 「소화기계 질환」 일조각, 2000).

 ## 오래된 소화불량으로 내원하다

지난해 6월에 60대 초반의 여자환자가 오래된 소화불량을 호소하면서 내원하였다. 얼굴색이 희고 몸이 마른 편인 여환으로, 평소에 소화불량과 매슥거림이 있었는데 6개월 전부터 정도가 심해졌다는 것이다. 脈은 滑하고 舌은 色淡紅苔薄하여 脾虛濕痰證으로 변증하고 사암침 胃正格과 함께 반하백출천마탕 보험한약을 3일분 처방하였다. 5일 후에 다시 내원하였는데 조금 호전되었다고 하였으며 다시 똑같이 치료하였다. 8월말에 다시 같은 증상으로 내원해서 위정격과 반하백출천마탕을 3일분 처방하였다. 3일 후에 다시 내원하였는데 큰 차이가 없으며 입맛이 없고 기운이 없고 머리가 무겁다는 것이다. 그래서 이번에는 虛證이 심한 것으로 판단하고 보중익기탕과 반하백출천마탕 보험한약을 함께 처방하였다. 9월말에 다시 내원하였는데 두 가지를 함께 복용하고 상당히 효과가 괜찮았으며 다시 증세가 있어 내원하였다고 하였다. 그래서 똑같이 보중익기탕과 반하백출천마탕을 3일분 처방하였으며 한동안 내원치 않다가 12월 중순에도 다시 치료받으러 내원했었다.

 ## 운동기능 이상 소화불량에 육군자탕

운동기능 이상 소화불량에 대한 육군자탕이 유효하다는 임상시험은 주로 일본에서 연구되고 있는데, 대표적인 논문 두 가지를 소개하면 다음과 같다.

첫째, 논문은 일본의 54개 의료기관에서 임상시험이 실시되었는데, 이중맹검 무작위대조시험으로 육군자탕이 상부소화관 기능이상에 기인한다고 여겨지는 식욕부진·위부불쾌감·위의 그득함 등의 運動不全型의 상복부 증상(dysmotility-like dyspepsis)에 유효함을 보여준 연구이다. 4주 이상 운동부전형의 상복부 증상을 호소하는 총 296례의 환자들을 대상으로 육군자탕엑기스 투약군과 육군자탕이 극소량 들어간 저용량군으로 나누어 2주간 투약하고 두 군간의 "증상의 개선도"를 비교하였는데, 운동부전형 증상유형별 종합개선도에서 "개선 이상"의 비율은 육군자탕군 59.3%, 저용량군 40.2%로 나타나 육군자탕이 운동부전형 상복부 증상에 유용한 약제라는 결론을 내렸다.

두번째, 논문은 마찬가지로 일본의 50개 의료기관에서 임상시험이 실시되었는데, 봉투법을 이용한 무작위대조시험으로 만성위염 등의 다양한 소화기 증상에 대하여 육군자탕과 대조군인 cisapride(위장운동 촉진제)의 유효성과 안전성을 비교하여 육군자탕의 효과를 평가한 연구이다. 위운동 기능저하를 수반한다고 생각되는 다양한 소화기 증상을 호소하는 총 215례의 환자들을 대상으로 육군자탕엑기스 투약군과 cisapride 투약군으로 나누어 4주간 투약하고 나서 식욕부진, 심와부통, 복부불쾌감과 같은 증상의 개선도를 비교한 결과 육군자탕 투여군이 cisapride보다 소화기 증상에 대한 개선도가 높고, 임상적으로 유용한 약제라는 결론을 내렸다(대한한의학회 EBM 특별위원회 옮김 「근거중심의 한방처방」 군자출판사, 2011).

 ## 육군자탕 대신에 보중익기탕 합 반하백출천마탕

요컨대 육군자탕은 비궤양성 소화불량 환자 중에서도 특히 식욕부진이나 복부불쾌감을 주로 호소하는 환자들 즉 '운동기능 이상 소화불량'에 쓸 수 있는 가장 대표적인 처방이라고 할 수 있다. 양약으로는 위장운동촉진제(gastroprokinetics)를 처방하는 적응증이면서 脾虛濕痰으로 변증될 경우 육군자탕이 효과가 있다고 볼 수 있다. 일본에서는 위식도역류질환 환자들에게 강력한 위산분비 억제제인 PPI와 함께 위장운동촉진제로서 육군자탕을 함께 처방하기도 한다.

우리는 아직 육군자탕이 보험에 등재가 안 되고 있다. 이런 경우 탕약이나 비보험과립제를 쓸 수도 있겠지만, 보험한약으로 그 역할을 대신하고자 할 경우 보중익기탕과 반하백출천마탕 보험한약을 함께 처방하는 것도 생각해볼 수 있겠다.

* 육군자탕을 가장 가깝게 재현하고자 한다면 제준태 선생님이 제시한 '이중탕+이진탕' 보험한약 조합이 합당하다고 생각된다.

보중익기탕 보험한약 활용하기

 ## 침 치료 후 기운이 빠진다는 경우

침 치료를 하다보면 가끔 "침맞고 나면 힘이 들어요"라는 이야기를 듣는 경우가 있다. 이런 경우 보중익기탕 보험한약을 처방하면 힘이 덜 들뿐 아니라 원래 치료하고자 했던 통증이 보다 빨리 치료되기도 한다.

작년 12월에 오른쪽 목·허리 통증으로 인해서 침 치료를 받던 60대 후반의 여자환자가 있었다. 이 여환이 하루는 "침을 맞으면 기운이 빠져요"라고 호소하는 것이다. 이 여환은 키가 조금 큰 편이고 체격은 마른 편이며 근육이 약하고 피부는 부드러운 편이다. 또한 脈은 弱하고 舌은 色淡紅苔薄하여 氣虛證으로 판단을 하고 보중익기탕 보험한약을 하루분 처방하였다. 이틀 후에 침을 맞으러 와서 말하기를 "이번에는 침맞고 전혀 힘들지 않았어요"라고 하였으며 아울러 목과 허리통증에도 침만 맞을 때보다 더 효과가 있는 것 같다고 하여 그 후로 침맞을 때마다 보중익기탕 보험한약이나 혹은 소화가 안 되면 반하백출천마탕 보험한약을 처방하였다.

 ## 출산 후 요실금이 있는 경우

침 치료를 하다가 여성환자들이 비뇨기계 증상을 따로 호소하면서 상담하는 경우가 간혹 있는데, 주로 방광염을 호소하는 경우와 요실금을 호소하는 경우로 나뉘는 것 같다. 방광염의 경우는 '소변을 자주 본다'거나 '소변을 보고나도 시원치 않다'거나 혹은 '소변볼 때 통증이 있다'와 같은 증상을 호소하는 반면 요실금의 경우는 주로 '소변을 참지 못 한다'고 호소한다.

역시 작년 12월에 30대 중반의 여성환자가 목 주위 근육통으로 침 치료를 받던 중 "출산 후부터 소변을 참기가 힘들어요"라고 호소하는 것이다. 이 여환은 보통 체격이며 근육은 약한 편이고 피부는 부드러운 편이었다. 脈은 弱하고 舌은 色紅苔薄하고 쉽게 지치고 추위를 잘 타는 편이라 하여

'氣虛證+虛寒證'으로 변증을 하고 보중익기탕 보험한약과 함께 가공부자 정제를 한 개씩 3일분 처방하였다. 약 복용 후에 소변 참기가 호전되었다고 하여 다시 3일분 처방하였다.

기타 두통 경항통 상지통 기허증으로 변증될 때

두통을 호소하는 환자 중에서, 자세히 문진을 해보면 "머리가 무겁고 맑지 못해요"라고 호소하는 경우가 있다. 그러면서 조금만 과로하고 나면 두통이 더 악화된다고 표현한다. 경항통도 마찬가지인데, "목하고 어깨 부분이 무겁고 짓누르는 것 같아요"라고 호소하면서 표정은 지쳐있는 경우가 많다. 脈도 짚어보면 역시 약해서 氣虛證으로 변증이 된다. 상지의 어깨나 팔 손목 등 통증의 경우도 "팔에 힘이 없어요" "조금만 물건을 들어도 힘들어요"와 같은 호소를 함께 할 경우, 침 치료와 함께 보중익기탕 보험한약을 함께 처방하면 보다 치료효과를 높일 수 있다. 이런 경우 필자는 보중익기탕을 처방하면서 '통증을 완화하는데 도움이 되는 치료약'이라고 소개하면서 처방한다.

보중익기탕 보험한약 다양하게 활용할 수 있어

보중익기탕은 황기, 인삼, 백출, 감초, 당귀, 진피, 승마, 시호 총 8가지 약물로 구성된 처방으로, 李東垣의 「脾胃論」중에서 '飮食勞倦所傷 始爲熱中論'에 처음 소개된 이후 현재까지 한의학의 역사상 가장 대표적인 처방 중의 하나라고 할 수 있다. 하지만 막상 보중익기탕을 처방하려면 구체적인 적응증이 잘 떠오르지 않기 때문에, 보중익기탕을 활용하기에 유용한 임상적인 tip을 몇 가지 준비해둘 필요가 있다고 생각된다.

이전에 소개하였듯이, 형개연교탕으로 비염을 치료하다가 마무리가 잘 안 될 경우 보중익기탕을 합방해서 마무리가 되기도 하며(보험한약 임상사례 41편), 30년 된 맑은 콧물과 재채기를 호소하는 만성 비염에 소청룡탕과 보중익기탕을 합방해서 효과를 보는(보험한약 임상사례 75편) 등, 면역력이 떨어져서 감기나 비염이 잘 낫지 않을 경우에 보중익기탕을 가장 우선 떠올릴 수 있을 것이다.

그리고 이번에 소개한 바와 같이, 침을 맞고 기운이 없다거나 지치고 힘들다고 하는 경우, 출산 후나 노령으로 근력이 약해져서 요실금이 있는 경우에도 보중익기탕 보험한약이 치료에 도움이 될 수 있다. 또한 두통, 경항통, 상지통증 환자 중에서 어깨나 팔이 무겁고 조금만 힘을 쓰거나 과로하고 나면 통증이 악화될 경우, 그러면서도 동시에 氣虛證으로 변증이 되면 침 치료와 함께 보중익기탕 보험한약을 활용해볼 수 있을 것이다.

무좀치료에 황련해독탕 활용하기

 무좀을 호소하다

1월말에 40대 초반의 여자환자가 요부염좌로 치료를 받으러 내원하였다. 두 번째 치료받으러 내원한 날 "왼쪽 발가락에 무좀이 있는데 혹시 치료할 수 있나요?"라고 묻는 것이다. 무좀은 1년 전부터 시작되었는데 그렇게 심하지 않아서 다른 치료는 받지 않았다는 것이다. 무좀치료를 위한 외용제가 준비가 안 된 상태였는데 두 가지 생각이 떠올랐다. 첫째는 '무좀치료에 도움이 되는 탕약을 달여서 대신에 발을 씻게 하자'는 것이었고 두 번째는 '그러면 너무 수가를 고가로 받아야할 텐데…' 하는 부담감이었다. 그때 불현듯 생각난 것이 '그러면 보험한약을 따뜻한 물에 타서 발을 씻게 하자!'는 아이디어였다.

그래서 황련해독탕 보험한약을 6봉지 처방하면서 따뜻한 물에 한봉지씩 풀어서 저녁에 씻으라고 주문하였다. 다음에 내원해서는 "발가락이 전혀 가렵지 않아요!"라고 하였다. 그 다음 내원 시에도 발가락이 가렵지 않다고 해서 다시 황련해독탕 보험한약을 6봉지 처방하였다.

 무좀(tinea pedis)

진균피부질환(fungal skin disease)은 진균 감염이 생명이 없는 각질층, 체모 및 손톱, 발톱과 같은 케라틴에 기생하고 번식하는 표재성 진균증과 살아 있는 조직인 진피, 피하지방층까지 침범한 심재성 피부 진균증으로 구분된다(표). 무좀은 표재성 진균증 중에서도 족부백선에 속하는데, 족부백선은 우리나라에서 가장 흔한 백선으로 33~40%를 차지한다. 20~40대에 많고 소아에서는 드물게 발생한다. 임상적으로 지간형, 소수포형 및 각화형으로 구분하며 그 중 지간형이 가장 흔하며, 여러 임상형이 복합되어 나타날 수 있다(대한가정의학회 편 「최신가정의학」 한국의학, 2007).

황련해독탕과 무좀

금은 여러 종류의 피부 진균인 Trichophyton violaceum, Achorion schoenleini, Candida albicans 등에 대해서 일정한 억제 작용이 있으며, 황련은 Leptospira와 피부병을 유발하는 여러 종류의 진균에 대하여도 억제 작용이 있다. 황련의 진균에 대한 작용은 주로 세포막의 투과성을 변화시켜 약물이 세포 내로 흡수되게 한 후 핵막의 인지질과 결합하고 세포기관을 소실시킴으로써 항균작용을 나타낸다. 20%, 50% 황백추출물은 Epidermophyton rubrum, Trichophyton gypseum, Acrothesium floccosum에 대해서 억제 작용이 있으며, 치자 물침출물은 여러 피부진균에 대해 억제 작용이 있다 (김호철 저 「한방약리학」 집문당, 2008).

즉 황련해독탕을 구성하는 약재들은 모두 진균에 대해서 일정한 억제 작용이 있으니 무좀치료에 활용해 볼 수 있으며, 한의학적으로도 양말 속에서 바람이 통하지 않으면서 高溫多濕한 환경이 형성되는 것은 '濕熱證'이라고 변증할 수 있어 淸熱瀉濕藥 위주로 구성된 황련해독탕 보험한약은 洗足劑로 활용하기에 적절하다고 생각된다.

이 환자의 경우, 아쉽지만 장기 관찰은 하지 못하였다. 하지만 짧은 기간 동안이지만 발가락의 가려움증이 없어졌다. 침 치료를 받다가 "무좀도 치료할 수 있어요?"라고 묻는 환자가 있으면 증상완화를 위해 황련해독탕 보험한약을 이용한 세족을 활용해볼 수 있다고 생각한다.

비궤양성 소화불량증의 보험한약 치료

 위장관 운동 및 소화액 분비

위장관 운동은 입에서 항문으로 음식물을 진행시키는 연동 운동, 음식물과 소화액을 섞어주는 비추진 연동 운동, 분절 운동 및 시계추 운동으로 구성된 교반 운동으로 구성된다.

분절 운동은 윤상근이 어느 정도 간격을 두고 동시에 수축을 하여 음식물과 소화액을 섞어주는 운동을 말하며, 시계추 운동은 종주근이 수축을 하여 장관의 길이를 단축시켜 점막을 미즙상에서 미끄러지게 하는 운동을 말한다.

소화액은 타액선, 위 및 장의 분비선, 간 및 췌장의 외분비선에서 합성되어 분비된다. 소화액은 부교감신경과 위장관호르몬의 영향을 받으며 양과 조성에 영향을 미친다. 하루에 위장관 소화선에서 분비되는 총량은 약 6~8L로 이의 대부분은 소장에서 흡수된다(김정룡 편저 「소화기계 질환」 일조각, 2000).

위장관의 소화기능을 크게 두 가지 측면으로 나눠본다면 기계적인 소화기능과 화학적인 소화기능으로 나눌 수 있으며, 위장관 운동은 기계적인 소화기능에, 소화액 분비는 화학적인 소화기능에 해당된다고 볼 수 있다.

 비궤양성 소화불량증

소화불량을 호소하는 환자들 중에서 여러 가지 검사를 하더라도 30~60%의 환자에게서는 그 원인을 발견할 수가 없다는 보고가 있으며 이렇게 원인을 찾을 수 없는 경우를 비궤양성 소화불량 또는 기능성 소화불량이라고 부른다.

비궤양성 소화불량증을 증상에 따라서 궤양 유사성 소화불량, 운동기능 이상 유사성 소화불량 및 기타로 나누기도 한다.

이러한 분류는 궤양 유사성 소화불량은 위산분비억제제에, 운동기능 이상 유사성 소화불량은 운동기능 항진제에 더 반응이 좋을 것이라는 기대에서 출발하였으나, 서로 간에 겹치는 부분이 많을 뿐만 아니라 실제로 이러한 분류의 효용가치에 대해 많은 의문이 제기되고 있다.

비궤양성 소화불량증은 환자가 호소하는 주 증상이 상복부 복통인가 아니면 상복부 불편감인가에 따라 크게 두 아형으로 나눌 수 있으며, 상복부 중앙의 복통이 환자의 주된 증상일 경우 궤양형 소화불량증이라고 하며, 복통보다는 불편감이 환자의 주된 증상일 때 운동장애형 소화불량증이라고 한다(김정룡 편저 「소화기계 질환」 일조각, 2000).

 ## 비궤양성 소화불량증의 양약치료

표적으로 사용되는 약물에는 운동기능 항진제, 제산제, H2수용체 차단제, 프로톤펌프억제제, H. pylori 박멸제제, 삼환계 제제, 진경제 등이 있으며 운동기능 항진제는 운동장애형 소화불량증에 도움이 되는 경우가 많으며, 제산제와 프로톤펌프억제제는 궤양형 소화불량에는 증상의 경감에 도움이 되나 운동장애형 소화불량에는 별 도움이 되지 않는 것으로 알려져 있다(김정룡 편저 「소화기계 질환」 일조각, 2000).

이를 요약해보면, 소화불량 중에서도 운동장애형 소화불량에는 운동기능 항진제를 그리고 궤양형 소화불량에는 제산제나 위산분비억제제 등을 사용하는 것으로 볼 수 있다.

그리고 이를 다시 소화기능과 연결지어서 생각해보면 비궤양성 소화불량증에는 기계적 소화기능을 항진시키거나 혹은 화학적 소화기능(위산)을 억제시키는 방향으로 처방을 하고 있음을 볼 수 있다.

반면에 화학적 소화기능을 항진시키는 효소제는 처방을 거의 하지 않으며, 기계적 소화기능을 억제하는 진경제도 크게 사용하지 않는 것으로 보인다〈표 1〉.

표 1 비궤양성 소화불량증의 양약치료

	항진	억제
기계적 소화기능	위장기능 항진제 (○)	진경제 (△)
화학적 소화기능	효소제 (×)	제산제, 위산분비 억제제 (○)

 ## 비궤양성 소화불량증의 한약치료

백출은 장관활동이 흥분한 경우에는 억제 작용이 있고 장관활동이 억제된 경우에는 흥분 작용이 있어 장관활동에 대한 조절 작용이 있다. 반하는 장관운동 촉진 작용이 있고 적출장관의

acetylcholine, histamine 및 barium chloride로 유발한 장관 수축에 길항한다.

따라서 장관의 기능을 조절한다고 할 수 있다. 황백추출물의 수용성분획 100mg/kg을 흰 쥐에 피하주사하거나 십이지장으로 주사하면 위액분비량과 총 산도 및 위의 pepsin 활성을 뚜렷하게 억제한다(김호철 저 「한약의 약리학」 집문당, 2008).

황련과 황금은 위산분비를 억제하고, 모려는 제산작용이 있으며, 작약과 감초는 긴장에서 오는 평활근경련을 억제한다(조기호 옮김 「질환별 한방치료의 실제」 군자출판사, 2011).

사실 한약치료와 양약치료를 일대일 대응한다는 것은 불가능한 일일 것이다. 그래도 구성약재의 효과와 처방의 적응증 등을 바탕으로 양약치료와의 유사성을 찾아볼 수 있으며, 상복부 불편감을 호소하는 운동장애형 소화불량증과 상복부 중앙의 복통을 호소하는 궤양형 소화불량증으로 나눠서 한약처방을 분류해보면 다음과 같다.

● 운동장애형 소화불량증 ~ 평위산, 향사평위산, 불환금정기산, 반하백출천마탕, 육군자탕(위장 운동촉진효과)
● 궤양형 소화불량증 ~ 오패산(제산효과), 황련해독탕(위산분비억제효과), 작약감초탕, 소건중탕(진경효과), 안중산, 단삼보혈탕(기타)
● 복합형 ~ 반하사심탕, 태화환

한의처방의 경우 寒熱虛實을 고려해야 되어 처방이 복잡한 면이 있으며, 여기에 체질까지 고려하면 여러 가지 경우의 수가 나올 수 있다. 필자의 경우, first choice는 보험한약을 활용해서 최대한 단순하게 접근하고 있다.

침 치료 뜸 치료와 함께 운동장애형 소화불량증의 경우는 평위산 · 불환금정기산 · 반하백출천마탕 보험한약을 처방하고, 궤양형 소화불량증에는 반하사심탕 · 작약감초탕(임의처방) 보험한약을 주로 처방하고 있다.

보험한약 임상사례 (93)

오적산으로 냉대하를 치료하다

 냉대하를 호소하면서 내원하다

작년 9월에 40대 중반의 여성이 냉대하를 호소하면서 내원하였다. 비만한 체격의 여성으로 작년 12월말에 자궁근종 용해술을 받았는데, 올해부터 냉대하가 시작되었으며 냉대하는 찬 곳에 있고 나면 증상이 시작하고 생리가 끝날 때 쯤 심해진다고 하였다.

食慾이나 消化, 大小便, 睡眠, 渴症, 寒熱 등에 특이사항은 없었으며, 脈은 細하고 舌은 色紅苔薄하였다. 素證만으로 변증을 하기에는 어려웠으나 "찬 곳에 있고 나면 증상이 시작된다"고 하는 점과 체격이 비교적 비만한 점에 착안하여 寒濕證으로 변증을 내리고, 침·뜸 치료와 함께 오적산 보험한약을 4일분 처방하였다.

20일 후에 다시 내원했는데 약을 먹고 조금 호전된 것 같다고 하였다. 그래서 다시 오적산 보험한약을 5일분 처방하였다. 20일쯤 후에 다시 내원하였는데 냉대하가 분명히 줄어드는 것 같다고 하였다.

50일쯤 후에 다시 내원하였는데 이번에는 보험한약만 처방해달라고 하여 오적산 보험한약을 7일분 처방하였으며, 올해 3월과 4월에도 오적산 보험한약을 처방받으러 내원하여 7일분씩 처방하였다. 치료 도중에 오적산 보험한약을 먹지 않은 적이 있는데, 약을 안 먹으면 냉대하가 2주정도 지속이 되고 약을 복용하면 2~3일이면 끝난다고 하였다.

이것은 다른 케이스지만, 3월에는 초등학교 5학년 딸도 함께 내원하였는데 2월초에 딸이 친구와 다투고 나서 스트레스 받아서 자궁출혈이 1달 이상 지속된다는 것이다. 예민한 성격이고 脈은 細弦하고 舌은 色紅苔薄하여 肝氣鬱結證으로 변증을 하고 가미소요산 보험한약을 1주일분 처방했었다.

4월에 내원해서는 가미소요산 복용 후 3~4일 후에 출혈이 멎었다고도 하였다(일반적으로 임상에서 자궁출혈은 '中氣下陷'으로 변증되는 경우가 많다고 볼 수 있다).

냉(leukorrhea)이란

냉이란 질 분비물을 이르는 말로, 냉이 많을 경우 대하증이라고 하기도 한다. 냉은 여성에게 나타나는 정상적인 생리적 현상이며, 개인에 따라 다르게 나타난다. 생리적인 냉은 대개 에스트로겐 자극에 의해 나타나며, 질 내 환경의 화학적 균형을 맞추려는 현상으로도 나타날 수 있다. 개인에 있어 냉의 양상이 달라지는 이유는 주로 감염, 악성 질환, 호르몬 변화 때문이다.

병 때문에 생기는 냉은 매우 다양한 원인에 의해서 생기고, 그 증상도 다양하여 질 분비물 증상만으로는 어떠한 질병인지 진단하기 힘들다. 냉은 질이나 자궁경부에 염증이 있는 경우에 많이 생기며, 세균성질염의 경우 질 분비물은 누런 색이나 회색을 띠고, 생선 냄새가 나는 경우가 많다(서울대학교병원 의학정보/네이버 지식백과).

 ## 병적대하

병적대하는 임상적으로 기능성 대하와 기질성 대하로 나눌 수 있다. 기능성 대하는 대하의 성상에는 변화가 없고 다만 양이 증가하여 月經前期가 아니라도 항상 대하가 배출되어 이를 자각할 수 있는 경우로, 기능성 대하의 원인은 일반적으로 성기분비물의 생성과 밀접한 관계가 있는 난소의 내분비기능장애에 기인하는 수가 많으며, 자궁후굴의 경우에 초래되는 鬱血性 대하도 그 성상에는 변화가 없고 양만 증가한다.

반면에, 기질성 대하는 일반적으로 임균·농양균·결핵균 등에 의하여 외음부 및 질의 염증·자궁내막실질염·난관염·난소염 등이 발생하거나 악성의 자궁종양·육종·융모상피종 등에 기인한다(송병기 저 「한방부인과학」 행림출판사, 1977).

상기 환자의 경우 누런 색을 띠지도 않고 가렵지도 않아서 염증으로 인한 분비물이라고 볼 수 없어, 임상적으로는 기능성 대하에 분류된다고 볼 수 있다. 감염으로 인한 염증을 동반한 기질성 대하는 熱證에 분류되는 경우가 많을 것이며, 그렇지 않은 기능성 대하의 경우는 寒證에 분류되는 경우가 많을 것이다.

특히 상기 환자처럼 寒濕證으로 변증되는 경우 오적산 보험한약으로 냉대하 치료에 효과를 볼 수 있을 것이다.

* 한방부인과 내용에 대한 자문에 응해준 아름다운여성한의원 김동환 원장에게 감사의 뜻을 전합니다.

방광염 치료에 오림산을 활용하다

 ## 성인 요로감염

성인에서 요로감염은 여성이 남성보다 25~30배 정도 많으며, 일생동안 여성의 50%에서 적어도 1번 이상의 요로감염에 걸린다.

성인 요로감염은 질병 발생 및 치료에 영향을 주는 임상적 요인에 따라 젊은 여성에서의 단순 방광염, 젊은 여성에서 지난 6개월간 요로감염이 2번 이상 재발하였거나, 지난 1년간 3번 이상 재발한 재발성 방광염, 젊은 여성에서 급성 단순 신우신염, 남성에서의 요로감염, 요로계에 기능적 혹은 해부학적인 장애가 있는 환자에서 발생한 요로감염 혹은 내성균에 의한 요로감염증으로 정의하는 합병된 요로감염, 도뇨관을 가진 환자에서의 요로감염, 요로감염의 증상이 없으면서 의미 있는 세균뇨가 발견되는 무증상 세균뇨 등으로 분류할 수 있다.

임상증상은 감염의 부위에 따라서 차이가 있는데, 하부 요로감염은 배뇨 곤란, 빈뇨, 야뇨증, 치골 상부 통증, 혈뇨, 소변의 고약한 냄새, 실금 등의 증상을 보이고, 상부 요로감염은 옆구리의 통증, 오심, 구토, 정신 상태의 변화, 발열, 빈호흡, 빈맥 등의 소견을 보인다. 그러나 단순 하부 요로감염에서도 연관통에 의해서 옆구리 통증이 있을 수 있다(대한가정의학회 편 「최신가정의학」 한국의학, 2007).

 ## 첫 번째 치험례

올해 2월말에 30대 후반의 여자 환자가 손목과 팔의 통증을 호소하면서 내원하였다. 침 치료를 받으면서 이야기 하기를 "소변볼 때 불편하고 묵직한 느낌이 있다"는 것이다.

2개월전에 급성 방광염으로 치료를 받았는데 심한 증상은 없어졌지만, 여전히 소변볼 때마다 불편한 느낌이 지속된다는 것이다.

보통체격의 여환으로 식욕·소화·대변·소변 등은 특이 사항은 없었으며 땀이 많은 편이라고 하였다. 脈은 細하고 舌은 色紅苔薄하고 濕熱證으로 변증을 하고 오림산 보험한약을 3일분 처방하였다. 3일 후에 내원하여서는, 잠잘 때 아랫배가 많이 불편했었는데 이제 괜찮아져서 잠자기 편해졌다고 하였다. 그래서 다시 5일분을 처방하였는데, 4일 후에 내원해서는 소변볼 때 통증이나 불편감이 거의 없어졌다고 하였다.

 두 번째 치험례

역시, 올해 2월초에 50대 초반의 여환이 오늘부터 소변볼 때 뻐근하고 아프다고 호소하면서 내원하였다.

약간 마른 체격의 여환으로 식욕, 소화, 대변, 소변 등에 특이 사항이 없었으며 脈은 細하고 舌은 色紅苔薄하여 濕熱證으로 변증을 하여 오림산 보험한약을 3일분 처방하였다. 그 후로 한동안 내원치 않다가 15일 후에 비염으로 내원했는데, 그 당시 오림산 3일분 복용하고 바로 호전되었다고 하였다.

이 환자가 2014년에도 같은 증세로 내원했었는데 그 때는 연교패독산을 7일분 처방해서도 효과가 없어서 형개연교탕 보험한약을 처방했던 환자이다.

이전에는 방광염에 연교패독산을 처방하곤 했었는데(보험한약 임상사례 53), 이처럼 효과가 없는 경우가 있어서 작년에 오림산 보험한약을 준비하게 되는 계기가 되었다.

 방광염에 오림산

오림산은 화제국방에 처음 소개된 처방으로 적작약, 치자, 당귀, 적복령, 황금, 감초 6가지 약물로 구성되어 있으며, 방광에 열이 있어 小便淋瀝 배뇨곤란 혹은 혈뇨, 농뇨, 아주 짙은 소변의 경우를 목표로 할 수 있어 요도염, 방광염, 방광결석 등 질병에 응용할 수 있다(조기호 옮김「실용한방처방집」신흥메드싸이언스, 2010).

원래 항생제+NSAIDs의 개념으로 연교패독산을 방광염에 처방하였다. 하지만 서양의학의 경우에 있어도 인후염에 쓰는 항생제하고 방광염에 쓰는 항생제하고는 종류가 다르듯이, 한의에서도 인후염의 경우는 風熱證으로 변증되는 경우가 많은 반면, 방광염의 경우는 濕熱證으로 변증되는 경우가 많다.

그래서 작년에 오림산 보험한약을 준비하게 되었으며 방광염 환자가 濕熱證으로 변증되는 경우 오림산 보험한약을 활용해볼 수 있겠다.

접촉성 피부염,
형개연교탕으로 개선시키다

첫 번째 치험례

올해 4월 보통 체격의 여자환자가 눈 주위의 발적을 호소하면서 내원하였다. 올해 1월부터 증상이 시작되었으며, 가려움은 심하지 않고 화장품을 잘못 쓰면 증세가 심해진다고 하였다. 신경을 많이 쓰면 소화가 안 된다고 하였으며 잠을 깊게 못자고 꿈을 많이 꾼다고 하였다.

손발은 원래 찬 편이었으나 갱년기 증상이 시작되면서 따뜻해졌으며, 추위를 많이 타고 찬 물을 싫어한다고도 하였다. 갱년기 증상이 시작되면서 안면홍조도 있다고 하였다.

脈은 細하고 舌은 色紅苔薄하여 風熱證으로 변증을 하고 형개연교탕 보험한약을 3일분 처방하였으며, 침은 양명경의 열을 내릴 목적으로 양곡 해계를 瀉하고(迎隨보사), 임읍 함곡을 補하였다. 10일 후에 다시 내원하였는데 눈주위 발적이 1/10 정도로 많이 호전되었다고 하였다. 그래서 다시 침 치료와 함께 형개연교탕 보험한약을 3일분 처방하고 치료를 종결하였다.

두 번째 치험례

역시 올해 4월에 30대 중반의 여환이 안면부의 발적을 호소하면서 내원하였다. 증상은 1년 전부터 시작되었으며, 화장품을 바르면 증세가 심해진다고 하였다. 소화는 잘되는 편이나 대변이 염소 똥처럼 나온다고 하였다. 잠은 깊게 못 잔다고 하였으며, 손발이 따뜻하고 물은 찬물을 좋아한다고 하였다. 脈은 細하고 舌은 色紅苔薄하여 風熱證으로 변증을 하고 형개연교탕 보험한약을 5일분 처방하였다.

침 치료는 사정상 하지 못하고 보험한약만 처방하였다. 5일 후에 다시 내원해서는 증세가 호전되었다고 하였으며 형개연교탕 보험한약을 5일분 다시 처방하였다. 4일 후에 다시 내원해서 증세가 조금 더 호전되었다고 하였으며, 형개연교탕을 5일분 처방하였다. 5일 후에 내원해서는 안면부의 발적이 1/3로 줄어들었다고 하여서 다시 형개연교탕을 5일분 처방하였다. 7일 후에 내원해서는 약간 악화되었다고 하였으나, 호전과 악화는 항상 있는 일이여서 다시 형개연교탕을 5일분 처방하였다. 그러나 그 후로는 다시 내원치 않았다.

접촉피부염

접촉피부염이란 외부 물질과의 접촉에 의하여 발생하는 피부염을 말하며 이는 습진의 일종으로 간주되고 있다. 습진은 보통 피부염과 동의어로 쓰이며 습진에는 접촉피부염 이외에도 지루피부염, 화폐상 습진, 아토피피부염, 전염성 습진양, 피부염 등 여러 종류가 있으므로 접촉피부염은 외부 물질(주로 화학물질)에 의하여 발생한 습진이라고 좁게 정의할 수 있다〈표 1 참조〉. 그러나 접촉피부염의 임상 양상은 습진 이외에도 괴사 병변, 여드름성 병변, 두드러기성 병변, 다형홍반, 색소 침착, 육아종성 병변 등이 나타날 수 있다.

접촉피부염은 보통 다음과 같이 세분하여 볼 수 있다.
  1. 원발성 접촉피부염
  2. 알레르기성 접촉피부염
  3. 광독성 및 광알레르기성 접촉피부염
  4. 접촉 두드러기 증후군
  (대한피부과학회 교과서 편찬위원회 편저 「피부과학」 개정 4판, 여문각, 2001)

접촉피부염에 형개연교탕을 활용하다

서양의학에서 접촉성피부염을 치료할 때, 원발성이거나 알레르기성이거나 모두 항히스타민제와 스테로이드를 위주로 처방하는 것을 볼 수 있다. 항히스타민제를 투약하고자 하는 질환이 風熱로 변증이 되는 경우, 보험한약 중에서는 형개연교탕을 우선적으로 선택해볼 수 있다고 제안하였었다(보험한약 임상사례 29). 상기 환자들의 경우도 접촉성 피부염으로 진단되면서도 동시에 風熱證으로 변증이 된다고 판단하였으며, 형개연교탕 보험한약을 처방하여 뚜렷한 호전반응을 얻을 수 있었다고 생각한다.

표 1 습진의 대표적 형태의 분류

외인성 습진
자극접촉피부염 알레르기 접촉피부염 광알레르기 접촉피부염 습진양 다형광발진 감염 피부염 피부사상균진
내인성 습진
아토피피부염 지루피부염 건성습진 원판상습진 화폐상습진 수부습진 자가면역 프로게스테론 피부염 울체피부염 한포진 백색비강진

피부질환 치료에 형개연교탕과 황련해독탕

 형개연교탕을 쓸까? 황련해독탕을 쓸까?

본원에 내원하는 피부질환은 접촉성피부염이나 아토피 피부염과 같은 습진이거나 혹은 두드러기 환자가 대부분인 것 같다. 이들 질환은 소양증과 함께 발적이나 홍반을 동반하고 있기 때문에 변증으로 보면 우선 "熱證"을 떠올리게 된다. 필자의 경우 보험한약과 침 치료로 치료를 시작하기 때문에 형개연교탕을 처방할까? 황련해독탕을 처방할까? 항상 고민이고 지금도 고민 중이다.

그래서 보험한약 임상사례 29편에서는 급성 두드러기에는 형개연교탕, 만성 두드러기에는 황련해독탕이 가까울 수 있음을 제시하기도 하였다. 이번에는 "外因에는 형개연교탕" "內因에는 황련해독탕"(여기서 外因은 접촉성 피부염처럼 피부에 직접 닿아서 병을 일으키는 경우이며, 內因은 대사를 통해서 피부에 병을 일으키는 경우를 지칭하는 것으로 하고자 한다. 다만 피부질환은 外因과 內因이 분명하지 않은 경우가 많은 것 같다)을 우선적으로 선택해볼 수 있지 않을까 하는 생각이 들어서 몇 가지 임상례를 제시하고자 한다.

 황련해독탕 치험례

작년 12월에 5세 남자아이가 두드러기를 치료하러 내원하였다. 1주일 전에 교통사고가 났는데 엄마는 교통사고로 인한 요통과 경항통 치료를 하다가, 같이 사고 난 아이가 사고 후 두드러기가 생겨 약을 먹어도 낫지 않는다며 상담해온 것이다. 두드러기는 온 몸에 생기고 밤에 특히 가렵다고 하였으며, 급성이고 脈은 數하고 舌은 色紅苔薄하여서 風熱證으로 변증을 하고 형개연교탕 보험한약을 3일분 처방하였다. 이틀 후에 엄마와 함께 다시 내원하였는데 증세가 더 심해졌다는 것이다. 그래서 火熱證으로 변증을 바꾸고 황련해독탕 보험한약을 3일분 처방하였다. 이틀 후에 다시 내원하였는데, 증세가 조금 호전되었다고 하였으며 3일 후에는 조금 더 호전되었고 다시 이틀 후에는 거의 호전되어 잠을 푹 잘 수 있게 되었다고 하였다. 도중에 잠시 악화되었으나 금방 호전되어 황련해독탕 총 24일분 복용 후 마무리 지을 수 있었다.

또한 올해 3월에는 감기로 치료받던 마른 체형의 60대 여자환자가 본인이 옻닭을 먹을 예정인데 옻독이 오를 때 먹을 만한 약이 없냐고 물어왔으며 이는 風熱證보다는 火熱證이라 생각되어 황련해독탕 보험한약을 3일분 처방하였다. 황련해독탕 보험한약을 복용하고 나서 옻닭을 먹었는데 다른 때보다 옻독이 덜 올라왔으며, 황련해독탕 보험한약을 먹으면 가려움증이 사라지고 약기운이 떨어지면 다시 가렵기를 반복하다가 10일분 정도 복용 후 호전되었다.

 ### 형개연교탕 치험례

올해 7월초에 20대 중반의 남자환자가 경항통으로 침 치료를 받으러 내원하였다. 침 치료를 받으면서 호소하기를 "1달 전부터 찬물에 들어가면 두드러기가 생겨요"라는 것이다. 食慾, 消化, 大小便, 睡眠 등은 정상이고 땀은 많은 편이고 더위를 많이 타고 찬물을 좋아한다고 하였으며, 체격이 건장하고 피부도 검은 편이었다. 물리적 자극에 의한 두드러기로 판단하였으며, 脈은 實有力하고 舌은 色紅苔薄하여 風熱證으로 변증하고 형개연교탕 보험한약을 3일분 처방하였다.

3일 후에 침 치료 받으러 내원해서는 두드러기도 조금 좋아진 것 같다고 하여 다시 형개연교탕을 3일분 처방하였다. 7월말에 다시 침 치료 받으러 내원하였는데 두드러기는 거의 호전되어 조금씩 생기기도 하지만, 불편하지 않아서 신경쓰지 않고 있다고 하였다.

지난번 보험한약 임상사례 95편에서 접촉성 피부염 치험례 2가지 경우를 소개하였지만, 접촉성 피부염의 경우도 형개연교탕으로 효과를 보는 경우가 종종 있었다.

피부질환과 보험한약

피부질환의 발생은 다양한 내적, 외적요인과 밀접한 관련성이 있다. 특히 외부에 직접 노출되어 있는 피부는 환경적 영향을 많이 받는다. 즉 피부질환의 발생과 분포양상은 생활환경 외에 문화, 기후, 인종, 사회 및 경제적 요건에 의해 결정된다.

피부과 외래에 내원한 환자를 대상으로 조사한 결과에 의하면 진균증, 아토피 피부염, 두드러기, 접촉피부염, 여드름, 지루 피부염, 기타 습진, 세균감염성 질환, 바이러스감염성 질환, 약진, 건선, 백반증, 매독 등이 한국인에게 가장 흔한 것으로 나타났다(안성구 외 「개원의를 위한 COMMON SKIN DISEASE」퍼시픽출판사, 2005).

진균증이나 세균감염성 질환은 한의원에 거의 내원치 않는 반면, 아토피 피부염이나 접촉피부염과 같은 습진이나 두드러기 환자들은 직접 내원하거나 혹은 다른 질환과 함께 증세를 호소하는 경우가 있다. 앞서 말한 바와 같이 "外因에는 형개연교탕" vs "內因에는 황련해독탕"이라고 검증된 바는 없지만, 피부질환 치료에 있어 보험한약을 선택해야 하는 경우, 그래서 風熱證과 火熱證을 나눌 때 참고사항으로 활용해볼 수 있지 않을까 싶어서 소개했다. 아울러 飮食傷으로 인한 두드러기의 경우 불환금정기산 보험한약이 효과가 있는 경우도 있음을 함께 소개한다.

갱년기 증상에 자음강화탕과 가미소요산

 ## 혈관운동증상의 발생기전

갱년기에 혈관운동증상과 같은 급성 증상이 나타나는 정확한 병태생리학적 기전은 아직 확실치 않지만 가장 유력한 것은 낮아진 에스트로겐에 의해 시상하부의 온도조절중추에 장애가 발생한다는 이론이다.

즉 열성홍조를 경험하는 여성의 경우 낮아진 에스트로겐이 복잡한 신경내분비적인 기전(시상하부의 신경전달물질의 변화 포함)을 유발하고 이것에 의해 기준체온점이 낮게 재조정(reset of the thermostat)되며, 열성홍조 증상이 없는 여성에 비해 온도 평형구역(thermoneutral zone)이 좁아지게 되어 열성홍조가 잘 발생할 수 있게 되는 것이다.

열성홍조의 60%에서 열성홍조 발생 15분 전에 중심체온이 약간 증가한다고 알려져 있는데 이 같은 중심체온 증가가 열발산(heat dissipation) 기전을 자극하여 이에 의해 표피혈관확장 및 발한 등의 증상이 나타날 수 있다(대한폐경학회 저 「폐경기 여성의 관리」 2007, 군자출판사).

 ## 갱년기증상을 호소하다

2012년도부터 본원에서 소화불량, 요통, 경항통 등으로 치료받던 40대 후반의 여자환자가 2013년도 12월에는 갱년기 증상을 호소하면서 내원하였다.

2~3달 전부터 생리양이 줄어들었으며 顔面紅潮와 함께 불면증 盜汗(낮에도 汗出이 많다) 口乾 등 증상이 생겼다는 것이다. 脈은 尺弱하고 舌은 色紅苔薄하여 陰虛火旺證으로 변증을 하고 침 치료와 함께 자음강화탕 보험한약을 5일분 처방하였다. 증상이 조금씩은 좋아지나 큰 차이는 없다고 하여 5일 후에 가미소요산 보험한약을 3일분 처방하였다.

그러나 그 전 약이 더 낫다고 하여 자음강화탕 보험한약으로 다시 바꾸고 증세가 심하면 자음강화탕을 한 번에 두 봉지씩 복용케 하였다. 그렇게 10일정도 복용하고 나니, 자음강화탕을 복용할 때는 증세가 호전되고 약을 안 먹으면 열이 나고 땀이 난다고 하였으며, 두 개를 한꺼번에 복용하면 대변이 묽어진다고도 하였다. 1주일분 더 처방하고 나서는 증상이 괜찮다고 하였다. 한동안 괜찮다가 2014년도 8월에 다시 증세가 시작하여 자음강화탕을 5일분 처방하였으며 증세가 조금 호전된다고 하였으며 그 후로 20일분 처방하고 나니 증세가 많이 호전되었다고 하였으며, 10월 11월에도 증상이 있을 때마다 7일분씩 처방했었다.

2015년 4월말에 다시 顔面紅潮 盜汗 등 증상이 있다고 하여 자음강화탕을 7일분 처방하였다. 7일 후에 내원해서 말하기를 "땀은 덜 나는데 답답하고 밤새 잠을 못 잔다"고 하는 것이다. 脈은 弦細하고 舌은 色紅苔薄하여 肝氣鬱結證으로 변증을 바꾸고 가미소요산 보험한약을 7일분 처방하고 호전되었다. 8월에 다시 顔面紅潮와 盜汗이 있어 내원하여 "남아있는 가미소요산을 복용하였는데 전혀 효과가 없다"고 하는 것이다. 그래서 다시 자음강화탕을 10일분 처방하여 효과를 볼 수 있었다.

汗出이 많으면 자음강화탕

보험한약 임상사례 74편에서 脈이 '팽팽한 기타줄'처럼 弦脈이 나타나면서 안면홍조, 다한증 같은 갱년기 증상이 나타난다면 가미소요산을 처방한다고 하였으나 여기서 다한증은 잘못된 것 같다. 汗出이 많을 경우에는 우리 몸 안의 압력이 떨어질 수밖에 없고 弦脈이 나타날 수도 없다.

시호는 해열작용과 함께 카페인 등으로 인한 중추신경흥분 작용에 길항하기 때문에 그 효과를 'cool down & calm down'이라고 정리해 볼 수 있는데(보험한약 임상사례 21), 汗出이 많으면 시호의 적응증이라고 하기 힘들다.

갱년기 증상에 있어 안면홍조가 나타나면 보험한약 중에서는 가미소요산이나 자음강화탕을 가장 우선적으로 선택하게 된다. 74편에서는 평소 예민하고 까칠하고 홍분을 잘 한다고 호소하면서도 脈이 弦脈이 나타나면 가미소요산을 선택할 수 있다고 하였으나 구체적인 증상으로는 '汗出이 뚜렷하게 많으면 자음강화탕 그렇지 않으면 가미소요산'이라는 기준도 변증을 하는데 참고사항으로 제시하고자 한다.

자음강화탕을 盜汗일 때만 처방해야 하지 않을까 생각할 수도 있지만 실제 임상에서 갱년기 증상을 보면, 盜汗과 함께 낮에도 顔面紅潮가 있을 때면 惡熱 發汗過多가 동반되어 盜汗만 따로 있는 경우는 드문 것 같다. 그리고 가미소요산을 처방해야 할 경우에는 汗出過多를 호소하지 않는 대신 "답답하다"는 표현을 자주 하는 것 같다.

만성 기관지염에 행소탕을 처방하다

 만성 기관지염

Fletcher에 의하면 "선행되는 기저질환 없이 기침과 담이 연간 최소 3개월 이상 발생하는 것이 연속적으로 2년 이상 계속하여 만성 혹은 반복성으로 발생하며 기관지계에 점액의 과잉분비에 기인된 질병"이라고 정의하고 있다.

현재 미국흉부학회에서는 만성 기관지염과 폐기종에 의한 기도폐색이 있는 상태를 만성 폐쇄성 폐질환으로 분류하고 있다.

증상은 담을 동반한 기침과 호흡곤란, 가슴이 답답함을 느끼는 것이다. 만성 기관지염의 주원인은 흡연이다. 흡연이 기도점막에 염증을 일으켜 점액이 생성된다.

이외에 유해가스 먼지 등 다른 공해나 직업에 노출된 사람에게 발생한다(대한가정의학회 편 「최신가정의학」 한국의학, 2007).

 기침과 가래를 호소하다

올해 6월에 50대 중반의 남자환자가 20대부터 흡연 후 시작된 기침과 가래를 호소하면서 내원하였다. 8년 전부터는 금연을 했다고 하였으며, 기침과 가래는 2년 전부터 심해졌는데 운동을 하면 증세가 조금 호전된다고 하였다.

체격은 마른 편이며 기침과 가래 이외에 숨이 찬 증상이 있다고 하였다. 大小便·消化·睡眠 등에는 이상이 없으며, 脈은 細하고 舌은 色紅苔薄하여 本虛標實證으로 진단을 하고 우선은 實證인 기침과 가래를 치료하기 위한 침 치료와 함께 행소탕 보험한약을 4일분 처방하였다.

4일 뒤에 내원해서는 기침과 가래는 50%정도 줄었다고 하였다. 대신에 '맑은 콧물이 생기는 것 같다'고 하였다. 그 후로 4일분 3일분씩 3주간 침 치료와 함께 행소탕 보험한약을 처방해서 치료시작 후 1달 뒤에는 기침과 가래가 1/10로 줄어들었다고 하였다.

그 후로도 증상이 완전히 낫지는 않아서 지금까지 일주일에 한 번 정도는 내원해서 치료하고 있다.

평소에 코가 뒤로 넘어가는 느낌이 있다고 하여 소청룡탕 보험한약을 함께 처방하였는데 후비루 증상은 소청룡탕 복용 후 호전되었다. 숨찬 증상은 차도가 없다고 하여 청상보하탕 환제를 처방하였는데, 약간의 개선이 있으나 소화가 잘 안된다고 하여 보중익기탕 보험한약을 처방하였다. 보중익기탕 처방 후에는 기운도 나고 살이 쪄서 좋은데, 살이 쪄서 그런지 숨이 더 찬 것 같다고 하여 중단하였다.

최근에는 행소탕과 소청룡탕 보험한약을 함께 처방하고 있으며 이렇게 처방하는 것이 가장 편하다고 하였다.

원래 '속에서 가래가 그르렁거리는 느낌'이 있었는데 행소탕 복용 후 없어졌으며 현재는 가끔씩 하는 기침과 가래가 남아있다고 하였다.

만성 기관지염에도 행소탕

감기와 함께 동반되는 급성기관지염으로 인한 기침 가래의 경우 행소탕 보험한약이 효과가 있었다는 보고를 했었고(보험한약 임상사례 88편), 실제로도 감기로 인해서 생기는 기침 중에서 후비루로 인한 경우가 아닌 기관지염으로 인해 가래와 함께 동반된 기침의 경우(주로 끈적한 가래일 때 효과가 좋았던 것 같다), 행소탕 보험한약이 효과가 있었다.

행소탕은 행인, 소엽, 상백피, 진피, 반하, 패모, 백출, 오미자, 감초, 생강 10가지 약물로 구성된 처방으로 동의보감에 "風寒에 傷하여 기침하고 痰이 盛한 症을 다스린다"고 하여 감기와 동반된 기침 가래에 사용할 수 있음을 보여주었으며, 이번 케이스에서는 만성 기관지염으로 인한 기침과 가래에 있어서도 증상을 완화시키는데 활용해볼 수 있음을 보여주고자 하였다.

특히 행소탕 보험한약은 서양의학에서 '진해거담제'를 처방하는 질환의 경우, 가장 우선적으로 선택해볼 수 있는 보험한약이라고 생각한다.

방광염치료에 오림산을 활용하다(2)

 보험한약 사용을 통해 치료영역을 확대해야

2011년 노인정액제가 보험한약 투약 시 2만원으로 상향 조정되고 난 후 보험한약 사용이 2배 가량 늘었으나 그 후에 보험한약 사용량은 더 이상 증가하지 못하고 있다.

보험한약 사용량이 늘어야 규모의 경제('보험한약 임상사례' 34편-2012. 5. 10-참고)를 통해서 보험한약의 품질이 좋아질 수 있으며, 보험한약의 품질이 좋아져야 치료효과가 더 좋아질 것이다. 치료효과가 좋아지고 보험한약을 처방받는 환자가 많아지면 보험한약 사용량이 더 늘어날 것이다. 그런데 아직까지 "보험한약 사용을 통한 한의 치료영역의 확대"라고 하는 선순환을 이루지 못하고 있는 것이다.

 첫 번째 치험례

평소에 소화불량이나 요통으로 본원에서 치료받던 60대 중반의 여자환자가 올해 8월말에는 방광염 증세를 호소하면서 내원하였다.

소변을 볼 때 따끔거리고 1시간에 한 번 정도로 자주 마려우며 잔뇨감이 있고 부은 느낌이 든다는 것이다. 방광염은 6월달부터 1달에 한 번씩 발생하였는데, 한 번 발생하면 10일 이상 지속이 되고 양약을 먹으면 입이 마르고 복통이 생기고 붓는다고 하였다.

평소에 위장도 약하고 손발도 차서 얼굴도 하얀 여환이어서 불환금정기산이나 삼소음 같은 처방을 주로 사용해오던 환자이지만, 이번에는 脈은 數하고 舌은 色紅苔薄하여 濕熱證으로 진단을 하고 오림산 보험한약을 3일분 처방하였다. 3일 후에 내원해서 말하기를 증상이 정말 많이 좋아져서 1/10 수준으로 좋아졌다는 것이다. 무엇보다 부작용이 없어서 너무 좋다고 하였다.

그래서 다시 5일분을 처방했는데 다시 10일 후에 내원해서는 약을 먹을 때는 증세가 없다가 약을

끊으니까 다시 조금 불편하다고 하여 다시 5일분을 처방하였다. 최근에 소화불량으로 내원한 적이
있는데 그 후로 방광염 증세는 괜찮다고 하였다.

 두 번째 치험례

올해 1월에는 40대 초반의 여환이 다이어트 한약을 처방받으러 내원하였는데, 작년에도 한 차례
다이어트 처방을 한 환자이다. 그런데 다이어트 상담을 하고 다음날에는 평소에 자주 생기던 방광
염을 상담하러 내원하였다. 소변을 보고나도 시원치가 않고 찌릿찌릿하다는 것이다. 대변을 보고나
서 비데를 하거나 과식하고 나면 심해진다고 하였으며, 생리 때도 심하다고 하였다.

식욕이나 소화는 좋은 편이고 뚱뚱하지는 않지만 건장한 체격의 여환이었다. 脈은 細하고 舌은
色紅苔薄하여 濕熱證으로 진단을 하고 오림산 보험한약을 3일분 처방하였다. 올해 8월에 다시 내원
하였는데 방광염이 있을 때마다 약을 먹고 호전이 되어 다시 처방받으러 왔다는 것이다. 그래서 이
번에는 1주일분 처방하였다.

 방광염치료의 1차 선택처방 오림산

한약을 처방하다 보면 변증을 꼼꼼히 하는 것도 중요하고 체질을 고려하는 것도 중요할 것이다.
하지만 급성질환에 보험한약을 처방하는 경우, 1차 선택처방을 준비해둘 필요가 있다고 생각한다.
즉, '기침감기에는 소청룡탕' '급성위염에는 반하사심탕' '급성 방광염에는 오림산' 처럼 말이다.

물론 이대로 처방할 필요도 없고 이대로 처방할 수도 없다. 그래도 가장 우선적으로 떠올릴 수 있
는 처방을 준비해놓는다는 것은 상당히 매력적인 일임에 틀림이 없다. 그리고 감별이 필요한 경우
들을 몇 가지 정리해 놓으면 임상을 하는데 있어서는 상당히 유용한 지침서가 될 수 있을 것이다.

상기한 두 명의 환자는 오림산으로 재발이 되는 방광염을 치료한 케이스이며, 효과적으로 치료가
잘 되었다. 필자의 경우는 2014년도부터 오림산을 구비해놓고 방광염치료에 활용하고 있으며, 최근
에는 방광염 치료에 있어 체질에 관계없이 제1선택처방으로 활용하고 있다.

감기와 소화불량의 처방기준표

 궁금한의

올해 5월에 원광대학교 한의과대학교에 본과 4학년에 재학중인 황남주 학생(물리학 석사, 기업체 근무를 하던 중 입학한 늦깎이 학생이다)에게 메일을 받았다. 원광대학교 학생회가 주최하는 기획 강좌(궁금한의)에서 감기 치료에 대해서 발표를 하는데 필자의 민족의학신문 투고내용을 일부 참고하여 정리한 감기의 처방기준표를 검토해달라는 것이었다. 10월에는 소화불량 치료에 대해서 발표를 한다면서 정리한 소화불량의 처방기준표를 첨부한 메일을 다시 보내왔다.

이 엑셀로 만든 도표들에는 필자가 그동안 감기와 위장질환에 대해 투고한 치험례들이 일목요연하게 잘 정리되어 있고 다른 서적들의 내용과도 함께 비교해볼 수 있어, 이번에는 필자가 이 도표들을 필자의 마지막 칼럼에 투고하고 싶다고 요청하여 이렇게 소개하고자 한다. (계속)

표 1 한의보감 처방기준표 - 감기(이준우 원장님 기준)

증상1	증상2	적합 신체조건	부적합 신체조건	치료법	처방 구성 약제
	표증(오한발열 신통), 인후통, 기침 가래 가장 대표적인 종합감기(이준우 에름)		~속이 불편 하다	연교패독산(이준우, 민족의학신문 2011.3.17, 2013.5.9)	연교, 금은화, 형개, 방풍, 강활, 독활, 시호, 전호, 지각, 길경, 복령, 감초, 박하, 생강, 형개 형개방풍은 소풍산 등 주로 피부질환이나 비염 중이염 등 점막에 염증이 생기는 경우에 활용. 강활과 독활기생탕 강활속단탕, 대강활탕 등 주로 관절을 중심으로 근골격계에 생기는 염증 즉 '통증'을 다스리는 약임. 양방의학에서도 근골격계에 생기는 통증은 NSAIDS로 다스리지만 피부염이나 비염 중이염 등 점막에 생기는 염증에는 항히스타민제나 스테로이드는 항생제를 처방하고 있다.(이준우, 보험한약임 상사례 (49))
	목이 간질간질, 비류청 체, 재담			소청룡탕(보험한약임 문 p.165)	
	발작적인 심한 기침			소청룡탕+행소탕(보험 한약임문 p.175)	두 처방에서 겹치는 약은 반하와 감초 뿐이고 나머지 약제는 겹치지 않는다.
	비류탁체, 후비루 통, 비염, 중이염 등 국소 점막 염증(주로 애름)	축농증, 표증(오한발열 신통)이 없거나 하아/노이, 면색 나 약하다. 특히 체력이 중간 정도 위향(얼굴이 누렇게 떠 있고 부석부		형개연교탕(보험한약 임문 p.179)	• 홍적(안체전반) - 형개 방풍 - 피부, 코, 귀 등 점막의 염증 - 항히스타민제 • 방광(안체후면) - 강활 독활 - 강활 독활 - 근육과 관절 등에 생긴 염증 - NSAIDS (이준우, 보 험한약임상사례 (49))
기원 허약	2주 이상 오래된 기침 위 주감기, 주로 한랭(많은 가래)	몸이 차고 소화 장애, 하아/노이, 면색 위향(얼굴이 누렇게 떠 있고 부석부 석)		삼소음(보험한약임문 p.170)	인삼 · 소엽 · 전호 · 반하 · 건강 · 적복령 4g, 진피 · 길경 · 지각 · 감초 3g, 강3조2, 보험한약에 포함된 인삼을 사삼으로 대체할 수 없으니 신체조건을 잘 따져 처방 한다.
	감기 호전 이후(목이 간 질간질하며) 마른기침이 나 근적한 가래를 동반한 기침이 지속된다.	음하화왕(상열감, 도한/자한, 야심), 소화가 좋음. 특히 밤에 심하다.	~후 비 루로 인해 밤에 심 한 기침	자음강화탕(보험한약 임문 p.176)	백작약, 당귀, 숙지황, 배문동, 생지황, 진피, 지모, 황백, 감초, 생강, 대조
		쉽게 지치고 힘들어한다(氣陰兩虛)		생백산(보험한약임문, p.94)	
		몸이 차고 소화 장애, 하아/노이, 면색 위향(얼굴이 누렇게 떠 있고 부석부 석)		삼소음(보험한약임문 p.94)	녹포, 결절, 낭종을 형성 (응괴성 여드름과 유사한 병변을 나타내고 심한 경우에는 비류가 발생함)

증상1	증상2	적용세조건	부적합 신체조건	치료법	처방 구성 약재
콧물 감기 위주	기침.			소청룡탕(이준우, 민족의학신문 2013.5.9)	마황, 계지, 작약, 세신, 감초, 건강, 반하, 오미자
	맑은 콧물과 재채기 (風寒感冒), 천지 소리가 있는 기관지천식, 기침 가래, 묽어 간질간질(묵어 따끔거림 때는 연교패독산), 묽보다 코마카함 위주일 때는 갈근탕, 알테르기성 비염	일반적 체질	~기육이 두터운 체질(태음인)	소청룡탕(이준우, 민족의학신문 2011.12.22) 코 막힘 위주일 때는 갈근탕(보험한약임문 p.172)	
	맑은 콧물과 재채기, 기침, 인후통(묵어 따끔거림), 風寒+風熱		기육이 두터운 체질(태음인)	갈근탕(이준우, 민족의학신문 2012.10.25)	
				소청룡탕+연교패독산(이준우, 민족의학신문 2014.9.5)	
	누렇고 진득한 콧물(화농성 염증) 혹은 인후가 붓고 아픈 증상 (風熱感冒)			→ 증상1에서 화농성염증 항목 참조	
	양명병 경(열, 갈마 건조)에 눈이 아리고 코가 마르다.	기육이 두터운 체질(태음인)		갈근해기탕(이준우, 민족의학신문 2012.10.25)	
몸살 위주	근육통 거안(拒按)			구미강활탕(이준우, 민족의학신문 2011.12.22)	강활, 방풍, 천궁, 백지, 창출, 황금, 생지황, 세신, 감초, 생강, 대조
	근육통 희안(喜按), 과로로 인한 감기, 몸이 저리다(순환이 안 되어서 특히 밤에 움직이지 않을 때 저림).	이완성 변비		복령보심탕(보험한약임문 p.174)	(사물탕+삼소음) 배작약, 숙지황, 당귀, 천궁, 백복령, 인삼, 반하, 전호, 진피, 지각, 길경, 소엽, 감초, 생강, 대조
발열 위주	38도 이하 발열			소시호탕, 조무라 시호계지탕(보험한약임문 p.174)	시호 12g, 황금 8g, 인삼·반하 4g, 감초 2g, 강조2
	발열, 인후통			소시호탕+연교패독산(가바)(보험한약임문 p.174)	
	38도 이상 고열.			대청룡탕 1회만 사용(곰보의 모임)	마황12g, 계지 8g, 행인 10g, 석고 10g, 감초 6g, 생강 3쪽, 대조 2개.
가래 위주	기침은 심하지 않으나 가래가 잘 안 떨어짐. 가슴에 가래가 차있는 듯하면서 기침 가래인(감기 초기 증상이 없이 사마르고 가래 기침만 남았을 경우에 효과가 있으며, 묽정한 가래보다는 열건 가래만 나오거나, 가래가 잘 안 나오지 않드니고 호소하면서 기침을 할 경우.)	~감기 초기 및 물 교막함(후비루 인한 기침 가래는 금성비 염 처방)		행소탕(보험한약임문 p.175)	복령, 전호, 행인, 반하, 지각, 소엽, 길경, 진피, 감초, 생강, 대조 = 삼소음 - 인삼, 갈근 + 행인
	열담(끈적한 가래)			자음강화탕(보험한약임문 p.179)	
화농성염증 (누런 콧물, 편도종창, 인후염, 종이염 등 항생제 염을 향상제 치방을 고려하는 경우)	오한발열 신통(근육통 관절통)을 겸하는 인후통. 주로 어른 감기.			연교패독산(보험한약임문 p.167,177)	
	인후통으로 인한 발열 혹은 바른터체, 편도염, 비염, 부비동염, 중이염 등 염증의 부위가 명확하다(점막 국소 염증). 신통(몸살), 오한 등이 표증이 없다. 주로 소아 감기.			형개연교탕(보험한약임문 p.167,177, 민족의학신문 2013.5.9)	
후비루(비염, 기관지염)	누런 콧물(풍열)	기육이 두터운 체질(태음인)		갈근탕(이준우, 민족의학신문 2012.10.25)	
	맑은 콧물(풍한)			형개연교탕(이준우, 민족의학신문 2013.5.9)	
				형개연교소청룡탕(이준우, 민족의학신문 2013.5.9)	

표 2 한의보험 처방기준표 - 감기(박은정 교수님)

증상1	증상2	적용신체조건	부적합신체조건	치료법	처방 구성 약제
대개 1~2주일 이내의 급성 감염기에 적용하고, 그 이후에는 해수, 비염, 부비동염 등에 맞춰 치료를 할 필요도 있다.					
1. 인후통 없는 가벼운 감기(상풍)	미열, 오한, 두통, 땀 있음, 재채기, 콧물, 기침 약함, 가래 조금, 목소리가 무거움, 맥부완, 인후통 없음, 몸살 없음.		~인후통, 몸살	삼소음(급성기에는 인삼 대신 사삼을 쓰거나 향소산에 향금조를 소량 섞어서 사용), 향소산 (박은정, 2014 강의)	일반적으로 사삼을 쓰고 콧물이 맑장게 나올 때 인삼을 가한다 한다. … 인삼을 넣어서 손해보는 사람이 이익보는 사람보다 많다. 瘀性泄瀉에는 인삼을 넣지 않는다.(방약지침강좌 p.205)
	임이 마르다, 두구멍이 간질간질, 말하려 하면 기침부터 나온다.			삼소음 가 행인, 상백피(방약지침강좌 p.441)	
2. 인후통 심한 심한 감기(상한)	고열, 오한, 땀 없음, 두통, 몸살, 코막힘(심한) 기침, 때부김			연교패독산 + 포공영 현화편, 어성초(위강 장애 없는 항염 항생제), 현삼(인후통)(박은정, 2014 강의)	패독산에는 인삼이 포함되어 있으나 연교패독산에는 인삼을 빼고 쓴다. 정기가 허한 경우에만 인삼을 사용한다.(박은정, 2014 강의)
3. 위장형 감기	미열, 오한, 두통, 위장 장애로 식욕 부진, 트림, 입맛이 있다, 신물나는 구토, 복부 창만, 복통(만지면 아프다, 설사 또는 때 변불통, 소변 적다.			(1) 감기와 식체 증상이 겸할 때는 곽향정기산이 대표적이고 무난하다. (2) 위장이 안 좋을 때는 인삼양위탕 - 인삼 + 시호, 소엽, 향부자, 황금, 산사, 매아(박은정, 2014 강의)	
	인후통			가 포공영, 어성초, 천화분(위장 장애 없는 항염 항생제)	
	콧물			가 위근피(지혈), 천초, 신이화(코 통증), 창이자	
	기침			가 천초, 상백피, 지골피, 패모, 나복자(열담)	
	묽은 가래(한담)			가 반하, 나복자	
1/2/3의 가미	끈적이는 가래(열담)			가 패모, 과루인, 나복자	
	몸살			가 강활(상초통), 독활(하초통), 백지(매화심 방약지침강좌 p.192)	
	급성기 이후			함, 전체제출산/보중익기탕 등 健脾제	
콧물 위주	맑은 콧물		~가래	소청룡탕(박은정, 2014 강의)	
기침 위주	묽은 콧물			향방패독산 + 행인(거첨), 상백피, 현삼, 황금(박은정, 2014 강의)	
가래 위주	가래로 기침이 심하다, 기침 소리가 중탁, 가래 소리 끝, 호흡이 급, 설태후니 맥부활.			향소산 + 패모, 과루인(박은정, 2014 강의)	향부자·자소엽 8g, 창출 6g, 진피 4g, 자감초 2g, 강강백, 2 + 패모 과루인

증상1	증상2	적합 신체조건	불편세개전	치료법	처방 구성 약제
몸살 위주	발열	소화불량	~소화불량	쌍패탕, 구미강활탕, 합, 감근해기탕(박은정, 2014 강의)	
땀 위주	땀이 많다, 고열보다는 미열.	소화불량		위장형 감기 치방법(박은정, 2014 강의)	
	땀이 많다, 고열보다는 미열.			계지탕(보중익기탕 + 황기, 백작약증, 방풍)(박은정, 2014 강의)	
고열 위주	편도선염. 인후통.	열이 많다. 편도 비대.		선방패독탕(박은정, 2014 강의)	
경기 위주	발열, 눈을 지켜 뜨고 강직강직 놀람.			시호온담탕(박은정, 2014 강의)	
임신부(반 인삼 등 하 열이 등에 행인 등 독한 것 내거나 행인 등 독한 것 제외)	임신기에 일반적으로 높아진 체열, 발열성, 표증은 가벼우나 이열증이 많다.	체열 높거나 보통. 체열이 낮은 경우도 가능.		궁소산이 임신부에게 일반적으로 무난하다.(이종대, 감기의 한의치료 p.301)	황금·전호·맥문동 4g, 천궁·진피·백작약·백출 3.2g, 자소엽 2.4g, 감근 2g, 생강 1.2g, 생강3총백2
	임신 중임에도 체열이 낮고 혈색이 없는 음증감기, 열성을 띠고 있지 않은 감기, 기침 등 가벼운 감기, 입덧을 겸한 임신감기.	체열 낮다. 추위를 탄다. 허증.		자소음(이종대, 감기의 한의치료 p.301)	자소엽 10g, 인삼·대복피·천궁·진피·백작약·당귀 4g, 감근 2g
	궁소산과 자소음의 중간 증상으로서 기침이 주증세이다	체열 보통. 기침이 인반하고 위언.		삼소음(이종대, 감기의 한의치료 p.301)	인삼·소엽·전호·반하·길경·적복령 4g, 진피·길경·지각·감근 3g 강3조2
	기침(구수)이 매우 심하다.			자완탕(이종대, 감기의 한의치료 p.301)	자완·천문동 8g, 길경 6g, 행인(거침)·상백피·감초 4g, 죽여(제대) 달인 후 꿀 반숟가락 넣고 다시 달인다.
여름 감기	한열왕래, 구토, 인진, 흉협고만	소양인		소시호탕(이종대, 감기의 한의치료 p.301)	시호 12g, 황금 8g, 인삼·반하 4g, 감초 2g 강3조2
	고열, 땀 적다, 몸이 무겁다, 노곤하다, 자려고만 한다, 숨이 그득하다, 설사, 가슴 답답, 때로 구토, 때로 구역 혹은 오한, 입이 마른나 물을 많이 마시지는 않음, 설태백후함니 설점혹홍 때부약.			신가향유음가감(향유, 금은화, 후박, 금은화, 백편두, 육일산활석(6:감초1) 곽향, 패두구, 백편두)(박은정, 2014 강의)	
	추가 두통, 복통			가미이진탕(매아·창출·후박·금피·변향부4, 소엽·향유 2,8, 백편두(여름감기)·강활·황금·감초 2, 생강·총백)(박은정, 2014 강의)	
	냉방병, 오한, 두통, 현훈 등과 함께 변비, 설사, 복통			불환금정기산(이준우, 보험한약 p.17)	
유행성 독감	발열 심할 때			시호해기탕(시호, 갈근, 백지, 황금, 석고, 길경, 작약, 감조)(박은정, 2014 강의)	

표 3 한의보감 처방기준표 - 소화불량

증상1	증상2	적절 신체조건	약침 선제진	치료법	처방 구성 약재
여기서의 소화불량은 배의 더부룩함, 불편감, 복통, 구토, 설사, 트림 등을 포함하여 다루었고 답답하거나 통증이 있어 제한 것 같을 때 심와부 문제, 체함과 충수염일 수 있는 점을 고려해야 한다. 신그와쉬어초기 증상 중에 명치가 아프다고 호소하는 경우도 있고, 소화가 안 된다. 식이 쓰리다고 호소하는 경우도 있다. 급성 췌장염은 배와 등에 심한 통증이 생기는 것이 특징인데, 미열과 구역감, 구토, 혈압 상승을 동반할 수 있다. 충수염 초기에는 상부 통증이 모호하게 있다가 점차 우측 하복부로 국한되는 통증이 발생한다. 복통을 병행한 여러 가지 이급증상에 대한 감별이 필요하다.			응급 이송		
	(식후 또는 식사와 상관없이 위안부가 쓰리거나 콕 찌른다(식독보다 위의 점막 손상).	소화기가 연약하여 식욕 부진이 있고, 평소 소화가 안 된다. 소아.		반하사심탕(이준우, 보험한약 p.190)	반하제8g, 황금·인삼·감초6g, 건강4g, 황련g 강3조2
속쓰림, 딸꾹거림	공복 시 속쓰림(위산과다 또는 위의 악화). (공복시 쓰린 경우, 배가 빨리 고프 다는 느낌으로 혼동될 때가 있다.)	반성화된 경우		비화음(이종대, 방약합편 p.101 p.696), 비화음은 주로 식후 속쓰림에 쓰며, 신체(실제로는 아닌단). 복용건은 구하기 힘들어 못 쓰고 있으며, 구토 증상이 없는 경우 빼도 무방하다.	인삼·백출·백복령·신곡·사인 4g, 곽향·진피·사인·감초 2g 강3조2 진피1돈(실제로는 아닌단). 복용건은 구하기 힘들어 못 쓰고 있으며, 구토 증상이 없는 경우 빼도 무방하다.
				작약감초탕, 소건중탕(진경효과)/오페신(제산효과)/향련해독탕(위산배비억제효과)(이준우, 보험한약 임상사례 92, 증미이진탕(이종대), 방약합편 p.340)	증미이진탕은 체허의 체의 중간 이상의 사람, 소화불량보다는 쉐밤이나 공복에 나타나는 속쓰림 위주로 사용한다(이종대), 방약합편 p.101 p.340).
				단삼보폐탕(이준우, 2015.9.23. E-mail)	백작약·모과연·단삼 12g, 산약 8g, 나복자·백출·백편두·자소촉 6g, 당귀·산사·황약연·산조인·진피·당약 3g, 구사인 2g 단구2 1g, 생강·쌀뜨물로 유기밀, 경험의례준님 제제대로, 1985번)
	공복 시 속쓰림(위산과다 또는 식욕부진 시 쓰림 경우, 배가 빨리 고프다는 느낌으로 혼동될 수 있다.	소화기가 연약하여 식욕 부진이 있고, 평소 소화가 안 된다. 소아.		비화음(이종대, 방약합편 p.101 p.696), 비화음은 주로 식후 속쓰림에도 쓰임에 가능하다.	인삼·백출·백복령·신곡·사인 4g, 곽향·진피·사인·감초 2g 강3조2 진피1돈(실제로는 아닌단). 복용건은 구하기 힘들어 못 쓰고 있으며, 구토 증상이 없는 경우 빼도 무방하다.
	공복 시 속쓰림, 열감, 음식 물이 빨리 소화되는 느낌.	열이 많은 체질		향금작약탕(이준우, 보험한약 p.194)	백작약16g, 감초炙8g
	공복시 속쓰림 + 냉감	냉한 체질		계지가작약탕(이준우/소건중탕(이준우, 보험한약 p.201)	소건중탕: 백작약20g, 계지12g, 감초炙4g 강3조4 교이1냥
	식후 통증+공복, 속쓰림		(만성)간염	반하사심탕, 작약감초탕, 건반탕, 위심이권(상승 사려 + 죽심리, 구지, 앙유, 혜계)+ 부주 심(이준우, 보험한약 임상사례 p.192)	시호 8g, 계지·황금·인삼·작약4g, 반하 3.2g, 감초 2.4g, 강3조2
	식후 통증+공복, 속쓰림(부심약+해경結結, 음仓 血紅참)	(만성)간염		시호계지탕(이준우, 보험한약 임상사례 76)	시호 8g, 계지·황금·인삼·작약4g, 반하 3.2g, 감초 2.4g, 강3조2
땅기며 아프다	공복시 및 평활근의 급격한 경련(쥐가 나듯, 요로 담도 소화관 등의 산통 과로상으로 인한 근육통, 급성요통, 비부 근경련, 좌골신경통, 염좌 등)	체질 무관	~근육소의 열감부위 종등 부痛 證, ~세습근 身, 염증	작약감초탕(근육이완제, 이준우, 보험한약 p.76) 근육의 손상이 심하여 구소의 열감이나 부종이 있는 등 熱證이 나타날 때는 작렬하지 않으며 염증을 가라앉하는 치료를 우선한다(이종대, 보험한약 p.78).	백작약16g, 감초炙8g
	복직근 구축, 성장기소아, 수척한 체질, 자양근 전달 부족.	~세습근 身, 열성 열달		소건중탕(이종대, 방약합편 p.684)	백작약20g, 계지12g, 감초炙 4g, 강3조4 교이1냥

증상1	증상2	적합 신체조건	투약시제조건	치료법	처방 구성 약제
배가 사르르 아프다	배가 아프면서 설사	열이 많은 체질	~하냉	황금작약탕(이준우, 보험한약 p.194)	황금·백작약 8g, 감초 4g
	배가 차고 설사, 배를 따뜻하게 하거나 (오매타) 과민대장증후군(복부 불편감이나 복통이 배변으로 소실되거나 배변 빈도 또는 형태의 변화를 동반하는 기능성 장 질환)	수족냉, 복부, 복근무력, 주위 냉감, 하한증이 분명한 경우.	~한냉	이중탕(이준우, 보험한약 p.196)	인삼·백출·건강포 8g, 감초 4g
	오심, 구토, 트림, 치밀미 등의 상역증상(이종대, 빈용101 p.232)			불환금정기산에 배가 살살아프면서 설사를 하는 경우, 복진상 배가 차다는 느낌이 들어서 이중탕 보험한약을 치험례를 치험에보지만 효과가 안났고, 대신 불환금정기산 보험한약의 효과가 있는 경우가 많았던 것 같다. 이준수, 보험한약 임상사례 79)	창출 8g, 후박·진피·곽향·반하·감초 4g 강3조2
설사	상역(미열)/설사(여러 번 반복되지 않는 경우)			불환금정기산(이준우, 보험한약 p.185)	
	물설사 여러 번 한다, 급성 감염성, 장염, 몸이 무겁다, 배는 아프지 않다.			위령탕(이준우, 보험한약 p.185),(보험한약)+불환금정기산+(비보험)오령산(이준우, 보험한약 p.84)	건강 8g, 인삼·백출·백복령·목향·곽향·감초 4g
신물(산물)음식 여분(신물이 여분의 상관이 있는지 이후 이물)과 불쾌감을 느끼는 매핵기의 구애도 약간의 식도의 어느 연부로 진단하는지 우가 많은데, 매핵기를 불가 항목으로 구별하여 치료한다	설사 매번 변 한다, 급성 감염성, 장염, 몸이 무겁다, 배는 아프지 않다. 설사 매번빈번, 색주색변 연변, 기운이 없다(기허).	신급허약, 유아, 소아.		전씨백출산(이종대, 빈용101 p.380)	청음산: 반하, 진피, 백복령, 창출, 백복령, 신곡, 황련강급조, 지각강급조, 천궁, 건강초, 감초, 생강
	식후 복통이 나타나거나 체우성지도업으로 전중풍 부위의 흉통(胃心痛) 모든 흉민(답답함, 트림을 하려고 해도 잘 안되는 나음 등이 나타난다.	熱性: 술이나 매운 음식으로 증세가 악화되는 위염증		청울산, 증미이진탕, (보험한약)반하사심탕+위심이관(이준우, 보험한약 p.74)	증미이진탕: 반하·진피·적복령·치자초·황련초 향부자 4g, 지실 천궁 창출 3.2g, 백작약 2.8g, 신국초 2g, 감초 1.2g, 생강3편
	소화불량보다는 세복이나 공복에 나타나는 속쓰림	체력이 중간 이상인 사람		증미이진탕(이종대, 빈용101 p.340)	
	밤 생각이 없다(不思食), 시간이 지나도 배고프지 않다(嘈囃), 위의 무기력증으로 인한 식욕도진 간 그득함, 트림, 구토증 등 운동부전형 상부증상.			향사육군자탕(이종대, 보험한약 p.300)	향부자·백출·백복령·반하·진피·백두구·후박 4g, 사인·인삼·목향·익지인·감초 2g 강3조2
상역(트림) 오심 구토 차멀미	오심(미식거림), 구토			불환금정기산(이준우, 보험한약 p.18)	창출 8g, 후박·진피·곽향·반하·감초 4g 강3조2
	상역 증상이 1주 이상, 혹은 상역 + 두부증상(두통, 두불청, 현기증)		~하중 심한 경우	반하백출천마탕(이준우, 보험한약 p.201)	
	음주 후 설사, 오심, 구토, 숙취, 두중 복통, 소화불량			대금음자(이종대, 빈용101 p.252)	진피 12g, 후박·창출·감초 2g, 강3+건강, 적복령·사인·신국 4g
	음주 후 다음날 오심, 복통(탄산구토, (입금울로 인한 위점부 손상)			반하사심탕(이준우, 보험한약 p.190)	반하·계 8g, 황금·감초·인삼·감초 6g, 황련 2g 강3조2
酒傷	음주 후 구토 중심, 메스꺼워 먹을 수 없다.			갈화해정탕가(맹화섭, 방약지침강과 p.343)	갈화 12g, 백두구·사인·신국·택사·신국 6g, 백출·저령·진피·청피·인삼 2g, 가녀이 12g에 곱밀 앞에 따서 먹되 약간의 출을 밝는다.
	음주 후 가래 중심, 발열 오심, 설사 속쓰림.	얼굴이나 손바닥이 붉고 음주 과다로 인해 주사비가 있다.	~하냉 한 경우	소조중탕(이종대, 빈용202 p.976)	감초, 황련, 반하, 과루인, 지실부자(감초는 황련 담이 물 황련은 감초 담이 물, 반하는 과루이 담이 물, 과루인은 반하 담이 물에 각각 침하였다가 조하여 건조한다)

증상1	증상2	적합 신체조건	부작용 예상조건	치료법	처방 구성 약제
식체 (음식물 정체감 더부룩하다 그득하다 복통)	식체로 인한 정체감			평위산(이준우, 보험한약 p.201)	창출 8g, 진피 5.6g, 후박 4g, 감초 2.4g, 강3조2
	식체 + 도포, 하복 가스참, 식욕부진 등의 다양한 증상이 복함			향사평위산(이종대, 비용101 p.262)	창출 8g, 진피·향부자 4g, 지실·곽향 3.2g, 후박·사인 2.8g, 사인·감초 2g, 강3
	식체 + 상열증상(트림, 오심=미식거림). 장염이 의심되는 미열과 설사, 두통 현존.		~구토+발열 + neck stiffness (복수 혹은 뇌막염 우려)	불환금정기산, 이정적+속심리 극지통(이준우, 보험한약 p.185)불설사 여타 변→위령탕 고려.	
	상열증상 + 위장막 손상(속쓰림, 국부 찌름, 신물)			반하사심탕(이준우, 보험한약 p.201)	
식상				불환금정기산, 보험한약 p.185)	
	가스 과다 방귀	소화불량, 잦은 피부염, 소장의 가스 참.		정전가미이진탕(이종대, 비용 202 p.12)	산사육 6g, 향부자·반하 4g, 전궁·백출·창출 3.2g, 곽충·백복령·신곡 2.8g, 사인·맥아 중 2g, 감초구 1.2g, 강3조2
	음식 먹고 생긴 두드러기				
상한 + 식적 (감기 + 소화불량)	식적류상한(類傷寒), 주로 발열, 오한 신체통이 있는 내상외감, 발열이 곽향정기산보다 심하다.	신체가 비교적 건실한 사람.		도씨평위산(이종대, 비용101 p.360)	유상한(類傷寒): 상한병(傷寒病)이 아닌 비도 상한(傷寒)과 같이 열이 나는 질환.
	냉방병(상한음증): 더운 날 차갑게 지낼 것이 원인. 여름에 밤낮과다 후 수영등 기온차가 큰 경우 여름/병에 복통 전신통을 동반한 오한 두통 현존. 발열 정도는 약하다.	소화불량 위주		불환금정기산(이준우, 보험한약 p.17)	
		감기 증상 위주, 피부 염고 연약, 소아, 체열 낮음.		곽향정기산(이종대, 비용101 p.706)	
신경성 (스트레스성) 소화불량	스트레스로 배에 가스차고 소화불량. 스트레스로 속이 쓰고 가슴이 답답.	피부 엷고 연약, 소아. 체열 낮음.		불환금정기산(이준우, 보험한약 p.185)	
				곽향정기산(이종대, 비용101 p.706)	
두통 현훈 (어지러움) 겸증	두통 현훈을 동반한 오심(미식거림), 멀미.	소화기 담음	~허증 심한 경우	반하백출천마탕(이준우, 보험한약 p.187-188). cf. 소화기 증상 보이면서 혈허 심하면 경우에는 자음건비탕	

보험한약
임상특강

-감기질환 편-

감기에 주로 사용하는 보험한약

보충내용

감기에 주로 사용하는 보험한약

1) 구미강활탕

 강활 · 방풍 · 천궁 · 백지 · 창출 · 황금 · 생지황 · 세신 · 감초 · 생강 · 대조

- 감기초기에 으실으실 추우면서 두통 전신통 등이 있을 경우
- 감기보다는 오히려 관절염이나 조직손상 초기에 빈용

2) 연교패독산

 연교 · 금은화 · 형개 · 방풍 · 강활 · 독활 · 시호 · 전호 · 천궁 · 지각 · 길경 · 복령 · 감초 · 박하 · 생강

- 가장 대표적인 감기약 표증+염증이 있을 때 사용할 수 있다.
- 감기 기운이 있으면서 목안이 아프다고 할 때 사용
- 목이 아프면서 기침 가래가 있을 경우
- 급성 방광염
- 건초염

고○○ F/41	
C.C	해수, 객담, 인후통
O/S	5일
PI	상기 O/S에 상기 C.C 발하여 금일 내원
1/27	연교패독산 3일분
4/7	다시 같은 증세로 내원 연교패독산 3일분
5/4	다시 오한, 해수, 객담, 연교패독산 3일분
5/13	비류탁체 형개연교탕 3일분으로 변경

성○○ M/39

C.C	비류청체, 해천
O/S	3일
PI	상기 O/S에 시작된 묽은 콧물과 재채기로 내원

11/16	소청룡탕 3일분
11/17	코는 괜찮으나 목이 칼칼하고 기침이 심해짐 연교패독산 2일분
11/22	호전 연교패독산 3일분

정○○ F/52

C.C	**聲嘶** 해수(야심), 객담
O/S	3일
PI	감기가 오면 꼭 목소리가 갈라지고 감기약을 먹어도 소용이 없다는 소양인 스타일의 여환

4/14	형개연교탕 3일
4/16	별무호전 연교패독산 3일
4/20	호전 연교패독산 3일
4/27	호전 연교패독산 7일

• 그 이후로 감기가 걸리면 똑같은 증상으로 연교패독산 처방 받으러 오심

허○○ M/65

C.C	인후통
O/S	어제
PI	평소에 어지럼증 요통 때문에 침치료 받으시던 환자분으로 치료 도중 인후통을 호소하면서 내원함

2/23	어제부터 다시 인후통 연교패독산 4일분

해설 본원에서 요통으로 침 치료를 받던 중 '환절기 즉 매년 봄과 가을에 목감기가 걸려 이비인후과에서 약을 2주간 복용한다'하여 연교패독산을 처방하였는데 잘 마무리되었다. 그 다음부터는 환절기 때마다 연교패독산을 4~5일 복용하면 목감기가 호전되어 이번에도 인후통을 호소하면서 내원하였고 연교패독산 처방 후 잘 호전되었다.

전○○ F/28

C.C	기침, 가래(양소), 인후통 37.1도
O/S	10일전
PI	상기 O/S에 오한발열 있어 타이레놀 복용 4일후에 오한발열은 호전 기침이 심해져서 금일 내원

4/14	'풍열증+풍한증'으로 변증 소청룡탕+연교패독산 3일분
4/17	증세 호전 인후통은 거의 없어 소청룡탕 3일분
4/20	증세 거의 호전 소청룡탕
해설	초기 감기는 인후통 위주이면 풍열증, 비류청체 기침 위주이면 풍한증으로 분류할 수 있으나 인후통, 비류청체, 기침 등이 함께 있으면 '풍한증+풍열증'으로 변증할 수 있으며 이럴 경우 소청룡탕과 연교패독산 보험한약을 함께 처방하는 것이 보다 효과적이다.

3) 소청룡탕

 마황 · 계지 · 작약 · 세신 · 감초 · 건강 · 반하 · 오미자

- 맑은 콧물과 재채기를 동반한 알레르기성 비염
- wheezing sound가 있는 기관지천식
- 감기초기 기침, 가래, 콧물, 목이 간질간질(연교패독산의 경우는 목이 따끔하다)

김○○ M/10

C.C	비류탁체, 비색
O/S	1달 시작은 1년전부터 반복
PI	상기 O/S에 상기 C.C 발 금일내원

9/8	오래된 비염이고 몸이 찬 환자 비류탁체나 소청룡탕 투여
9/11	호전 상동
10/17	상동
해설	맑은 콧물은 청체, 누런 콧물은 濁涕라고 표현한다. 하지만 실제 임상에서 누렇고 끈적한 콧물은 전형적인 濁涕로 대부분 風熱證으로 변증할 수 있는 반면, 그냥 누런 콧물은 탁체라고 하더라도 풍열증으로 변증하기 어려운 부분이 있는 것 같다. 그래서 다른 양상들을 살펴서 변증을 하게 된다.

김○○ F/39

C.C	해수(야심), 객담, 비류탁체, 목이 간질간질함
O/S	3일
PI	상기 O/S에 요통으로 치료중 설날에 감기 걸려서 기침으로 고생하고 있는 환자

2/5	연교패독산 3일분
2/7	별무호전 소청룡탕 2일분
2/8	호전 VAS* 3

해설 감기초기에 목이 따끔거린다고 표현하면 연교패독산에 가깝고 목이 간질간질 거린다고 표현하면 소청룡탕에 더 가깝다.

* VAS는 원래 가장 힘든 고통을 '10'으로 잡으나 편의상 이 글에서는 내원 당시 증상의 고통을 '10'으로 잡고자 한다. 즉 NRS(numerical rating scale)의 의미로 사용하였다.

정○○ M/4

C.C	비류청체, 해천(아침에 심), 코피(이틀에 한 번)
O/S	2년전
PI	상기 O/S에 상기 C.C 발 알레르기성 비염 진단 받고 치료중 별무호전하여 금일 내원

09년 9/15	형개연교탕 + 비익혈 피내침
9/18	별무호전 형개연교탕
9/22	별무호전하여 소청룡탕으로 변경
10/1	호전 소청룡탕
10/7 ~ 11/30	소청룡탕 복용하면 코피가 안난다.

• 올가을에도 코피가 나서 소청룡탕 타러 오는 소아환자

해설 처음에는 코피가 난다고 해서 염증 즉 풍열로 생각해서 형개연교탕을 처방하였으나, 소청룡탕으로 효과가 있었던 환자, 코피는 결국 알레르기 비염으로 인해서 가렵고 손으로 만지다 보니 코피가 난 것으로 생각된다.

조○○ F/37

C.C	비류청체, 재채기
O/S	20년 찬바람불때
PI	손발이 차고 추위를 많이 타며 변비 있으나 식욕과 소화는 괜찮은 환자

10/4	태백, 태연, 중저, 후계, 비강, 소청룡탕

10/6	별무호전
10/8	별무호전
10/11	침 맞고 갈 때는 조금 나은 거 같으나 다시 악화됨. 방광승격
10/13	호전
10/14~11/1	조금씩 호전됨 VAS 5

해설 이 환자는 만성적인 혈관운동성 비염으로 생각되는데 이런 경우 소청룡탕만으로는 잘 치료되지 않았다. 그래서 한기를 제거할 목적으로 방광승격을 자침했는데 의외로 효과가 괜찮았던 경우이다.

최○○ F/47

C.C	해수, 목이 간질간질함
O/S	2주
PI	상기 O/S에 상기 C.C 발 감기가 오래가서 금일 내원

2/21	소청룡탕 3일분
2/24	호전

백○○ F/60

C.C	기침(낮에 심하다/가래는 없다)
O/S	20일전
PI	상기 O/S에 감기 걸리고 나서 상기 C.C 발하여 금일 내원

3/24	맥세, 설홍태박, 풍한증, 백회, 풍지, 인당, 비익, 중완, 태연, 소청룡탕 3일분
3/26	증세 호전 기침 VAS 2 소청룡탕 3일분

해설 감기 끝에 생기는 기침은 주로 후비루로 인한 기침이 가장 많으며 이럴 경우 가장 우선적으로 선택할 수 있는 보험한약이 소청룡탕이다. 만약 비강내나 비인두 통로에 누런 콧물이 보이면 이때는 형개연교탕을 쓸 수 있다.

민○○ M/60

C.C	누런 콧물, 기침, 가래(밤에 심하다)
O/S	1주일전
PI	상기 O/S에 상기 C.C 발하여 금일 내원

4/29	맥부삭, 설홍태박, 풍열증, 형개연교탕 7일분 소청룡탕을 5일분 처방하여 형개연 교탕만 우선 복용케 하고 기침이 좋아지지 않으면 소청룡탕을 함께 복용케 함
6/2	지난번에 소청룡탕을 함께 복용하고 감기가 호전됨 이번에 다시 기침 콧물이 시작 소청룡탕+형개연교탕 7일분

 집이 멀어서 자주 오기 힘들어 한 번 내원시에 길게 처방을 원하여 1주일 분을 처방함 누런 콧물이 뒤로 넘어가서 기침을 할 경우 형개연교탕 만으로 호전되기 도 하지만, 누런 콧물이 맑은 콧물로 변하면서 기침은 오히려 심해지는 경우도 있다. 이런 경우에는 소청룡탕을 함께 처방해야 한다.

이○○ F/61

C.C	기침(공기가 안 좋으면 심해짐), 목에 가래가 걸린 느낌
O/S	2달전
PI	상기 O/S에 상기 C.C 발하여 기침이 호전되지 않아서 금일 내원

12/27	맥활약, 설홍태박, 풍한증, 태백, 태연, 백회, 풍지, 중완, 행소탕 3일분 한약 보아탕+자완, 관동화, 상백피, 과루인
12/29	약간 호전 행소탕 2일분
12/31	약간 호전 행소탕 3일분
1/3	큰 변화가 없다. 소청룡탕 3일분
1/6	더 괜찮은 것 같다. 소청룡탕 7일분
1/12	거의 호전

 감기 후에 지속되는 2달된 기침으로 내원함 처음에는 기관지염으로 판단하여 행 소탕 보험한약을 처방하였으며 보약을 원해서 보아탕가미방을 함께 처방하였다. 그런데 소청룡탕 보험한약으로 바꾸면서 기침이 많이 호전되었다. 역시 감기 후 기침의 1차 선택약은 소청룡탕이라고 생각된다.

4) 형개연교탕

형개 · 연교 · 방풍 · 당귀 · 천궁 · 시호 · 지각 · 황금 · 백지 · 길경 · 감초 · 백작약 · 치자

- 감기환자 표증보다 염증의 부위가 명확할 때 사용할 수 있다
- 편도선염 비염 중이염 등 표증보다 염증이 명확할 때
- 염증의 origin이 명확하면서 발열이 있을때

- 연교패독산이 종합감기약이라면 형개연교탕은 '염증을 가라앉히는 약'이라고 표현할 수 있을까? (연교패독산은 오한발열, 신통, 두통, 해수, 객담 등을 겸하면서 인후통이 있으면 쓸 수 있고, 형개연교탕은 인후통으로 인한 발열 혹은 비류탁체 등 acute tonsilitis, acute rhinitis 등 focus가 명확한 염증이 있고 표증 즉, 신통 오한 등이 없을 때 사용할 수 있는 것 같다. 어른감기는 연교패독산 애들 감기는 형개연교탕)

김○○ F/14

C.C	비류탁체, 인후통
O/S	어제
PI	상기 O/S에 상기 C.C 발하여 금일 내원

9/11	피내침, 형개연교탕 3일분 → 호전됨
11/13	인후통 두통이 3일전부터 있다고 함, 목소리가 변하고 열은 38도까지 올라감, 연교패독산 3일분
11/17	열은 다음날 바로 내렸다고 함, 연교패독산 3일분 다시 처방

서○○ F/7

C.C	발열(39), 편도발적종창
O/S	3일
Imp)	tonsilitis
PI	이비인후과에서 감기약 복용중이나 열이 안 떨어짐

- **감기가 잘 걸려 보약처방을 원해 금일 내원하였으나 우선 보험한약을 권해드림**

10/16	형개연교탕 3일분 피내침
10/22	다음날 바로 열이 떨어졌다고 함

해설 이 환자는 만약에 처음부터 편도염으로 인한 발열로 내원하였다면 연교패독산 + 소시호탕 혹은 가지고 있지는 않지만, 대시호탕 같은 것으로 처방했을 것 같다. 하지만 이비인후과에 다녀왔기에 타이레놀 계통의 해열제는 처방받았을 것으로 생각하고 바로 형개연교탕을 처방했다. 그리고 다음날 열이 바로 떨어졌다.

서○○ F/7

C.C	발열(39℃), 편도발적종창
O/S	3일
PI	이비인후과에서 감기약 복용중이나 열이 안 떨어짐

• 감기가 잘 걸려 보약처방을 원해 금일 내원하였으나 우선 보험한약을 권해드림

10/16 형개연교탕 3일분 피내침

10/22 다음날 바로 열이 떨어졌다고 함

해설 이 환자는 만약에 처음부터 편도염으로 인한 발열로 내원하였다면 연교패독산 + 소시호탕 혹은 가지고 있지는 않지만, 대시호탕 같은 것으로 처방했을 것 같다. 하지만 이비인후과에 다녀왔기에 타이레놀 계통의 해열제는 처방받았을 것으로 생각하고 바로 형개연교탕을 처방했다. 그리고 다음날 열이 바로 떨어졌다.

 지○○ F/50

C.C	비류탁체, 聲嘶
O/S	어제
PI	상기 환자 경추통으로 침 치료하던 중 감기로 인해 누런 코가 나오고 목소리가 갈라진다고 호소

2/10 연교패독산 2일분

2/15 약먹고 괜찮았으나 2일 전부터 다시 인후통 구내염이 생김.
형개연교탕 3일분

2/17 인후통, 구내염 많이 호전 아직도 감기 증상은 남아있다.
연교패독산 2일분

해설 바이러스로 인한 구내염에는 형개연교탕을 쓸 수 있다. 회춘양격산이 있었으면 더 좋았겠지만 처방의 의의로 보아 형개연교탕으로도 치료가 가능하다.

5) 삼소음

 인삼 · 소엽 · 전호 · 반하 · 갈근 · 복령 · 진피 · 길경 · 지각 · 감초 · 생강 · 대조

• 몸이 차고 소화가 잘 안되는 환자의 감기
• 2주 이상된 몸이 찬 사람의 기침위주의 감기(주로 맑은 가래 동반)

• 노인들의 감기

송○○ F/36

C.C	해수(야심), 객담(청담)
O/S	3주
PI	상기 O/S에 상기 C.C 발하여 local 내과 치료 중 금일 내원

2/14	평소에 소화도 안되고 몸도 찬 환자라 삼소음 3일분
2/17	호전 삼소음 3일분
2/20	객담 해수 모두 1/10로 줄어듦

해설　이 여환의 경우 얼굴이 누렇게 떠 있고 약간 푸석푸석하였다. 아마 이것을 면색위황이라고 표현할 수 있을 것 같은데, 대체로 삼소음이 잘 듣는 환자들은 면색위황인 경우가 많았던 것 같다.

김○○ M/73

C.C	비류청체, 해수
O/S	3일
PI	상기 환자 위장질환(입맛 없고 소화불량)으로 침치료 중 감기 증상 호소함

4/8	소청룡탕 2일분
4/9	조금 낫다 소청룡탕 3일분
4/11	별무호전 삼소음 2일분
4/12	편하다
4/20	지금까지 10일분 정도 처방함 속도 편하고 감기도 좋아짐

해설　연세 드신 분들이 맑은 콧물과 기침 등을 호소하여 소청룡탕 처방시 잠시 효과가 있더라도 이것만으로는 잘 마무리되지 않는 것 같다. 이런 경우는 삼소음이 효과가 있으며 삼소음으로 잘 마무리 되었다.

이○○ F/68

C.C	비통, 후비루, 이명
O/S	10일
PI	상기 O/S에 상기 C.C 발하여 ENT visit X-ray상 축농증 진단 및 치료 중 양약이 속에 부담된다며 금일 내원, 마르고 신장이 크며 추위를 많이 타고 차가운 물을 싫어하는 환자

4/27	위승한격 형개연교탕 2일분
4/29	별무호전
5/3	속이 불편하다고 하여 삼소음으로 변경 위정격
5/9~ 5/18	코가 덜 아프다 상동. 5/18일까지 4차례 정도 더 치료하심

해설 이비인후과에서 축농증을 진단받고 오신 환자로 양약이 부담되어 본원에 내원하였다. 아마도 항생제와 진통소염제 계통을 처방받았을 것으로 생각하고, 양약 대신이라는 생각으로 형개연교탕을 처방하였다. 하지만 형개연교탕도 소화가 안된다고 하여 삼소음으로 변경하였으며, 삼소음으로 치료가 잘 되었다.

이○○ F/38

C.C	두통(터질듯이 아프다, 뭘 먹으면 두통)
O/S	4일 전부터 심
PI	상기 O/S에 식후 상기증세발 금일 내원

12/22	위십이관, 백회, 풍지, 중완, 반하백출천마탕
12/23	두통은 덜한데 어지럽다. 속이 조금 쓰리다.
12/24	다시 악화됨 쥐어짜듯이 아프고 움직일 수가 없다. 다시 자세히 문진한 결과 감기로 인해 해열제 감기약 복용 중이며, 비내시경으로 비강내를 확인해보니 비점막 충혈 후비루 등이 있고 누런 가래를 뱉는다고 하여 형개연교탕을 처방하려 했으나 소화도 안되고 몸이 허약해진 상태라 삼소음 처방 부비동염의 과거력(+)
12/26	두통 많이 호전
12/28	두통 소실
12/30	소화불량 호전
1/2	치료 종료

해설 위십이관은 필자가 만든 침처방인데 양측 사관 + 족삼리, 곡지, 양곡, 해계 총 12 자리이다.

지○○ F/38	
C.C	양하지 통증(종아리 발목 허리가 아프다. 종아리가 당기고 발목 허리에 통증이 있어 걷기 힘들고 가만히 있을때는 쑤시다), 전신부종(자고 일어나서 붓는다)
O/S	1달 전
PI	심한 감기로 인해 항생제 주사맞고 그 후 아킬레스건염으로 진통소염제 치료 후 1달 전부터 상기증세 발 금일 내원
12/31	위가 약하고 몸이 찬 환자라서 삼소음 + 방광 승격
1/3	통증 감소
1/5	통증 감소 VAS 3 특히 종아리 통증이 많이 소실됨 상동
1/7	상동
1/10	상동
1/12	VAS 1~2 걸을 때는 전혀 안아프다

6) 갈근탕

 갈근 · 마황 · 계지 · 작약 · 생강 · 대조 · 감초

• 감기, 맑은 콧물 혹은 누런 콧물 코막힘 등에 투여

장○○ M/24	
C.C	코막힘, 가래, 코가 차 있다
O/S	1달
PH	고1때 비중격수술
PI	상기 O/S에 상기 증세발 금일 내원
2/27	족삼리, 곡지, 비강내 갈근탕 3일분
3/2	증세 호전
3/6	코막힘 VAS 2 상동

7) 갈근해기탕

 갈근 · 시호 · 황금 · 강활 · 석고 · 작약 · 승마 · 백지 · 길경 · 감초

- 감기, 누런콧물, 코막힘 등에 투여
- 갈근탕과 주치증이 비슷하나 화농성 염증이 심해질 때는 갈근해기탕을 선택한다.
- 형개연교탕하고 감별은 갈근해기탕은 조금 통통한 느낌, 태음인 느낌일 때 더 잘 듣는 거 같다.

  (형개연교탕 누런코 > 코막힘, 갈근해기탕 누런코< 코막힘)

김○○ M/3

C.C	코막힘
O/S	2달
PI	상기 O/S에 상기 C.C 발하여 금일 내원

11/6	피내침, 갈근해기탕 0.5T 4일분
11/8	호전 6일분 다시 처방

 해설   8/21일날 발열, 편도종대로 소시호탕, 형개연교탕 보험한약 등으로 치료하였으나 치료가 안되어 local ENT에서 치료가 된 환자 볼살이 통통하여 얌전한 아동으로 이번에는 갈근해기탕 보험한약으로 치료가 잘 되었다.

김○○ M/8

C.C	맑은 콧물, 코막힘
O/S	어제
PI	어제 열이 있어 학교에서 약을 먹고 집에 돌아와서 콧물 전신통이 있다가 오늘은 맑은 콧물과 코막힘 호소하면서 내원

9/4	갈근탕 3일분
9/8	비내시경상 누런 콧물이 보여서 갈근해기탕으로 변경 3일분
9/11	누런 콧물 감소, 코를 조금 곤다고 하여 갈근탕으로 3일분 처방

신○○ M/8	
C.C	해수, 비색, 비류탁체(비내시경상 누런 코가 하비갑개 아래로 보임)
O/S	2일
PI	원래 누런 코가 나오고 감기 걸려서 연교패독산과 형개연교탕으로 치료 받던 환아

• 초등학교 올라와서 몸집이 조금 불어나고 통통해 진 후 감기가 걸려서 내원 예전에는 누런 코 위주였으나 이번에는 코막힘이 오히려 심해짐

3/19	갈근해기탕, 피내침
3/30	호전되었는데 2일 전 다시 해수 비색 비류탁체(비내시경상 누런코) 있어 갈근해기탕 처방함(최근에 누런코가 있어서 다시 내원했는데 이번에는 형개연교탕 보험한약이 잘 들었음. 마무리가 잘 안되어서 형방지황탕 비보험환약을 함께 처방한 연후에 마무리됨)

8) 소시호탕

시호 · 황금 · 인삼 · 반하 · 감초 · 생강 · 대조

• 열이 37~38도 정도의 초기 감기
• 열이 올라오는 것을 위주로 하는 감기
• 감기 초기에 목 아프고 감기증상 있으면서 열이 날 때 소시호탕+연교패독산
• 교감신경 항진으로 인한 두통 불면증 등에도 사용해 볼 수 있다.

9) 복령보심탕

백작약 · 숙지황 · 당귀 · 천궁 · 백복령 · 인삼 · 반하 · 전호 · 진피 · 지각 · 길경 · 소엽 · 감초 · 생강 · 대조

• 삼소음+사물탕(쌍화탕이라고 생각하면서 투여)
• 과로로 인한 감기(근육통을 동반한 경우, 구미강활탕의 근육통이 拒按이라면 복령보심탕의 근육통은 喜按이다.)
• 몸이 저린 경우(주로 밤에 저릴 때)
• 이완성변비
• 조금 오래된 불면증

남○○ F/67

C.C	피로, 추위가 싫다, 두통, 비류청체, 근육통
O/S	1주일
PI	상기 O/S에 과로 후 상기 C.C 발하여 감기약 먹고도 차도가 없어 금일 내원

11/17	풍지, 팔관, 협계, 통곡, 복령보심탕 3일분
11/19	호전, 상동
11/21	상동
11/24	상동 3일분

해설 11월은 김장철이라 김장을 하고 나서 몸살 감기가 와서 근육통이 생긴 환자. 근육통은 喜按하여 복령보심탕 보험한약을 처방함. 복령보심탕 보험한약은 쌍화탕하고 가장 비슷한 보험한약을 찾다가 발견하게 되어 쌍화탕을 처방하고자 할 경우 간혹 사용하는 보험한약이다.

김○○ F/66

C.C	불면증(새벽 2시에 일어남 깊게 못 잠)
O/S	1년
PI	상기 o/s에 대학교수 퇴직 후 상기 C.C 발 금일 내원

3/8	황련해독탕, 신정격, 신맥, 조해
3/11	별무호전 혈을 상한 것으로 보고 복령보심탕, 신정격
3/14	별무호전, 복령보심탕, 간승격, 신맥, 조해
3/16	조금 나은 것 같다 상동
3/19	호전 이제 4시까지 잔다.
3/30	지속적으로 호전되고 있음 4시까지 자고 숙면을 이룸

10) 행소탕

 행인 · 자소엽 · 진피 · 상백피 · 반하 · 절패모 · 백출 · 오미자 · 감초 · 생강

- 2014년 새로 바뀐 행소탕은 원래 온병조변 출전의 처방이였으나 2014년부터는 동의보감 출전의 처방으로 변경됨
- 진해거담제 가래가 많으면서 기침이 심할 때
- 후비루로 인한 기침이 아니고 기관지염이라고 생각될 때

• 가래가 누렇거나 끈적거릴 때가 많다.(맑은 가래는 아니다)

서○○ M/71

C.C	인후통, 콧물, 기침, 가래
O/S	2일전
PI	상기 O/S에 상기 C.C발 금일 내원

11/8	갈근해기탕 3일분
11/10	인후통, 기침, 콧물 약간 호전
11/12	별무, 변화, 소청룡탕 3일분
11/15	소변을 잘 못 본다 갈근해기탕 3일분
11/18	별무, 변화, 갈근해기탕 3일분
11/24	인후통 콧물은 조금 괜찮으나 기침, 가래 여전 행소탕 3일분
11/26	기침, 가래 호전 VAS 1

황○○ F/70

C.C	가래, 기침(진한 가래 기침은 밤과 아침에 심하다)
O/S	1주일
PI	상기 O/S에 상기 C.C 발하여 금일 내원

2/25	후비루로 인한 기침으로 생각 소청룡탕을 처방하려고 했으나 소청룡탕 복용후 상열감 발한 불면증이 있다고 하고 가래도 진하여 풍열로 변증하고 형개연교탕 3일분 위승한격
2/27	약간 호전 형개연교탕 3일분
3/2	가래하고 기침 아직 있다. 행소탕 3일분
3/6	약간 호전 행소탕 4일분
3/11	기침 거의 호전 행소탕 5일분

나○○ M/55	
C.C	기침, 가래(끈적한 가래), 후비루
O/S	20대 시작
PI	20대부터 상기증세발 8년전에 금연시작 2~3년전에 심해졌으나 운동하면서 조금 호전 금일 내원

6/29	맥세, 설홍태박, 풍열증, 만성기관지염으로 진단하고 태연, 태백, 백회, 풍지, 비익, 인당, 행소탕 4일분
7/1	맑은 콧물이 생기고 기침이 덜한다
7/3	기침 가래 VAS 5
7/6	약간 호전
7/10	약간 호전
7/13	약간 호전
7/17	후비루 행소탕+소청룡탕 3일분
7/20	후비루 덜하다 행소탕+소청룡탕 7일분
7/27	증세 호전
7/30	기침 가래 후비루 VAS 1

해설 행소탕 보험한약은 후비루가 아니라 기관지염으로 인한 기침으로 판단될 때 우선적으로 처방될 수 있다. 그리고 이 환자처럼 만성기관지염에도 효과적일 수 있다.

11) 자음강화탕

 백작약 · 당귀 · 숙지황 · 맥문동 · 백출 · 생지황 · 진피 · 지모 · 황백 · 감초 · 생강 · 대조

- 초기 급성기 감기는 호전되고 나서도 마른기침이나 끈적한 가래를 동반한 기침이 지속될 경우(특히 밤에 심하다)
- 갱년기 장애, 족저근막염, 전립성 비대증 등에 음허화왕(상열감, 도한/자한, 야간에 중상이 심하다 등)으로 변증이 될 경우

이○○ M/2

C.C	마른 기침을 지속적으로 함(약간 끈적한 가래, 밤에 심하다)
O/S	3주전
PI	감기후에 3주 전부터 마른 기침이 시작되어 금일 내원

6/18	자음강화탕(하루에 한봉지만 먹임) 경거혈 피내침
6/22	증세 호전 다시 처방
6/27	증세 호전 다시 처방
7/14	간혹 기침한다 그래서 마무리로 다시 처방함

정○○ F/55

C.C	기침을 한다(말을 할 때 심해짐 목이 간질거리고 아프지는 않다)
O/S	2달전부터
PI	급성 요부염좌로 치료중 2달된 마른 기침을 호소함

5/30	허리에 침을 맞다가 상기증세를 호소함 만성후두염으로 진단하고 생맥산 3일분
6/3	요통은 호전되었으나 기침은 여전함 자음강화탕으로 변경 3일분
6/7	증세 호전 자음강화탕 5일분

해설 만성 후두염에는 보험한약 중에서는 생맥산과 자음강화탕을 많이 쓴다. 음허화왕증의 소견이 보이면 자음강화탕을 먼저 처방하고 그렇지 않으면 생맥산을 처방하는데, 상기 환자는 음허화왕증이 뚜렷하지 않아 생맥산을 먼저 처방하였으나 호전이 없어 자음강화탕을 처방하여 효과를 본 경우이다.

보충 내용

1. 형개 방풍 강활 독활

동의수세보원 형방지황탕조문에 보면 '형개, 방풍, 강활, 독활, 개시, 보음약'이라고 하고 있으며 '형방, 대청흉격산한, 강독, 대보금방광진음'이라고 하고 있다. 즉 형개, 방풍은 임맥에 작용하여 풍을 산하고 강활과 독활은 독맥에 작용하여 음을 보한다고 하고 있으며 모두 보음한다고 표현하고 있다.

방약합편 인삼패독산 조문을 보면 '治傷寒 時氣發熱 頭痛 肢體痛 及傷風 咳嗽 鼻塞 聲重'이라고 되어 있고 '가 형개 방풍 治癢疫及大頭瘟'이라고 하였으며 '가 연교 금은화 治癰疽初發寒熱甚似傷寒'이라고 하였다.

그리고 형개, 방풍은 형개연교탕이나 소풍산 등 주로 피부질환이나 비염, 중이염 등 점막에 염증이 생기는 경우에 활용을 하고 있으며 강활과 독활은 독활기생탕, 강활속단탕, 대강활탕 등 주고 관절을 중심으로 근골격계에 생기는 염증 즉 통증을 다스리는 역할을 한다.

양방의학에서도 근골격계에 생기는 통증은 NSAIDS로 다스리지만 피부염이나 비염, 중이염 등 점막에 생기는 염증에는 항히스타민제나 스테로이드 항생제 등을 중심으로 처방하고 있다.

이들을 정리해보면 다음과 같다.

- 임맥(인체전면) ─ 형개, 방풍 ─ 피부, 코, 귀 등 점막의 염증 ─ 항히스타민제
- 독맥(인체후면) ─ 강활, 독활 ─ 근육과 관절 등에 생긴 염증 ─ NSAIDS

2. 교감신경과 부교감신경

방어시스템의 기본은 과립구와 림프구의 협력 작업이다. 감기때문에 발생하는 콧물은 림프구가 바이러스와 싸우기 때문에 내는, 분비를 수반하는 카타르성 염증이다. 그것이 낫게 되면 젤리 모양이나 끈적끈적한 누런색 콧물로 바뀐다. 이것은 과립구가 이물질을 처리하여 화농성 염증으로 바뀐 결과이다.

교감신경 긴장상태가 되면 과립구가 늘어나고 과립구가 지나치게 늘어나면 항상 존재하는 균과 싸워 화농성 염증을 일으킨다.

알레르기비염 혹은 비염시 콧물은 부교감신경(콜린성)자극에 의하며 항콜린제인 ipratropium은 콧물을 감소시키는데 효과적이다.

Vagotonia 부교감신경항진증 부교감신경계의 흥분쪽으로 기운 것을 미주신경긴장항진이라고 한다. 증세는 땀이 나기 쉽고, 수족이 항상 차가우며, 동공이 수축되고 타액, 눈물, 콧물의 분비량이 증가한다.

어느 강의에서도 상한론은 화와 수로 크게 나뉜다고 했고 소시호탕과 갈근탕으로 크게 나눌 수 있다고 했는데… 비슷한 맥락으로 볼 수 있다.

즉 요는 풍한형인 콧물(secretion) 위주의 감기냐 육기개열화화한 풍열형인 염증 (inflammation)위주의 감기냐로 나뉘는 것이며 풍한형에서는 초기에는 소청룡탕을 그리고 면역력이 약할 때는 삼소음 등을 선택해볼 수 있다. 태음인 스타일은 소청룡탕 투여 후 콧물보다는 코막힘을 오히려 더 호소하시는데 이때는 갈근탕이나 갈근해기탕 등을 써볼 수 있겠다. 하지만 감기의 경우 염증이 매개되기 때문에 풍열형 감모가 가장 일반적인 형태라고 볼 수 있다.

● **풍열형 감모 가상의 진행과정**

구미강활탕(풍한기 맑은 콧물, 두통 지절통, 오한) → 소시호탕(혹은 시호계지탕 발열위주)/ 대청룡탕(고열) → 연교패독산(염증＋표증)/대시호탕(고열 ＋염증) → 형개연교탕(누렇고 찐득찐득한 콧물 혹은 중이염 부비동염 등 염증 위주) → 마행감석탕/연교패독산/시경반하탕/ 자음강화탕(기관지염)

・**기타 소청룡탕・삼소음・갈근탕・갈근해기탕**

3. 만성기침의 원인

2주 이상 된 기침이 조금씩 어렵기 시작하는데…

감염 후 기침의 기전은 계속되는 후비루, 상기도 자극, 과도한 분비와 감소된 배출로 인한 객담의 증가, 또는 일시적인 기관지 민감도 증가 등이 있는데 이럴 경우 어느 경우든지 소청룡탕이 의외로 좋은 선택이 될 수 있다(하지만 감염이 있다면, 즉 염증이 있다면 연교패독산이다). 기관지가 좁아질 경우는 양방에서 베타2항진제나 항콜린제를 처방하게 되는데 이런 경우 마황지제가 효과가 있다. 그리고 감기로 인한 기침의 가장 큰 원인중의 하나가 후비루이므로 이럴 경우에도 비내시경상 맑은 콧물이 보이면 소청룡탕을 쓸 수 있다. 혹 누런 코가 중비갑개를 따라 넘어가고 있으면 축농증을 의심해 볼 수 있으며 그럴 경우 형개연교탕을 써볼 수 있다. 객담이 문제가 된다면 열담이면 자음강화탕 한담이면 행소탕 삼소음 보험함약 등이 해당될 수 있고 맥문동탕 비보험과립제가 오히려 가장 보편적인 선택이 될 수 있다.

 참고 콧물감기는 원래 콧물의 분비가 부교감신경의 항진에 의하니 항콜린제를 쓰거나 항히스타민제나 비충혈억제제(슈도에페드린)를 쓴다.

콧물에는 주로 항히스타민제 코막힘에는 비충혈억제제를 쓴다.

- 항콜린제 atrovent는 bronchi의 평활근에 있는 muscarinic Ach receptor에 있는 차단해서 폐가 열리게 한다(일본에서는 계지가작약탕이 항콜린제와 유사하다는 견해가 있다).

- 비충혈억제제는 α-adrenergic receptor를 자극해서 노르에피네프린과 에피네프린 또는 adrenergic activity를 활성화시켜서 코와 목 부비동으로 가는 혈관을 수축시킨다. 그래서 염증(swelling)과 점액의 형성이 줄어들게 된다(소청룡탕, 갈근탕 등이 가깝다).

- dry cough ~ antitussive(cough suppressants), productive cough ~ expectorants (guaifenesin이 대표적) 즉 dissolve thick mucos(진해제는 소자, 정력자, 상백피 등 지해평천약에 해당하고 거담제는 패모, 과루인 혹은 반하 등 화담평천약에 해당하는 것 같다. 가래의 성상에 따라 한담이냐 열담이냐로 나누는 것은 장점이다.) dry cough에 자음강화탕이나 형개연교탕을 쓴다는 보고도 있다. 맑은 가래로 인한 기침에 반하지제를 쓰는것은 양방에 없는 한방의 독특한 상황이라 생각되고 '寒痰'에 해당되는 부분은 적극적으로 다스려 나가야 한다고 생각되며, dry cough에 코데인과 같은 마약성 진해제를 쓰는데 우리는 자음강화탕이나 생맥산 같은 보험한약을 활용해볼 수 있다는 점도 장점이다(하지만 심한 경우는 양약의 도움을 받아야 한다).

- 양방에서 교감신경 항진제를 쓰는 경우는 두 가지인데, 코막힘에 알파리셉터 agonist를 쓰고, 기관지가 좁아지면 베타2리셉터 agonist를 쓴다. 코도 그렇고 기관지도 그렇고 모두 '통로가 좁아지는 경우'라고 기억해두면 좋다(자세한 기전은 다르다). 이렇게 교감신경을 항진시켜야 하는 경우 한방에서도 마황지제를 사용해왔다. 소청룡탕이나 정천탕 등 비염이나 기관지 천식 등에 마황을 사용하는 것으로 보아 큰 맥락은 양한방이 같다고 볼 수 있다.

---

4. 비류청체와 비류탁체

청체는 맑은 콧물 탁체는 노란 콧물, 청체는 한증 탁체는 열증 이렇게 이분법적으로 개념을 이해하고 있는 경우가 많지만 실제 임상에서는 애매한 경우가 많고 전반적인 상황을 함께 고려해야 한다. 왜냐면 맑은 콧물을 훌쩍거리는 경우는 청체라고 할 수 있고, 끈적하고 누런 콧물은 탁체라고 할 수 있지만 실제 임상에서는 약간 누러면서도 약간 끈적한 정도의 콧물이 대부분이기 때문이다. 사실 이런 경우는 환자가 누렇다고 표현하더라도 우선적으로는 화농성 탁체라고 보기는 힘들고 우선은 청체라고 생각하고 접근해야 한다.

예컨대 감기가 있고 발열이 있고 편도가 부어서 연교패독산을 쓰고 나서 열이 떨어졌는데 맑은 콧물을 훌쩍거린다고 할 때는 맑은 콧물이라고 표현해서 소청룡탕을 쓰면 오히려 콧물이 끈적해지고 악화되는 경우가 많은 것 같다. 이때는 국소적 염증이 형성되는 단계라고 생각되며 오히려 형개연교탕을 처방해야 한다. 반면에 환절기때마다 비염이 생기고 비염이 생긴지 1달쯤 되었다고 하며 추위도 잘 타고 손발도 찬 경우 '누런 콧물을 흘려요'라고 표현해도 이 때는 오히려 소청룡탕을 처방해야 하는 경우가 될 수 있다. 여튼 전반적인 상황을 고려하면서 선택해야 한다.

5. 감별점들

① **소청룡탕과 연교패독산**
  – 소청룡탕은 부교감신경이 흥분되어 secretion위주의 맑은 콧물, 재채기, 후비루로 인한 기침 가래
  – 연교패독산은 교감신경이 흥분되어 화농성염증으로 가는 과정 목이 붓고 오한, 발열, 콧물

② **연교패독산과 형개연교탕**
  – 강활/독활은 운동기계의 염증 형개/방풍은 점막의 염증을 다스린다고 볼때
  – 연교패독상은 오한, 발열, 신통 등 표증 + 인후통, 비염 등 점막의 염증(어른감기)
  – 형개연교탕은 오한, 발열, 신통 등 표증이 사라지고 인후통, 비염, 중이염 등 국소적 점막의 염증 위주(애들 감기)

③ **삼소음과 형개연교탕**
  – 부비동염, 비염, 중이염 등에서 염증이 오래되고 + 개체의 면역력 저하: 열성 염증 → 차가운 염증
  – 형개연교탕: 열성 염증(풍열 + 실증)
  – 삼소음: 한성 염증(풍한 + 허증)

④ **소청룡탕과 삼소음**
  – 부교감신경이 흥분된 secretion 위주의 감기: 소청룡탕(풍한)

- 교감신경이 흥분된 화농성 염증: 연교패독산, 형개연교탕(풍열)
- 열성 염증 → 개체의 면역저하로 한성 염증: 삼소음(풍한 + 허증)

⑤ 비염치료 처방들

구분	Secretion 위주	화농성 염증
일반적 체질	소청룡탕	형개연교탕
기육이 두터워 해기해야 해열이 되는 체질(태음인)	갈근탕	갈근해기탕

보험한약
임상특강

- 위장질환 편 -

위장질환에 사용하는 보험한약

1) 불환금정기산
2) 반하백출천마탕
3) 반하사심탕
4) 평위산
5) 황금작약탕
6) 삼출건비탕
7) 이중탕
8) 시호계지탕

보충내용

1. 기계적 소화기능과 화학적 소화기능
2. 비궤양성 소화불량증
3. 반하와 작약
4. 식후와 공복
5. 급성 위장질환은 습담
6. 감별점들

위장질환에 사용하는 보험한약

1) 불환금정기산

 창출 · 후박 · 진피 · 곽향 · 반하 · 감초 · 생강 · 대조

- 소화불량(식체)
- 대장염이 의심되는 미열이 있는 소화불량(식체)
- 냉방병
- 식상으로 인한 두드러기
- 배에 가스가 많이 차는 경우
- 스트레스로 가슴이 답답하다.
- 늦은 봄부터 여름은 불환금정기산의 계절이다.

김○○ F/51

C.C	복부불쾌감, 설사
O/S	어제
PI	상기 O/S에 빵먹고 상기 C.C 발하여 금일 내원

3/12	불환금정기산 3일분 위정격+족삼리 곡지 Moxa
3/15	호전 불환금정기산 3일분

해설　음식을 잘못 먹고 생긴 설사 완전히 물설사를 여러번 하면 위령탕을 고려해야 하지만 그렇지 않고 잠시 체해서 생긴 설사는 불환금정기산을 쓰면 된다.

최○○ F/29

C.C	소화불량, 배에 가스참
O/S	1주일
PI	발목염좌로 침치료 받던 중 상기 O/S에 스트레스 받아서 상기 C.C 호소

11/30	불환금정기산 3일분
12/4	속이 편안해짐

해설 불환금정기산의 장점중의 하나가 적응증이 많다는 것이 아닐까 생각된다. 이 환자의 경우 발목 염좌로 치료받던 중 조만간 미국으로 장기 출장을 가야해서 상당히 심적 부담감을 느꼈던 상황이라 스트레스로 인해 배에 가스가 차고 소화불량을 호소함. 이런 경우 곽향정기산의 모태가 되는 불환금정기산도 잘 활용될 수 있다.

정○○ F/54

C.C	두통, 오한, 전신통, 오심, 복통, 구토
O/S	2일 전
PI	상기 O/S에 러닝머신 타고 발한과다 후 찬 수영장에 들어가고 나서 상기 C.C 발하여 금일 내원

4/8	냉방병과 같은 상황으로 판단 불환금정기산 + 침치료
4/11	다음날 괜찮았는데 과로후 다시 심해졌다. 일요일 쉬고 나서 오늘 월요일은 괜찮음
4/12	약간 불편하다.
4/13	상동

해설 러닝머신 타고 발한과다한 상황에서 밀폐된 수영장에서 얻은 감기는 '상한음증'이라 할 수 있으며 이는 또한 현대의학의 냉방병과 같은 상황이라고 볼 수 있다. 불환금정기산이 가장 적당한 경우라 생각된다.

윤○○ F/12

C.C	두통, 현훈, 발열(38.5도), 오심, 구토
O/S	오늘
PI	상기 O/S에 시리얼 방울토마토 우유 먹고 학교 가서 상기 C.C 발 금일 내원

• neck stiffness(−)

6/8	사관 불환금정기산 3일
6/9	발열 37도 토하거나 머리아픈 증상 없음
6/10	호전 불환금정기산 3일분 더 주고 마무리함

해설 12세 여아가 학교에 가서 오심, 구토를 하면서 발열이 있을 경우 설사는 없더라도 장염을 의심할 수 있을 것이다. 이런 경우 불환금정기산이 유용하다. 하지만 구토가 있으면서 발열이 있을 경우 뇌수막자극증상도 염려를 해두어야 하니 neck stiffness가 있는지 여부도 한 번 확인해볼 필요가 있다.

한○○ F/60	
C.C	숨이 차고 가슴이 답답하다
O/S	20일
PI	상기 O/S에 남편이 집에서 노래연습하는게 스트레스 받아서 상기 C.C 발 금일 내원

10/20	위정격 + 족삼리, 곡지, 중완, Moxa, 불환금정기산 3일분
10/22	호전 상동
10/25	호전 상동
10/27	거의 회복됨 상동

2) 반하백출천마탕

 반하 · 진피 · 맥아 · 백출 · 신곡 · 창출 · 인삼 · 황기 · 천마 · 백복령 · 택사 · 건강 · 황백 · 생강

- 1주일 이상 소화제를 먹고도 낫지 않는 소화불량
- 소화가 안되어 미식거리면서 두통과 어지럼증을 동반하는 경우
- 입에서 식후에 냄새가 난다는 경우(조금 오래된 경우)
- 각종 기계적 소화기능이 잘 안되서 식후에 나타나는 다양한 증상
- 멀미

박○○ F/49	
C.C	구취(구건동반 주로 식후에 심해짐)
O/S	올해 초
PI	상기 O/S에 상기 C.C 발하여 금일 내원

- **폐경으로 인해 조열이 있으며 손발이 원래는 찼으나 뜨거워졌다. 대변은 보고 나도 시원하지 않으며 입이 마른다.**

8/4	반하사심탕 + 족삼리, 곡지, 중완, 천추, Moxa
8/6	별무호전 반하백출천마탕으로 변경
8/10	조금 낫다.
8/10 ~ 9/20	8/10 ~ 9/20까지 11회 내원 반하백출천마탕 복용후 대변도 시원하게 보고 입냄새도 거의 없어졌다. 다만 입마른 것은 조금 남아 있었음

구취는 일반적으로 구강내 문제일 경우가 많다. 하지만 위의 환자처럼 식후에 심해지는 구취 혹은 공복에 심해지는 구취 즉 식사와 관련해서 나타나는 구취는 위장질환에 의한 구취의 가능성을 의심해 보아야 한다. 식후에 심해지는 구취는 기계적 소화기능이 약해져서 생긴 구취로 판단하고 급성으로 생긴 구취는 아니라서 반하백출천마탕으로 치료를 하였으며, 총 12차례 정도 치료로 구취가 치료되었다.

이○○ F/31

C.C	두통, 오심
O/S	2일
PI	상기 O/S에 과식 후 상기 C.C 발하여 금일 내원

11/18	반하백출천마탕 3일분 위십이관
3/15	11월 그 당시 치료하고 괜찮았으며 안 좋을 때마다 남은 약 다시 복용
	오늘 다시 두통, 오심, 구토가 있어 반백천

해설 소화가 안되거나 체했을 경우 소화기 증상보다는 두통을 먼저 호소하는 경우가 종종 있다. 그런 환자들은 대체로 위장기능이 평소에 약했던 경우가 많은 것 같다. 왜 그러냐? 이것은 개인적인 생각이지만, 혈액순환 중의 상당 부분은 위장하고 두뇌로 공급이 되는데 위장이 약한 사람이 체했을 경우 상대적으로 위장으로 피가 많이 가면서 머리 쪽 혈액순환이 떨어지면서 주위 근육이 수축하고 두통이 오거나 어지럼증이 생기는 것이 아닌가 하고 생각된다.

이○○ M/55

C.C	현훈, 오심, 완복창만
O/S	2주 전
PI	상기 O/S에 과식 후 상기 C.C 발 금일 내원 2주된 식체를 호소하는 환자

10/28	위정격 + 삼리, 곡지, Moxa, 반하백출천마탕
10/29	많이 호전됨 상동
10/30	완복창만 VAS 5
11/1	완복창만 거의 없다. 어지럼증만 있음

이○○ F/82

C.C	소화불량
O/S	6년
PI	오래된 소화불량으로 입맛도 없고 소화도 잘 안되는 여환 양약도 이제 잘 안 듣는다고 내원

10/8	반하백출천마탕 5일분
10/12	소화가 잘 되는 거 같다. 반백천 4일
10/20	반백천을 먹으면 다리에 힘이 빠진다. 삼출건비탕으로 변경
10/30	삼출건비탕 복용후 다리에 힘빠지는 증상 없어짐

해설 오랜 기간 동안 소화가 안되어 양약도 이제 안 듣는 경우 위장의 움직임이 약해졌다고 판단하여 반하백출천마탕을 처방하였다. 처음에는 괜찮은듯 하였으나 다시 처방했을 때는 오히려 다리에 힘이 빠진다고 하였다. 이 환자는 입맛도 없다(飮食無味)고 하였는데, 이런 경우는 胃虛證이 아니라 脾虛證이어서 補脾시킬 필요가 있는 것 같다. 식욕은 있는데도 속이 거북해서 먹기 싫다고 하는 경우도 있으니 '음식이 먹고 싶은지 아닌지?' 라고 물어보는 것보다 '음식 맛을 잘 느끼는지 덜 느끼는지?'라고 물어보는 것이 비허와 위허를 보다 세밀하게 나누는 기준이 되는 것 같다. 이 환자의 경우는 삼출건비탕 보험한약을 처방했는데, 삼출건비탕은 대변이 묽은 경우에 효과적이다. 이 환자는 대변이 딱딱한 편이라서 대변보기 힘들다고 하여서 자음건비탕 환약을 처방했는데 속이 가장 편하다고 하였다.

장○○ F/35

C.C	양견통, 소화불량, 두불청, 현훈, 기면
O/S	1주일
PI	상기 O/S에 과식 후 상기 C.C 발하여 금일 내원

5/17	족삼리, 곡지, 중완, 합곡, 태충, 양곡, 해계, 반하백출천마탕 3일
5/18	소화불량 VAS 6 상동
11/22	다시 소화불량 양견통으로 내원해서 반백천
12/1	다시 소화가 안되어 반백천
12/2	공복에 속이 조금 쓰리다고 해서 황금작약탕을 같이 처방했으나 효과가 없다고 함
12/6	다시 반백천 처방하여 호전

최○○ F/60

C.C	소화불량, 미식거림
O/S	6개월
PI	평소 상기증세 발 6개월전부터 심해져 금일 내원

6/27	맥활, 설홍태박, 습담증, 위정격, 반하백출천마탕 3일분
7/2	약간 호전 반백천 3일분
8/9	다시 미식거림 반백천 3일분
9/2	소화불량 미식거림 음식무미 기운이 없고 머리가 무겁다 보중익기탕합반백천 3일분
9/23	약간 호전 보익+반백천 3일분
12/11	괜찮다가 1달전부터 다시 증세발 보익+반백천 3일분

한○○ F/43

C.C	소화불량(명치에 뭐가 매달린 느낌, 물 마시면 심하다)
O/S	15일전
PI	상기 O/S에 상기 C.C 발 위내시경상 별무이상 금일 내원

3/25	엑시딘캡슐, 가스모틴정, 넥실렌정, 알베릭스 연질캡슐 복용중이었으나 별무효과여서 더 이상 복용치 않겠다고 함 맥활, 설홍태박, 습담증, 위십이관, 반하백출천마탕 3일분
3/27	증세 호전, 소화불량 VAS 3 반하백출천마탕 3일분
4/1	약간 더 호전 반백천 3일분
4/4	약간 호전 반백천 3일분
4/6	거의 호전 반백천 3일분

강○○ F/52

C.C	변비(토끼똥처럼 2-3일에 한번 방울방울 조금씩 봄)
O/S	1달전부터
PI	상기 O/S에 상기 C.C 발 금일 내원 마르고 예민해 보이는 여환 찬 것을 많이 먹거나 과식후 변비가 생긴다고 함

12/8	경련성 변비로 진단 위정격+삼리, 곡지, 반하백출천마탕 2일분
12/10	약간 호전 상동

6/14	3-4일전에 다시 변비가 생김(아침에 배가 아파서 화장실에 가면 물만 나오고 딱딱한 덩어리가 나오고 시원치 않음) 다시 위정격+족삼리 곡지 반하백출천마탕 2일분
6/15	호전 상동
6/17	호전 정상으로 봄

3) 반하사심탕

 반하 · 황금 · 인삼 · 감초 · 건강 · 황련 · 생강 · 대조

- 위염
- 소화불량+위완통(환자가 분명히 속쓰리다거나 아프다고 호소하는 경우 특히 음식물을 먹으면 아프다고 하는 경우)
- 소화불량+신물이 올라오는 경우
- 딱딱한 음식물을 먹어서 생긴 식도염
- 스트레스를 받아서 생긴 소화불량
- 재발성 아프타성구내염
- 음주후 다음날 오심 복통
- 구취

김○○ F/32

C.C	위완통(콕콕 찌른다), 오심
O/S	2일
PI	상기 O/S에 대하 먹고 상기 C.C 발하여 금일 내원

10/5	족삼리, 곡지, 합곡, 태충, 중완, 내관, 공손, 반하사심탕 2일분 → 다음 방문시 여쭈어 보니 치료받고 바로 호전됨
3/14	트림과 변비가 1주일 전부터 있어 반하백출천마탕 위십이관 + 신궐 Moxa
3/15	별무호전하여 반하사심탕으로 변경
3/16	호전 다시 반하사심탕 처방

해설 음식을 먹고 콕콕 찌른다, 아프다, 쓰리다 등등 단순히 더부룩한 것 이상의 통증을 호소하는 경우는 위점막에 손상이 생긴 것으로 볼 수 있다. 우리 몸에 상처가 생긴 부위를 건드리면 아프듯이 위점막에 손상이 생긴 부분을 음식이 가서 닿으면 통증이 생긴다. 이런 경우 반하사심탕 처방을 가장 우선적으로 선택할 수 있다.

김○○ M/44

C.C	흉통(식사에 상관없이 쓰리다), 오심, 사지무력감
O/S	1주일
PI	한달 전 모친상 당한후 상기 O/S에 상기 C.C 발하여 청심원 겔포스 복용중 금일 내원

8/2	반하사심탕 3일, 합곡, 태충, 좌심정격(태백사)
8/4	호전
	그후 9월 8일까지 8차례 더 내원후 치료종결

해설 이 환자분은 흉통이 있는데, 모친상을 당한 후에 생기고 식사와 상관없이 생기며 자꾸 불안하다는 등 표현을 하는 것으로 보아 불안장애라고 진단을 내릴 수 있는 것 같다. 이런 경우도 흉통을 호소하는 경우 반하사심탕을 써볼 수 있는 것 같다. 황련은 소염작용과 함께 심근수축력을 강하게 하여 강심작용이 있기 때문에 이런 경우에도 효과가 있을 수 있다고 생각된다.

윤○○ F/18

C.C	음식역류(식후)
O/S	2달 전
PI	상기 O/S에 과식 후 상기 C.C 발 금일 내원

2/22	반하백출천마탕 → 그후로 내원안함
10/12	1달 전부터 신물이 넘어와(탄산) 다시 내원
	반하백출천마탕 5일분
10/21	그저 그렇다. 반하사심탕 4일
10/27	호전 반하사심탕 4일
11/2	역류 VAS 3 반하사심탕 4일
11/11	역류 VAS 1-2 반하사심탕 5일

해설 역류성 식도염의 가장 대표적인 증상이 탄산(신물이 넘어온다)과 흉통이다. 이런 경우 위염과 마찬가지로 반하사심탕을 가장 우선적으로 사용할 수 있다. 위 환자의 경우 1달 전부터 신물이 넘어올라온다고 하여 반하사심탕을 처방하였으며 치료가 잘 마무리되었다.

이○○ M/40	
C.C	오심, 구토, 복통, 탄산
O/S	어제
PI	상기 O/S에 과음후 상기 C.C 발하여 금일 내원

2/12	반하사심탕 하루분
	그후로도 숙취로 인한 오심 복통에 반하사심탕 처방함

해설 일반적으로 숙취의 경우 대금음자나 갈화해성탕 같은 처방을 사용하나 알코올로도 위점막이 손상될 수 있으며 위점막 손상으로 인한 오심 복통에는 역시 반하사심탕을 처방할 수 있다.

김○○ F/35	
C.C	심하비통, 인후통(공복에 통증 과식 후 통증)
O/S	2주
PH	작년에 내시경상 역류성식도염 진단
PI	7개월 전에 음주 후 복통 있다가 그 후로 간혹 음주 후 복통이 있었는데 2주 전부터 상기증세 발하여 금일 내원

2/13	위십이관 (필자가 만든 침처방인데 양측 사관 + 족삼리, 곡지, 양곡, 해계 12자리이다.) + 공손 반하사심탕+작약감초탕 3일분
2/16	증세 호전 전혀 안 아프고 소화도 잘됨 상동
2/20	증세 호전 아침에는 속이 쓰리고 가스는 차는 것 같다. 상동
2/24	통증 거의 없다 상동
2/28	떡볶이 먹고 다시 통증 상동

해설 역류성 식도염의 경우 식후에 통증이 있는 것은 식도나 위의 점막손상이 있는 경우라고 볼 수 있으며 이런 경우 반하사심탕이 효과적이라고 하였다. 하지만 공복에 통증이 있다는 것은 위산이 과다하게 분비가 된다는 것이며 오히려 음식을 먹으면 위산이 희석이 되면서 공복의 통증(주로 속쓰림)이 줄어든다. 이런 경우 양방에서는 위산분비억제제를 투약한다. 우리는 작약감초탕을 합방하면 효과적으로 치료할 수 있다.

임○○ M/34

C.C	흉비(전중혈부위가 식후에 답답하다) 트림을 하려고 해도 안 나온다
O/S	2일 전
PI	상기 O/S에 운동 후에 냉면을 먹고 상기 C.C 발하여 금일 내원

9/26	전중혈부위가 답답하다는 것은 역류가 되고 있다고 생각
	반하사심탕 + 위십이관
9/28	증세 호전 상동
9/30	더 이상 답답하지 않다 상동
해설	위산이 식도로 역류되는 경우 일반적으로 흉통을 호소하나 상기 환자처럼 전중혈 부위가 답답하다고 호소하기도 한다

김○○ F/15

C.C	복통(명치 밑부분/식후에 심해짐/1주일에 2번 정도)
O/S	3~4개월
PI	상기 O/S에 상기 C.C 발 금일 내원

4/4	맥활, 설홍태박, 위열증, 팔관혈, 반하사심탕 3일분
4/8	약간 호전 반하사심탕 4일분
4/24	복통 거의 호전됨 예비용으로 반하사심탕 3일분

4) 평위산

 창출 · 후박 · 진피 · 감초 · 생강 · 대조

- 소화불량(식체)
- 배가 더부룩하다. 그득하다.
- 반하지제는 트림을 한다던지 미식거린다던지 역상하는 느낌이 강한 반면 평위산은 정체하고 머물러 있는 느낌이 강할 때 쓴다.
- 설사에는 오령산 비보험과립제를 준비해서 위령탕을 처방할 수 있다.

김○○ F/61

C.C	배가 더부룩하다
O/S	1주일 전부터
PI	발목 치료를 받던 중 1주일 전에 녹용과 홍삼 달인 보충제를 복용하고 나서 상기증세발 금일 내원

8/10	반하백출천마탕 2일분
	(1주일 정도 체해서 안내려가면 반백천을 처방할 수 있다.)
8/12	별무차도 평위산 2일분
8/13	호전 평위산 3일분

이○○ M/26

C.C	소화불량, 복부불쾌감(拒按 더부룩하다)
O/S	1달
PI	상기 O/S에 과식 후 상기 증세발하여 금일 내원

8/1	위십이관(사관, 삼리, 곡지, 양곡, 해계) 평위산 3일분
8/3	증세 호전 상동
8/6	증세 호전 상동

5) 황금작약탕

 황금 · 작약 · 감초

- 복통-공복시 복통(혹은 속쓰림 열감을 느끼는 복통이면 적중)이거나 식체 후 체한 거는 내려간 거 같지만 통증이 지속되는 경우
- 음식물이 빨리 소화되는 느낌이라고 호소하는 경우 적당하다(작약이 위장운동억제작용이 있다).
- 배가 아프면서 설사(음식을 잘못 먹거나/스트레스 받으면)

김○○ M/36

C.C	흉통(식후 공복통)
O/S	3일 전
PI	상기 O/S에 사랑니 뽑고 고열 후 진통소염제 복용하고 상기 C.C 발 local hosp에서 r/o reflux esophagitis 진단 및 치료 후 금일 내원

4/7(09')	땀도 많고 갈증도 많고 성격도 급한 환자 열복통으로 진단
	황금작약탕
4/22	호전 거의 다 나은 것 같다. 신정격＋내관 공손
6/1	다시 조금 배가 아프다. 황금작약탕 신정격＋내관 공손
6/8	거의 회복됨 황금작약탕 2일분
3/8(11')	2년만에 다시 자극적인 음식 먹고 흉통 생김
	황금작약탕 간정격＋내관 공손
3/15	통증 많이 소실됨 다시 3일분 처방

김○○ M/47

C.C	복통(공복에 속쓰림, 음식물이 빨리 소화되는 느낌이다)
	소화불량(식후에도 불편하다)
O/S	3일

12/4	족삼리, 곡지, 중완, 내관, 공손, 중완뜸, 황금작약탕 4일분
12/11	속쓰림 호전. 황금작약탕 5일분(약만 타러 오심)

오○○ F/31

C.C	속이 따끔거리고 욱신욱신 쑤신다.
O/S	3일
PI	얼굴이 까무잡잡하고 덩치가 좋은 여환 지난 주 스트레스 받은 후 상기 O/S에 상기 C.C 발 금일 내원

6/27	위십이관＋공손 반하사심탕
6/28	조금 편하다. 식후에 따끔거리지만 공복에도 따끔거린다.
	황금작약탕, 반하사심탕 반반씩 복용케함
6/29	호전 6/30, 7/1 두 차례 더 치료 후 종료

6) 삼출건비탕

 인삼 · 백출 · 백복령 · 후박 · 진피 · 산사육 · 지실 · 백작약 · 사인 · 신곡 · 맥아 · 감초 · 생강 · 대조

- 비위허약으로 인한 제증상
- 입맛이 없고 소화도 안 되며 복통도 있고 대변이 묽으면 가장 적합하다.

양○○ F/34	
C.C	해수(야심), 목이 간질간질
O/S	1달
PI	상기 O/S에 인후통 비류탁체 있어 local ENT, local hosp 등에서 치료 후 상기 증세가 없어지지 않아 금일 내원
7/21	처음에는 목이 아프다고 했어 연교패독산+후열방
7/23	별무호전 삼소음 3일분
9/1	감기는 삼소음복용후 호전됨 10일 전부터 대변당 소화불량, 음식무미, 복통, 삼출건비탕 3일분
9/4	호전 삼출건비탕 5일분

정○○ F/82	
C.C	혈변, 묽은변, 복통
O/S	4일 전
PI	1주일 전 일식집에서 식사후 2~3일 후에 혈변 묽은변 복통으로 내원
8/31	이중탕 2일분
9/3	증세 호전 다시 이중탕 2일분
9/5	속은 편한데 변비가 온다. 삼출건비탕 2일분
9/7	속도 편하고 변도 잘 봤다. 약이 너무 좋다. 삼출건비탕 2일분

7) 이중탕

 인삼 · 백출 · 건강 · 감초

- 배가 차고 설사를 한다.
- 복근은 무력하고 추위를 싫어하는 경우가 많다. 살은 하얀 편이다.

이○○ F/71

C.C	배가 차고 설사를 한다
O/S	평소
PI	무릎이 안 좋아서 침치료 중 복통과 설사를 간헐적으로 호소함

4/19	무릎이 시큰거리고 따뜻하면 좋고 당기고 터질 것 같다. 방광승격, 배가 차고 설사한다. 맥세약, 위냉증, 이중탕 처방
4/20	무릎 시큰거림 호전. 속도 편하다.
4/21	이중탕 다시 처방
6/21	음식을 먹고 나면 속이 쓰리고 배가 살살 아프다. 속이 찬 것 같다. 위냉증, 이중탕 3일분
6/25	약 먹으면 속이 조금 편하다. 다시 이중탕 5일분
7/2	속이 편하다. 이중탕 5일분
7/3	증세 호전

8) 시호계지탕

 시호 · 반하 · 계지 · 황금 · 인삼 · 작약 · 생강 · 대조 · 감초

- 성격이 급하면서 스트레스 받으면 소화가 안되는 경우

송○○ M/35

C.C	소화불량, 대변당
O/S	1주일전
PI	1주일전 스트레스 받고 상기증세발 금일 내원
PH	B형간염보균 헵세라 제픽스 10년간 복용

11/28	(13') 위십이관 시호계지탕 2일분
1/16	(14') 지난번에는 복용하고 호전. 한달 간 스트레스 받고 나서 4일전부터 오른쪽 어깨 · 등결림, 소화불량, 어지럽고 메스껍다. 두통 등 발하여 금일 내원, 맥현, 설홍태박, 간기울결중, 시호계지탕 3일분 복용 후 호전됨

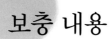

보충 내용

1. 기계적 소화기능과 화학적 소화기능

위의 가장 큰 기능은 소화기능인데 소화기능은 크게 기계적 소화기능과 화학적 소화기능으로 나눠볼 수 있다. 기계적인 소화기능이란 연동운동을 말하는데 심장이 1분에 60~80회 정도 뛰는 것과 같이 위에서는 1분에 3회 정도의 수축이 일어난다. 화학적 소화기능은 위액에 의해서 일어나는데 위액은 하루에 2~3L정도 분비되며 pH 0.8~1.5의 강산이며 펩신 등의 효소를 함유하고 있다. 위에서는 주로 질긴 고깃덩어리와 같은 단백질의 소화가 이루어진다.

기계적 소화기능에 문제가 생기면 먹은 음식이 내려가지 않기 때문에 주로 식후에 증상이 나타나거나 심해진다. 반면에 화학적 소화기능에 문제가 생기면 위산이 과다하거나 혹은 위산의 방어인자인 위점막이 손상된 경우로 이럴 때는 오히려 공복에 심해지고 음식물이 들어가서 위산이 희석이 되면 증세가 호전된다.

		양약	한약
기계적 소화기능	촉진	prokinetics, 건위제	육군자탕
	억제	항콜린제	작약
화학적 소화기능	촉진	digestives	소도지제(산사, 신곡, 맥아)
	억제	위산분비억제제제, 제산제	오패산 단삼보혈탕

2. 비궤양성 소화불량증

소화불량을 호소하는 환자들 중에서 여러 가지 검사를 하더라도 30~60%의 환자에게서는 그 원인을 발견할 수가 없다는 보고가 있으며 이렇게 원인을 찾을 수 없는 경우를 비궤양성 소화불량 또는 기능성 소화불량이라고 부른다.

비궤양성 소화불량을 증상에 따라서 궤양 유사성 소화불량, 운동기능 이상 유사성 소화불량, 역류 유사성 소화불량 및 기타로 나누기도 한다. 이러한 분류는 궤양 유사성 소화불량은 위산분비억제제에, 운동기능 이상 유사성 소화불량은 운동기능 항진제에 더 반응이 좋을 것이라는 기대에서 출발하였으나, 서로간에 겹치는 부분이 많을 뿐만 아니라 실제로 이러한 분류의 효용가치에 대해 많은 의문이 제기되고 있다.

3. 반하와 작약

일본에서는 기능성 위장질환에 대해서는 육군자탕을 이용한 임상연구가 활발한데, 4주이상 지속된 식욕부진, 상복부불쾌감, 메스꺼움 등 운동부전형 증상(dysmotility-like dyspepsia)에 육군자탕 투여군이 저용량 대조군에 비해서 유의하게 효과가 있음이 이중맹검을 이용한 다기관 임상시험을 통해서 밝혀졌다.

또한 위식도역류 질환에서 PPI(proton pump inhibitor) vs PPI + 육군자탕투여군을 비교한 결과 8주 후 내시경적 완치율은 양군간에 차이가 없었지만 GSRS 스코어는 전소화관증상, 역류증상, 복통의 3항목에서 유의하게 육군자탕 병용에서 우수하였다는 보고가 있다. 아마도 위산분비를 억제하는 면에 있어서는 PPI를 능가하는 한약재는 없을 것으로 생각이 든다. 위식도역류 질환에서 PPI와 함께 종종 prokinetics도 함께 처방을 하는데, prokinetics들이 부작용이 자주 보고가 되기 때문에, 이를 육군자탕으로 대신하고자 하는 보고라고 생각된다.

반면에 위산과다로 인해서 공복에 속이 쓰리게 되면 음식물을 먹으면 위산이 희석이 되면서 속이 편하게 된다. 대표적인 경우가 십이지장궤양으로 십이지장궤양에서는 산분비가 증가되므로 공복시에 아프고, 식사를 하면 위산이 희석되므로 통증이 경감된다. 반면에 위궤양의 경우는 식후 30~40분에 통증이 생기는데, 이는 음식물의 덩어리가 위벽을 자극하기 때문에, 위가 손상된 경우에는 자극을 받게 되기 때문이다. 복통에는 크게 나누어 진경제와 진통제를 사용하는데, 평활근의 연축이 원인이라고 생각되는 경우에는 진경제를 사용한다. 진경제라 하면 요컨대 항콜린제를 말한다.

요컨대 기계적 소화기능이 활발하지 못해서 문제가 생긴 경우 즉 prokinetics의 역할을 하는 대표적인 처방이 육군자탕이며, 화학적 소화기능에 문제가 생겨서 즉 위산이 과다해서 생기는 십이지장궤양이나 역류성 식도염에 쓰는 대표적인 처방이 오패산이나 단삼보혈탕이다. 약재로 표현하자면 반하와 백작약이 가장 기본이 되는 약재라고 할 수 있다(작약의 경우 위산분비억제기능과 함께 진경효과도 가지고 있는데, 작약은 PPI나 H2RA 같은 위산분비억제제보다는 항콜린제와 더 유사하다고 할 수 있다).

4. 식후와 공복

식후에 불편하세요? 공복에 불편하세요? 식후 1시간에 속이 쓰리다면 식후에 증상이 나타난다고 할 수 있을까? 아니면 식후라고 할 수 있을까? 보통 음식이라면 위에서 소화하는데 2~4시간 정도 걸리기 때문에 식후 1시간 정도면 '식후' 그리고 식후 5시간 정도면 '공복'이라고 할 수 있을 것이다. 하지만 식후 2~3시간쯤 증상이 심해질 경우 임상에서 '식후'로 분류해야할지 '공복'으로 분류해야할지 애매하다. 그런 경우에는 '음식을 먹는 것이 편하세요?' '음식을 안 먹는 것이 편하세요?' 이렇게 질문을 해서 음식을 먹는 것이 편하다면 공복에 증상이 심해지는 것으로 보고, 음식을 안먹는 것이 편하다면 식후에 증상이 심해지는 것으로 판단하면 비교적 적절한 결과를 얻을 수 있는 것 같다.

5. 급성 위장질환은 습담

급성 위장질환은 습담의 형태가 일반적이다.

즉 급성위장병은 기계적 소화기능에 문제가 생긴 것으로 위불강탁으로 인해서 생긴 습담이 기본이다. 손상이 심하면 화학적 소화기능에도 문제가 나타나서 복통이나 속쓰림을 일으키고 위열증으로 볼 수 있다.

(감기는 점막에 염증이 생기지만 위점막은 손상이 되어도 염증이 잘 안생기고 체하는 정도로 나타나기 때문에 감기처럼 풍열을 일반적인 형태로 보기보다는 습담이 보다 일반적인 변증형태라고 볼 수 있다.)

● 습담형 위장질환 가상의 진행과정

평위산(더부룩함)/내소산/대화중음 → 불환금정기산(상역/장염/냉방병) → 반하사심탕(위염/식도염) → 반하백출천마탕(기계적 소화기능이 약해짐) → 육군자탕/보중익기탕/삼출건비탕/자음건비탕(비허증/기허증)

※ 감기는 여러 단계를 거치면서 진행되는 확률이 높은 반면, 급성 위장질환은 대부분 독립적으로 나타나고 간혹 1~2 단계를 거칠 수 있다.

6. 감별점들

(1) 평위산과 불환금정기산
- 기계적 소화기능에 장애가 생겨서 음식물이 내려가지 않을 때: 평위산
- 기계적 소화기능 장애 + 상역증상(트림, 미식거림 등)/혹은 장염: 불환금정기산

(2) 불환금정기산과 반하사심탕
- 반응성 위병증 즉 위점막이 손상되어 식후 복통이 나타나거나 역류성식도염으로 탄산, 흉통(흉민) 등이 나타나면 반하사심탕
- 역류(오심, 구토, 트림) → 불환금정기산

- 역류 + 위점막 손상(복통, 흉통, 탄산) → 반하사심탕

(3) 불환금정기산과 반하백출천마탕

- 상역(오심, 구토, 트림) → 불환금정기산
- 상역 + 위허증(1주일 이상 증세 지속) 혹은 상역 + 두부증상(두통, 두불청, 현기증)
  → 반하백출천마탕

(4) 반하사심탕과 작약감초탕

- 식후통증(점막의 손상): 반하사심탕
- 공복통증(위산과다 또는 점막 방어능력 약화): 작약감초탕 혹은 오패산
- 식후통증 + 공복통증: 반하사심탕 + 작약감초탕

(5) 작약감초탕류

- 작약감초탕: 복통에 다용
- 황금작약탕: 공복시 통증 + 열이 많은 체질
- 계지가작약탕 또는 소건중탕: 공복시 통증 + 냉한 체질

보험한약
임상특강

- 기타 -

기타 두통, 어지럼증, 불면증, 피부병 등에 사용하는 보험한약

보충내용

기타 질환에 사용되는 보험한약

1) 청상견통탕

 황금 · 창출 · 강활 · 독활 · 방풍 · 천궁 · 당귀 · 백지 · 맥문동 · 만형자 · 감국 · 세신 · 감초

- 긴장성두통(희냉오온)

김○○ F/54	
C.C	두통(열이 올라오면서 쥐가 나는 것 같다. 희냉오온), 어지럼증
O/S	2달 전 시작 1주일 전 심해짐
PI	2달 전에 집안 문제로 신경을 많이 쓰면서 상기 증세발
	1주일전부터 증세 심해져 금일 내원
4/23	신정격 신맥(-), 조해(+), 청상견통탕
4/24	증세 호전
4/25	증세 호전
4/26	VAS 2 머리가 맑아짐 어지럼증 조금 남았다.
5/3	증세 호전 VAS 1

2) 보중익기탕

 황기 · 인삼 · 백출 · 감초 · 당귀신 · 진피 · 승마 · 시호

- 피로, 기허두통(과로를 하고 나면 두통이 심해진다)
- 구내염(오래되고 반복성)
- 입술이 건조하다고 할 때(주로 얼굴이 하얀 여환)
- 손목이 아프거나 어깨가 아픈데 손목에 힘이 없고 피곤할 때 증상이 심해짐
- 빈혈

권○○ F/16	
C.C	구순부위 궤양 통증, 소화불량
O/S	1주일
PI	상기 O/S에 과로(고2) 후 상기 C.C 발하여 금일 내원
8/13	보중익기탕 3일분
8/14	호전

• 그 이후에도 구순염이 생기면 간혹 보중익기탕 보험한약을 처방

김○○ F/45	
C.C	구내염(1달에 1~2회) 피로 현훈
O/S	1년
8/12	보중익기탕 5일분
8/26	호전됨 보중익기탕 7일분 다시 처방

3) 자음강화탕

 백작약 · 당귀 · 숙지황 · 천문동 · 백출 · 생지황 · 진피 · 지모 · 황백 · 감초 · 생강

- 갱년기
- 족저근막염
- 전립선비대증
- 불면증

김○○	
C.C	양족저통(많이 걸으면 심해짐)
O/S	작년 9월
PI	상기 O/S에 상기 C.C 발하여 local OS에서 족저근막염 진단 및 치료 중 금일 내원
5/16	신정격+자음강화탕
5/23	호전 상동
5/27, 31, 6/8	상동
6/14	증세 많이 호전됨 30% 정도 통증 남음 상동

하○○ M/50	
C.C	불면증, 두통
O/S	3년
PI	3년 전부터 시작된 불면증, 3일에 2일은 밤에 못자고 3일에 한 번은 5~6시간 정도 잔다.
	두통은 잠을 못자면 심해지다가 잠을 자면 호전됨. 조이는 듯한 느낌의 긴장성 두통
7/3	맥세 신정격 신맥(-), 조해(+), 자음강화탕 3일분
7/5	별무 변화 상동
7/6	약간 호전 상동
7/10	어제는 잘 잠 상동
7/12	약간 호전 상동
7/19	침맞은 이후로는 두통이 없었다.
	지금은 10일에 6~7일은 5시간 이상 자는 것 같다.
7/26	어제 그저께 잘 못잠
8/9	증세 호전

4) 황련해독탕

 황련 · 황금 · 황백 · 치자

- 화열형으로 변증되는 동맥경화형 중풍환자
- 불면증
- 두드러기(가려움증이 야간에 심한 경우)

박○○ M/56	
C.C	좌반신비증, 마목감, 소력, 견비통(누르는 느낌), 슬통
O/S	5/6
PI	상기 환자 상기 C.C 발 Br-MRI상 thalamic infarction 진단 및 치료 중 금일 내원
5/13	중풍칠처혈 위주 침치료 面赤 脈實有力하여 火熱證으로 변증 황련해독탕 3일분
5/14~6/29	2일에 한 번 정도 오심
	남의 살 같은 느낌은 거의 소실됨 견통은 여전함
7/4	자음강화탕으로 변경
7/14	견비통 많이 호전됨

김○○ F/36

C.C	두드러기(야간에 심해짐. 속옷과 닿는 부분에 심하게 나면서 가렵다)
O/S	3년 전 둘째 출산후 시작, 올해 심
PI	상기 O/S에 상기 증세발 금일 내원
	생리가 없은 지 6개월되었고 안구가 잘 충혈된다.

10/12	황련해독탕 3일분 대장정격
10/14	덜 가렵다. 생리를 다시 시작, 안구충혈이 덜된다.
2/27	2/27일까지 총 30차례 내원 황련해독탕 처방함 VAS 2
3/5	소화가 안되고 대변이 묽어진다고 하여 불환금정기산으로 변경
7/13	3/5일부터 7/13일까지 총 15차례 내원하면서 불환금정기산으로 처방함 이제는 한달에 한두 번 가볍게 생긴다고 함

최○○ M/5

C.C	두드러기(온몸에 생김, 밤에 가렵다)
O/S	1주일전
PI	1주일전 교통사고후 상기증세발 금일 내원

12/22	맥활, 설홍태박, 풍열증, 형개연교탕 1T bid 3일분
12/24	더 심해짐. 맥삭, 설홍태박, 습열증, 황련해독탕으로 변경 1T bid 3일분
12/26	약간 호전. 황련해독탕 3일분
12/29	약간 호전. 황련해독탕 3일분
12/31	거의 호전. 잠도 잘 잠 황련해독탕 3일분
1/5	증세 호전. 황련해독탕 3일분
1/8	많이 좋아졌으나 아직 조금 남았다. 황련해독탕 3일분
1/12	3일전에 다시 악화. 황련해독탕 3일분
1/15	증세 호전. 황련해독탕 3일분

5) 시호소간탕

 시호 · 진피 · 천궁 · 백작약 · 지각 · 향부자 · 감초

- 월경통
- 긴장형두통
- 스트레스(짜증형)

조○○ F/14	
C.C	월경통(생리를 시작하면서 통증 시작 짜증남)
O/S	2일
PI	상기 O/S에 상기 C.C 발하여 오늘 수업 도중 도저히 참을 수 없어
	금일 내원
10/24	시호소간탕 + 계지복령환 2일분
	추후에 보호자왈 약 2번 복용하고 전혀 안아프다 짜증도 덜한 것 같다.

6) 작약감초탕(임의처방)

 작약 · 감초

- 평활근의 수축으로 인한 복통
- 각종 근육통
- 각종 떨림증

배○○ M/32	
C.C	요통(부득신전)
O/S	1주일 전
PI	상기 O/S에 무거운 것 들다가 상기 증세발, 금일내원
2/28	요부, 침 치료, 작약감초탕 3일분
3/9	많이 편했었다. 상동
3/30	어깨가 불편해서 내원. 요통은 그 당시 좋아졌다고 함.

7) 형개연교탕

 형개 · 연교 · 방풍 · 당귀 · 천궁 · 시호 · 지각 · 황금 · 백지 · 길경 · 감초 · 백작약 · 치자

- 접촉성 피부염이나 두드러기 같은 피부질환

김○○ F/23

C.C	구순부종(맥관부종)
O/S	4년
PI	상기 O/S에 상기 C.C 발하여 local 피부과에서 연고 치료중 별무호전, 금일내원

- **그동안 피부과 여러군데 다녀도 효과 없었다. 식사 소화는 양호하나 손발이 찬 환자**

10/11   불환금정기산 5일분

10/18   별무호전, 매운 것 먹으면 구순부종이 심해진다. 자음강화탕 4일

10/22   호전 자음강화탕 4일

10/29   고춧가루를 뿌린 거 같은 화끈한 느낌은 없어졌는데 붓는 것은 다시 생김
                 → 형개연교탕 4일

11/6   호전 입이 마르기만 한다(아마도 날씨가 건조해서 그런 것 같다). 형개연교탕 4일

11/11   호전 형개연교탕 4일

처음에는 몸이 찬 체질로 생각되어 불환금정기산을 처방하였으나 호전이 없었다. 예전에 자음강화탕으로 맥관부종을 치료했던 적이 있어 자음강화탕 보험한약을 처방하였다. 고춧가루를 뿌린 것 같은 느낌은 없어졌으나, 붓는 것은 여전하다하여 조금 더 청열효과가 강한 형개연교탕을 처방하였는데 주효하였다. 변증에 있어서는 소중도 중요하지만, 어떤 성격의 자극에 더 민감하게 반응하느냐가 중요한 경우가 많은 것 같다.

이○○ M/20

C.C	두피 소양, 발적
O/S	2년
Imp	지루성피부염
PI	상기 O/S에 상기 C.C 발 금일 내원 환자가 군대휴가중 내원하였으며 평소 손발에 열이 많고 더위를 많이 타는 환자 요통치료하러 왔다가 지루성피부염에 대한 증상호소하고 함께 치료하기 원함.

11/15	허리치료와 함께 형개연교탕 5일분 처방
11/17	덜 가려운 것 같다. 휴가가 끝나서 7일분 처방
5/11	다시 휴가 나와서 치료받으러 옴. 위승한격 + 형개연교탕 7일분
5/13	호전
5/24	침치료와 병행하니 더 나은 것 같다. 가려움증 VAS 3

해설 군인이 요통으로 침 맞다가 휴가 복귀전날 지루성피부염으로 인해서 군대 생활 동안 머리가 가려워서 힘들다고 상담을 청해왔다. 그래서 형개연교탕 보험한약을 처방하였는데, 효과가 괜찮다고 어머님이 몇 번 더 처방받으러 내원하였다. 그러다 다음 휴가 때는 지루성피부염 치료를 위해서 내원하였으며, 위승한격 침치료와 형개연교탕 보험한약을 병행하여 치료하였다. 가려움은 30% 수준으로 호전되었으며, 군대에서 생활하기도 훨씬 편해졌다고 하였다.

김○○ F/44

C.C	두피소양, 발적
O/S	올해 1월
PI	상기 O/S에 상기 C.C발 금일 내원

| 4/10 | 생리전후로 열이 올라온다. 맥세, 설홍태박, 풍열증, 위승한격. 형개연교탕 3일분 |
| 4/20 | 증세호전. 눈주위 발적, VAS 1 형개연교탕 3일분 |

8) 오림산

 복령 · 작약 · 치자 · 당귀 · 감초 · 황금

• 급만성 방광염

박○○ F/42

C.C	소변임삽(소변을 보고나도 시원치 않고 찌릿찌릿하다. 특히 대변을 보고나서 비데를 하거나 과식을 하면 심해짐, 생리때도 심하다)
O/S	평소
PI	상기 O/S에 상기 C.C발 금일 내원

| 1/27 | 오림산 3일분 |
| 8/3 | 방광염이 있을 때마다 복용하면 효과가 좋다. 오림산 7일분 |

보충 내용

1. 편두통과 긴장성 두통

만성두통은 크게 편두통과 긴장성두통으로 나뉠 수 있는데 긴장성두통은 스트레스, 피로, 수면부족 등에 의해 발생하며 두피에 분포하는 근육이 지속적으로 수축하면서 발생한다. 환자가 호소하는 통증은 박동성이지 않는 압박감, 조이는 느낌, 또는 머리나 어깨를 짓누르는 느낌 등으로 나타나며 대부분 양측에 모두 나타난다. 통증의 강도는 대부분 가볍기 때문에 두통이 있을 때에도 일상생활을 할 수 있다.

반면에 편두통은 머리의 한쪽에서 나타나는 두통을 가리키는데, 편두통의 특징은 박동성 통증이 일정시간 이상 지속되고, 구역이나 구토 및 빛이나 소리 공포증이 나타나는 특징적인 두통을 말한다. 주로 젊은 여성에게 많이 발생하며 여자에서 남자에 비해 약 3배 정도 많이 발생한다. 또한 편두통은 중등도 이상의 강도를 보이기 때문에 편두통 환자의 약 80%가 두통으로 인하여 일상생활에 지장을 받는다.

편두통의 기전은 첫째, 삼차신경 혈관계가 중요한 역할을 한다. 뇌막혈관의 삼차신경 종말에서 신경전달 단백질들 즉 CGRP, substance P, neurokinin A 등이 분비되어 뇌경막에 신경인성/비감염성 염증변화를 일으킨다. 이들은 모두 경막에서 혈관확장작용을 하고, substance P와 neurokinin A는 plasma extravasation(넘쳐 흐름)을 일으킨다.

둘째, 세로토닌 조절장애로도 생각되는데 세로토닌 리셉터 작동약 sumatriptan이 개발되고 1990년대 탁월한 효과가 입증되면서 본격적인 연구가 시작되었다. 세로토닌이 인체에서 가장 고농도로 존재하는 곳은 위, 십이장의 점막인데, 이 곳에서 세로토닌의 분비 이상이 오면 위십이지장 운동이 저하되고(gastroparesis), 따라서 오심, 구토가 일어나게 되는데, 급성기 편두통 환자에게 upper GI를 촬영한 결과 gastroparesis가 있었다.

급성기 긴장성두통일 경우 보험약중에서는 청상견통탕이 쓸만하다고 할 수 있다. 그런데 속이 미식거리고 어지럽고 두통이 있을 경우는 반하백출천마탕을 선택해볼 수 있다. 기허두통일 경우(과로하면 심해질 경우) 보중익기탕이 적당하며 오래된 긴장형두통은 시호지제나 자음강화탕 등도 선택해볼 수 있다. 편두통에도 가장 우선적으로 선택할 수 있는 처방이 반하백출천마탕이라고 할 수 있다. 오수유탕 같은 처방도 응용되고 있으며 만성 난치성 긴장성두통이나 편두통일 경우 체질처방들도 고려해야 한다고 생각된다.

보험한약
개요

보험한약 개요

1. 보험한약 역사

보험한약은 87년도에 26개 혼합엑스산제와 68개 단미엑스산제로 시작하였으며 88년도에는 혼합엑스산제가 36종으로 늘어났으며 90년도에는 56종으로 늘어나 2013년도 현재까지 56종 혼합엑스산제와 68종 단미엑스산제로 이루어져 있다.

2014년도에는 56종 혼합엑스산제의 출전을 재검토하여 처방의 용량과 약재를 다시 정리하였다. 특히 용량은 하루 2첩분량이었던 것을 하루 1첩분량으로 변경하였으며, 처방 중에서 행소탕(산)은 온병조변의 처방이었던 것을 동의보감 처방으로 변경하였다. 2016년도 4월에는 "단미엑스산제 및 혼합엑스산제"라는 용어를 "단미엑스제제 및 단미엑스혼합제"로 바꾸어 정제나 연조엑기스 같은 다양한 제형이 가능하게 되었다.

2. 혼합엑스산제 56종은 다음과 같다.

ㄱ 가미소요산, 갈근탕, 갈근해기탕, 구미강활탕, 궁소산, 궁하탕

ㄴ 내소산

ㄷ 당귀연교음, 당귀육황탕, 대시호탕, 대청룡탕, 대화중음, 대황목단피탕, 도인승기탕

ㅂ 반하백출천마탕, 반하사심탕, 반하후박탕, 백출탕, 보중익기탕, 보허탕, 복령보심탕, 불환금정기산

ㅅ 삼소음, 삼출건비탕, 삼호작약탕, 삼황사심탕, 생맥산, 소시호탕, 소청룡탕, 승양보위탕, 시경반하탕, 시호계지탕, 시호소간탕, 시호청간탕

ㅇ 안태음, 연교패독산, 오림산, 오적산, 이중탕, 이진탕, 익위승양탕, 인삼패독산, 인진호탕

ㅈ 자음강화탕, 조위승기탕

ㅊ 청상견통탕, 청서익기탕, 청위산

ㅍ 팔물탕, 평위산

ㅎ 행소탕, 향사평위산, 황금작약탕, 황련해독탕, 형개연교탕, 회춘양격산

3. 단미엑스산제 68종은 다음과 같다.

ㄱ 갈근, 감국, 감초, 강활, 건강, 계지, 계피, 과루인, 곽향, 금은화, 길경

ⓒ 당귀, 대추, 대황, 도인, 독활

ⓜ 마황, 만형자, 망초가루, 맥문동, 맥아, 목단피, 목향

ⓗ 박하, 반하, 방풍, 백삼, 백지, 백출, 복령, 봉출

ⓢ 사인, 산사육, 삼릉, 생강, 생지황, 석고가루, 세신, 소엽, 숙지황, 승마, 시호, 신곡

ⓞ 연교, 오미자, 육계, 인진호

ⓙ 작약, 전호, 지각, 지모, 지실, 진피

ⓒ 창출, 천궁, 천마, 천문동, 청피, 치자

ⓔ 택사

ⓗ 행인, 향부자, 형개, 황금, 황기, 황련, 황백, 후박

4. 요양급여의 적용기준 및 방법에 관한 세부사항과 심사지침

제목 : 같은 날에 2가지 이상 기준처방 동시 투약시 인정여부

세부인정사항 : 같은 날에 2가지 이상 서로 다른 상병에 대하여 치료 목적을 달리하는 기준처방 한약제를 투약하는 경우에는 2종 이내에서 인정함.

(고시 제 2011-10호. '11.2.1. 시행)

제목 : 급여 한약제의 제형 변형에 따른 인정 범주

세부인정사항 : 68종 엑스산제의 56개 처방은 고제, 환제로 제형화하여 투여시도 인정함.

(고시 제 2005-61호. '05.9.15. 시행)

제목 : 처방별 적응증

세부인정사항 : 한방의 56개 기준처방시 [별첨 1]의 처방별 적응증을 참조하여 가장 유사한 상병명을 기재함.

(고시 제 2009-214호. '10.1.1. 시행)

5. 한약제제급여목록 및 상한금액표 (p. 330 참조)

[별첨 1]

처방별 적응증

처방명	적응증
1 가미소요산	월경 전 및 월경기의 다양한 심신 증상, 월경통, 과다 월경, 빈발 월경, 희발 월경, 불규칙 월경, 산후 우울한 기분 및 우울증, 갱년기 및 폐경기의 다양한 심신 증상, 소양감, 구내염, 입안마름, 수면장애, 어지러움, 피로, 권태, 식욕부진, 오한과 발열의 교대, 수족냉증, 상세 불명의 발열 및 열감, 온 몸이 쑤시고 아픔, 어깨 결림, 두통, 수면 중의 과다 발한, 귀 속의 통증, 가슴과 유방 및 복부의 팽창감, 소변이 시원하게 나오지 않는 증상, 피가 섞인 가래, 심인성 기침, 신경증
2 갈근탕	감기, 몸살, 뒷목과 등이 뻣뻣하게 아픔, 머리와 얼굴이 아픈 증상, 갈증, 설사, 피부 발진, 비염, 부비동염, 급성 기관지염, 급성 후두염, 성홍열, 대장염
3 갈근해기탕	인체 내부의 열증(양명경병)으로 인한 안구 통증 및 비강 내 건조감, 수면 장애, 감기, 인플루엔자, 알레르기성 비염, 위축성 비염, 급성 부비동염, 알레르기성 접촉피부염, 다형홍반
4 구미강활탕	온 몸이 쑤시고 아픈 증상, 감기, 인플루엔자, 타박상, 각종 관절염 및 관절통, 각기
5 궁소산	임신 중 혹은 산후에 발생한 감기, 몸살, 기침, 천식, 인플루엔자, 기관지염
6 궁하탕	각종 병적 수분 정체(담음)를 동반한 질환으로 인한 소화불량, 복수, 복통, 협통, 흉통, 관절염 및 관절통, 요각통, 정신 불안 증상, 늑막염, 폐쇄성 폐질환
7 내소산	식체, 소화 불량, 구역, 구토, 복부 팽만, 명치 끝이 답답하고 아픈 증세, 변비, 설사, 복통, 식욕 부진, 요통, 식도염, 식도의 궤양, 급만성 위십이지장염, 위십이지장궤양, 대장염, 과민성 장증후군, 장중첩증, 만성 담낭염, 알코올성 위염, 알코올성 간질환, 인후부의 결절, 갑상선 결절, 우울한 기분, 심신증, 매핵기(히스테리구)

8 당귀연교음	치통, 구취 및 구취를 유발하는 구강내 질환, 구강과 입술의 건조, 구내염, 치은염, 치주염, 아구창, 구각 궤양, 입술 단순 헤르페스
9 당귀육황탕	수면 중 과다 발한, 식은 땀, 출산 후의 과다 발한, 산후풍으로 인한 발한과다, 체액의 소실을 동반한 열감, 변비, 소변이 진하고 혀가 붉으며 맥박이 빠른 상태, 안면부 발적, 가슴 및 손발의 번열감, 갱년기 및 폐경기의 다양한 심신 증상, 권태감, 피로감, 두통, 현기증, 편두통, 심신증, 자율 신경 장애, 빈혈, 만성 소모성 질환으로 인한 체력저하
10 대시호탕	헛소리, 딸꾹질, 비만, 변비, 소갈, 흉통, 두근거림, 원인 미상의 열, 주기적인 발열, 혈뇨, 구취 및 구취를 유발하는 구강내 질환, 설통, 감기, 몸살, 고창, 구역, 구토, 유행성 각결막염, 급성 결막염, 구내염, 치주염, 설염, 급성 편도염, 급성 후두염, 급성 기관염, 급성 기관지염, 급성 세기관지염, 급성 인후두염, 중이염, 부비동염, 인플루엔자, 폐렴, 천식, 폐의 괴저 및 괴사, 만성 폐쇄성 폐질환, 간염, 담낭염, 담관염, 소화성 궤양, 급성 충수염, 급성 췌장염, 대장염, 복막염, 과민성 장 증후군, 소화기계통 악성 신생물의 대증요법, 만성 허혈성 심장질환, 정신분열증, 해리 장애
11 대청룡탕	발열, 오한, 신체동통, 땀은 나지 않으면서 가슴이 답답하여 안정하지 못하는 경우, 감기, 몸살, 천명, 급성 인두염, 급성 편도염, 급성 후두염, 급성 기관염, 급성 기관지염, 급성 세기관지염, 급성 후두기관염, 급성 폐쇄성 후두염 및 후두개염, 급성 인후두염, 인플루엔자, 폐렴, 천식, 만성 폐쇄성 폐질환, 폐부종, 급성 부비동염. 급성 결막염, 단독
12 대화중음	식체, 식욕 부진, 소화불량, 고창, 복부 팽만감, 복강내 종괴감, 변비, 설사, 알코올 중독, 위십이지장염, 식도염, 대장염, 장관 흡수 장애, 위십이지장궤양, 소화성 궤양, 유문 연축증, 위의 급성 확장, 소화기 계통 처치 후 장애
13 대황목단피탕	변비, 복통, 급성 충수염, 장 및 충수의 염증, 체력이 있는 사람의 소화성 궤양, 치질, 골반 염증성 질환, 월경통

처방명	적 응 증
14 도인 승기탕	변비, 하복부의 강한 긴장감, 검은 색의 대변, 소변이 시원하게 나오지 않는 증상, 혈뇨, 코피, 두통, 중풍전조증 및 중풍, 원인 미상의 열, 고열로 인한 의식 불명, 헛소리, 월경통, 과소월경, 골반 염증성 질환, 만성 신염 증후군, 방광염, 알코올 중독, 해리 장애, 정신분열
15 반하백출 천마탕	소화불량, 소화기능의 약화에 동반된 이명, 현기증, 두통, 편두통, 메스꺼움, 답답함, 숨참, 구역, 구토, 안륜 색소 침착, 만성 위염
16 반하 사심탕	명치 밑이 그득하지만 아프지 않은 경우, 감기 및 기타 감염으로 열이 나고 명치 밑이 그득하면서 구토하는 경우, 구내염, 숙취, 소화불량, 식욕부진, 구역, 구토, 위의 급성 확장, 위하수, 속쓰림, 트림, 위십이지장궤양, 소화성 궤양, 식도염, 신경성 위염, 위십이지장염, 대장염, 고창, 소화기계통의 처치 후 장애, 날문연축증, 장관 흡수 장애, 묽은 변 혹은 설사, 만성 허혈성 심장질환, 신경증
17 반하 후박탕	소화불량, 식욕부진, 구역, 구토, 고창, 복부 팽만감, 위염, 위궤양, 신경성 기침, 매핵기(히스테리구), 쉰 목소리, 입인두의 기타 부분 양성 신생물의 대증요법, 권태감, 피로감, 현기증, 동계, 우울한 기분, 불안신경증, 입덧, 갱년기 및 폐경기와 관련된 다양한 심신 증상
18 백출탕	가래가 많은 기침, 만성 기관지염, 숨가쁨, 병후의 체력저하, 피로감, 만성 설사, 식욕부진, 몸이 무겁고 아픈 경우, 달리 분류되지 않은 통증, 구토와 설사가 오래되어 갈증이 심하고 경련이 발생하려고 하는 경우, 다음다갈증, 다리에 쥐가 나는 경우, 과도 발한, 임신, 출산, 산후기에 합병된 설사 이질과 같은 소화기계통 질환
19 보중 익기탕	소화불량, 복통, 식욕 부진, 기능적 설사, 위십이지장염, 위궤양, 위하수, 창자의 만성 혈관성 장애, 병후의 체력저하, 피로증후군, 권태감, 피로감, 다한증, 식은땀, 과로 혹은 영양장애로 몸에 열이 나고 속이 답답하며 식은땀이 나고 피곤한 경우, 기운이 없고 소변이 시원하게 나오지 않는 경우, 방광염, 만성 신염 증후군, 오랜 기침, 만성 후두기관염, 급성 후두염, 딸꾹질, 상지 마비, 하지 마비, 수족 마비, 중추신경계통의 염증성 질환의 후유증, 어깨 및 팔죽지 부위에서의 신

	경 손상, 엉덩신경의 병터, 달리 분류되지 않은 시상하부의 기능 장애, 대마비, 사지마비, 과다 월경, 빈발 월경, 자궁경부의 악성 신생물 후유증 및 회복기 치료, 요실금, 여성 생식기 탈출, 자궁 하수, 대하, 음취, 임신 중 당뇨, 자연유산, 조기 임신 중 출혈, 산과적 외상, 분만 중 회음부 열상, 외음부 및 회음부의 비염증성 장애, 임신, 출산, 산후기의 소화기계통 장애, 기질적 장애 또는 질병에 의하지 않은 성기능 이상, 젖흐름증, 난청, 이명, 만성 고막염, 몸통의 피부 고름집, 종기, 불안, 긴장, 홍분
20 보허탕	산후풍, 산후의 각종 질환, 출산 시 출혈로 인한 빈혈, 지속성 신체형 동통 장애, 임신 중 혹은 산후기의 감염성 질환, 수유와 관련된 유방 장애
21 복령보심탕	가슴 및 손발에서 땀이 나는 경우, 권태감, 피로감, 피로 증후군, 홍조, 손발의 번열, 과도한 정서적 긴장 및 스트레스로 피를 토하거나 땀을 흘리는 경우, 코피, 다음 다갈증, 구역, 구토, 위장관 출혈, 빈혈, 고혈압, 저혈압, 결핵, 갱년기 및 폐경기와 관련된 다양한 심신 증상, 기분 장애, 불안 장애, 인지기능 및 각성에 관한 기타 증상 및 징후, 신경계통의 기타 퇴행성 질환
22 불환금정기산	구역, 구토, 설사, 맞지 않은 물과 음식으로 인해 생기는 각종 증상, 곽란, 오한과 발열의 교대, 기침, 식도염, 위십이지장염, 대장염, 기능적 창자 장애, 이질, 식중독, 감기, 인플루엔자, 후두기관염, 기관지염, 기관지확장증, 각기
23 삼소음	기침, 콧물, 재채기, 코막힘, 풍한감모 후유증에 의한 불수의적 이상 운동, 주기적 발열, 원인 미상의 발열, 정서적 요인에 의한 가슴 답답함, 감기, 인플루엔자, 급성 후두기관염, 임신 혹은 산후기에 합병된 피부 및 피부 밑 조직의 질환, 담낭염, 기관, 기관지, 폐, 종격동의 악성 혹은 양성 신생물의 대증요법
24 삼출건비탕	소화기계가 약한 사람의 소화기능의 개선, 소화불량, 식욕부진, 신경성 식욕부진, 고창, 복부팽만, 위십이지장궤양, 소화성 궤양, 식도염, 위십이지장염, 대장염, 장관 흡수 장애, 기능적 설사, 설사를 동반한 과민성 장증후군, 분문 이완불능증, 식도의 수축, 식도의 운동장애, 식도의 악성 및 양성 신생물의 대증요법, 날문연축증, 만성 바이러스 간염

처방명	적응증
25 삼호작약탕	갈증, 심신불안정, 식욕부진, 대변을 시원하게 보지 못하는 경우, 소변을 시원하게 보지 못하거나 소변이 나오지 않는 경우, 소변을 가리지 못하는 경우, 재발성 및 지속성 혈뇨, 급성 신염 증후군, 급속 진행성 신염 증후군, 만성 신염증후군, 상세불명의 신염증후군, 신증후군, 달리 분류된 질환에서의 사구체 장애, 상세불명의 요도증후군, 상세불명의 비뇨기계통 장애, 급성전립샘염, 요도협착, 급성방광염, 사이질성 방광염, 기타 만성 방광염, 감기 및 기타 감염증 후 잔존한 발열
26 삼황사심탕	체력이 있는 사람의 안면홍조, 불안, 변비, 고혈압 수반증상(어깨결림), 이명, 두중, 불면, 명치 밑이 답답하고 단단하게 느껴지나 만지면 부드러운 경우, 심장 기능의 약화, 심장병의 불명확한 기록 및 합병증, 원인 미상의 발열, 코피, 피를 토하는 경우, 재발성 구내염, 혀 유두의 비대, 심통, 소양증
27 생맥산	여름철의 건강증진, 여름철의 무기력, 여름철의 배탈, 열사병, 피로, 권태감, 숨이 차고 입이 마르며 땀이 많이 나는 증상, 급성 인두염, 기침을 많이 해서 목소리가 잘 나오지 않는 증상, 성대 및 후두 질환의 대증요법
28 소시호탕 (삼금탕)	입이 쓰고 가슴과 옆구리가 답답하고 그득함, 식욕부진, 구역 및 구토, 식은 땀, 수면 중 과다 발한, 오한과 발열의 교대, 눈앞이 아찔아찔함, 난청, 감기가 나은 후에도 열이 지속되는 경우, 편도 및 아데노이드의 만성질환, 인플루엔자, 급성 기관지염, 급만성 후두기관염, 심인성기침, 천식, 기관지 확장증, 위염, 급성 담낭염, 급성 췌장염, 식도염, 분문 이완불능증, 식도의 수축, 식도의 운동장애, 식도의 악성 및 양성신생물의 대증요법, 임신 중 간기능 장애, 임신 및 산후기에 합병된 바이러스 감염, 급만성 바이러스 간염, 늑막염, 가로막의 장애, 무월경 혹은 폐경과 동반된 열감이나 발열과 오한의 교대, 월경 전 증후군, 월경통, 월경 기간 중의 발열, 출산 후의 발열, 산욕열, 급성 자궁목의 염증 및 난소염, 자궁목을 제외한 자궁의 염증성 질환, 여성의 급성 골반염, 늑간신경병증, 심신증, 급성 진행성 신염증후군, 재발성 및 지속성 혈뇨, 만성 신염 증후군, 급성 세뇨관-사이질성 신염, 만성 세뇨관-사이질성 신염, 급성 또는 만성으로 명시되지 않은 상세불명의 사이질성 신염, 방광염, 요도염 및 요도증후군, 전립선의 염증성 질환, 달리 분류되지 않은 남성 생식기관의 염증성 장애, 상세불명의 혈뇨, 신증후군, 달리 분류된 질환에서의 사구체장애, 섬망, 우울병 에피소드

29 소청룡탕	감기, 콧물, 재채기, 기침, 숨 쉴 때의 가슴통증, 명치 통증, 딸꾹질, 구역, 구토, 갈증이 있고 설사를 하면서 아랫배가 답답한 증상, 관절통, 비염, 급만성 인두염, 인플루엔자, 천식, 폐렴, 늑막염, 폐부종, 기타 사이질성 폐질환, 달리 분류되지 않은 가슴막삼출액, 가슴막판, 기타 가슴막의 병태, 상세불명의 호흡기능 상실, 상세불명의 호흡기장애, 기관, 기관지 및 폐 악성신생물의 대증요법, 가슴샘 악성신생물의 대증요법, 심장, 종격동 및 가슴막 악성신생물의 대증요법, 기타 및 부위불명의 호흡기 및 가슴내 장기의 악성신생물의 대증요법, 기관 기관지 및 폐 양성신생물의 대증요법, 상세불명의 호흡기계통 양성신생물의 대증요법, 가슴샘 양성신생물의 대증요법, 급성결막염
30 승양 보위탕	설사, 점액변, 혈변, 위장관 출혈, 이급후중, 몸이 무겁고 마디가 쑤시고 아픔, 입이 쓰고 마름, 식욕부진, 권태감, 피로감, 대변을 시원하게 보지 못하고 소변을 자주 봄, 양기가 부족하여 안색이 나쁘며 춥고 몸이 떨리는 경우, 장관 흡수장애, 이질, 위장염, 대장염,위 악성 신생물의 대증요법, 췌장 악성 신생물의 대증요법, 기타 소화기관 악성 신생물의 대증요법, 위 양성신생물의 대증요법, 췌장 양성신생물의 대증요법
31 시경 반하탕	열이 나고 기침을 하며 가슴이 그득하고 옆구리가 아픈 경우, 가래가 끓는 기침, 급성기관염, 급성후두기관염, 인플루엔자, 폐렴, 소화기의 악성 신생물의 대증요법
32 시호 계지탕	감기, 오한과 발열의 교대, 복통, 옆구리가 아프고 가슴이 답답함, 두통, 항강통, 땀이 많이 나고 헛소리를 하며 물을 많이 마심, 늑간신경병증, 소화성궤양, 급만성 바이러스간염, 담낭염, 스트레스로 인한 통증, 심신증
33 시호 소간탕	식체 혹은 타박상으로 인해 옆구리가 아픈 경우, 발열과 오한의 교대, 늑막염, 늑간신경병증, 췌장의 기타 질환, 심신증, 우울증 에피소드
34 시호 청간탕	분노, 화나 짜증을 잘 냄, 귀 뒷목 유방 옆구리 가슴의 통증, 오한과 발열의 교대, 급성 간염, 늑막염, 신경질을 잘 내는 소아의 만성 편도선염, 습진, 아토피성 피부염, 자극과민성, 심신증
35 안태음	임신 중 복통, 임신 중 출혈, 자연유산, 습관적 유산, 조기 진통

처방명	적 응 증
36 연교패독산	감기 등 급성 상기도 감염, 이하선염, 종기로 인한 오한 발열 두통, 부종
37 오림산	배뇨장애, 혈뇨, 요도염 및 요도증후군, 방광염, 신장 및 요관의 결석 등으로 소변이 시원하게 나오지 않거나 농뇨 혈뇨 결석 하복통 음경통이 동반되는 경우, 급성 진행성 신염증후군, 만성신염 증후군
38 오적산	요통, 요각통, 좌골신경통, 관절통, 낙침, 감기, 두통, 두풍증, 구안와사, 신경통, 월경통, 냉, 대하, 구역, 구토, 소화불량,안구 피로, 산후풍, 요부 염좌, 엉덩관절증, 발목 염좌, 두경부 염좌, 각기, 근육의 분리, 윤활막염. 건초염, 관절염, 파젯병의 대증요법, 대뇌혈관 질환의 후유증, 독성 뇌병증의 대증요법, 신경병증, 갱년기 및 폐경기와 관련된 다양한 심신 증상, 월경 전 긴장증후군, 자궁근종의 대증요법, 여성생식기의 악성 종양의 대증요법, 외음부 · 질 · 자궁경부 · 자궁 · 난소 등 여성 생식기 염증성 질환의 보조요법, 과민성 장증후군, 각결막염, 우울병 에피소드, 재발성 우울성 장애, 기분부전증, 급성 스트레스 반응, 적응 장애, 건강염려증, 신경쇠약증, 심신증
39 이중탕	배가 아프고 설사를 하지만 갈증이 나지 않는 경우, 구역, 구토, 감각 장애, 냉증, 근육의 긴장, 요통, 요각통, 허약한 사람의 기침, 위십이지장염, 위궤양, 대장염, 기능적 설사, 과민성 장증후군, 임신 혹은 산후의 호흡기계 질환, 엉덩관절증
40 이진탕	기혈 순환이 순조롭지 못해서 발생하는 모든 증상, 소화불량, 구역, 구토, 가벼운 입덧, 현기증, 두근거림, 추웠다가 더웠다가 하는 증상, 몸의 여기저기가 돌아다니면서 아픈 증상, 만성 위염, 임신 및 출산 후의 소화기계통 질환, 두경부 염좌, 중추신경계통의 염증성 질환의 후유증, 늑막염
41 익위승양탕	기혈 손상으로 인한 피로권태감의 개선, 대출혈 혹은 만성 출혈 후의 원기 회복, 심번불안, 과다월경, 빈발월경, 불규칙 월경, 자궁 및 난소의 기능 장애로 인한 과다 출혈, 자궁내막 증식증, 유산 혹은 자궁외 임신 및 기태 임신에 따른 합병증

42 인삼 패독산	오한을 동반한 고열, 두통, 안구통증, 전신통, 기침, 코막힘, 몸살, 근육의 과사용으로 인한 통증, 감기, 급성기관염, 급성기관지염, 만성 기관지염, 폐렴

43 인진호탕	황달, 구갈, 변비, 두드러기, 간염, 구내염

44 이중탕	기침, 객혈, 소변이 시원하게 나오지 않음, 체액 소실에 수반되는 발열, 홍조, 식은 땀, 체중감소, 식욕 부진, 만성후두기관염, 만성 기관지염, 기관지 확장증, 우울증 에피소드, 반복성 우울장애, 지속성 기분장애

45 조위 승기탕	변비나 변비로 가슴이나 배가 답답한 증상, 헛소리를 하면서 설사하는 경우, 주기적인 발열, 복통을 동반한 점액변 혹은 농혈변, 소갈, 급성 충수염, 다형홍반, 섬망, 정신분열병, 분열형장애, 급성 및 일과성 정신병적 장애

46 청상견통탕	두통, 안면통, 현기증, 기타 불안장애

47 청서 익기탕	여름 타는 것, 다한, 더위로 인한 권태감 및 피로감, 갈증, 식욕부진, 열감, 설사, 이질, 여름철의 감기, 인플루엔자

48 청위산	위(胃)에 열이 쌓여서 발생하는 재발성 구강 아프타, 구내염, 치통, 치은염, 치주염

49 팔물탕	허약한 사람의 피로, 무력감, 식욕부진, 이명, 병후 회복, 빈혈, 저혈압, 다리에 쥐가 나는 경우, 저림, 신경통, 신경염, 혈뇨, 월경 과소, 희발 월경, 과다 월경, 빈발 월경, 불규칙 월경, 월경통, 사춘기 지연, 무월경, 일과성 대뇌 허혈성 발작 및 관련 증후군, 기타 뇌혈관 질환, 기타 급성 허혈성 심장 질환, 기타 심장성 부정맥, 악성 신생물의 대중요법

50 평위산	급만성 식체로 인해 발생하는 모든 증상, 소화불량, 위의 급성 확장, 고창, 복부 팽만, 속쓰림, 복통, 구역, 구토, 설사, 임신 및 산후에 발생하는 구역·구토·식체·설사, 권태감, 피로감, 기침, 요통, 요각통, 위식도 역류 질환, 식도염, 위십이지장염, 위십이지장궤양, 소화성 궤양, 대장염, 과민성 장증후군, 장관 흡수장애, 분문의 이완불능증, 식도의 운동장애, 여름철의 감기, 식도 및 위장관 악성신생물의 대중요법

처방명	적 응 증
51 행소탕(산)	감기, 기침, 가래, 만성 후두기관염
52 향사평위산	소화불량, 설사, 구역, 구토, 속쓰림, 복통, 급·만성 식체에 수반되는 다양한 증상, 식도염, 위십이지장염, 여름철의 감기, 우울병 에피소드
53 황금작약탕	혈변, 복통을 동반한 발열, 이질, 감염성 대장염으로 인한 점액변, 위십이지장염, 충수염
54 황련 해독탕	비교적 체력이 강한 사람의 각종 발열과 염증성 소견을 동반하는 질환, 감염에 의한 고열, 경련, 의식 혼탁, 불면증, 기침, 코피, 구내염, 설염, 이명, 어지러움, 동계, 알코올성 위염, 알코올성 간질환, 자극성 접촉 피부염, 단독, 급성 결막염, 정신분열병, 양극성 정동 장애, 해리 장애, 신경증
55 형개 연교탕	코막힘, 콧물, 코의 소양감, 기침, 천식, 귀의 통증, 외이의 수포나 염증, 감기, 인플루엔자, 비염, 알레르기성 비염, 부비동염, 인두염, 편도염, 세기관지염, 기관지염, 기관염, 후두기관염, 백일해, 중이염, 고막염
56 회춘 양격산	변비, 손발의 번열, 코피, 두통, 혀가 갈라짐, 복통, 안면 홍조, 여드름, 원인 불명의 발열, 소갈, 구내염, 설염, 아구창, 치은염, 치주염, 인두염, 위십이지장궤양, 위십이지장염, 갱년기 및 폐경기에 동반되는 각종 심신증상

한약제제 급여목록 및 상환금액표

제1조(목적) 이 표는 국민건강보험법 제41조제2항, 같은법 시행령 22조제2항 및 국민건강보험요양급여의기준에관한규칙 제8조제2항에 따른 한약제제의 요양급여대상기준 및 상한금액을 정함을 목적으로 한다.

제2조(한약제제급여목록 및 상한금액 등) ① 한약제제급여목록 및 상한금액은 **별표 1**과 같다.

② 한방건강보험기준처방 및 처방기준가격은 **별표 2**와 같다.

제3조(한약제제의 약가산정기준) ① 한방요양기관(국립병원 한방진료부, 한방병원, 한의원, 보건의료원 한방과)이 국민건강보험법령에 따라 소요한 한약제제의 약가를 산정하는 경우에는 별표 1 및 별표 2에 따른다..

② 한약제제급여목록표에 등재되지 아니한 한약제제는 한약제제급여목록표에 등재된 한약제제와 성분, 규격 및 포장단위가 동일한 경우라도 제조업소가 다르거나, 규격 또는 포장단위가 다른 경우에는 이를 한약제제 약가로 산정할 수 없다.

③ 한약제제의 약가산정시 "기준처방별가격표"에 등재된 처방과 제4항 및 제5항에 의한 처방의 1일 약가의 경우 원미만은 4사5입한다.

④ 성인(11세이상)의 1일투여량은 별표 2에 따른 복용기준의 2배 이내에서 환자의 증상을 고려하여 처방하고, 소아(11세 미만)의 투여량은 다음 각호와 같이 한다.

　　1. 만 6개월 미만은 성인용량의 1/5

　　2. 만 6개월 이상 만 1세 미만은 성인용량의 1/4

　　3. 만 1세 이상 만 7세 미만은 성인용량의 1/2

　　4. 만 7세 이상 만 11세 미만은 성인용량의 3/4

⑤ 별표 2에 의하지 아니하고 환자의 상병명과 증상을 고려하여 별표 1에 규정된 1.단미엑스산제를 1일 5종 10그램의 범위 내에서 가미하거나 1일 15종 50그램 총 투약가 3,000원의 범위 내에서 임의의 처방으로 투여할 수 있다.

제4조(코드부여방법) 한약제제의 제품코드 부여 방법은 **별표 3**과 같다.

314

[별표 1]

한약제제 급여목록표

1. 단미엑스산제

연번	제품명	업 체 명				원료생약의 건조엑스 함량(g)	상한금액 (원)
1	갈근엑스산	경방신약 아이월드제약 한국인스팜 함소아제약	기화제약 한국신약	동의제약 원광제약 한중제약	경희제약 정우신약 한풍제약	0.568	42
2	감국엑스산	경방신약 아이월드제약 한국신약	기화제약 한중제약	동의제약 정우신약 한풍제약	경희제약 한국인스팜	0.536	75
3	감초엑스산	경방신약 아이월드제약 한국신약	기화제약 한중제약	동의제약 정우신약 한풍제약	경희제약 한국인스팜 함소아제약	0.338	60
4	강활엑스산	경방신약 아이월드제약 한국신약	기화제약 한중제약	동의제약 정우신약 한풍제약	경희제약 한국인스팜	0.364	109
5	건강엑스산	경방신약 아이월드제약 한국신약	기화제약 한중제약	동의제약 정우신약 한풍제약	경희제약 한국인스팜	0.560	96
6	계지엑스산	경방신약 아이월드제약 한국신약	기화제약 한중제약	동의제약 정우신약 한풍제약	경희제약 한국인스팜 함소아제약	0.200	87
7	계피엑스산	경방신약 한중제약 정우신약	아이월드제약 기화제약 한풍제약	한국인스팜 동의제약 함소아제약	한국신약 경희제약	0.320	176

연번	제품명	업 체 명				원료생약의 건조엑스 함량(g)	상한금액 (원)
8	괄루 인엑스산	경방신약　기화제약 아이월드제약 한국신약　한중제약	동의제약 정우신약 한풍제약	경희제약 한국인스팜		0.350	172
9	곽향엑스산	경방신약　기화제약 아이월드제약 한국신약　한중제약	동의제약 정우신약 한풍제약	경희제약 한국인스팜		0.384	60
10	금은 화엑스산	경방신약　기화제약 아이월드제약 한국신약　한중제약	동의제약 정우신약 한풍제약	경희제약 한국인스팜 한풍제약		0.360	96
11	길경엑스산	경방신약　기화제약 아이월드제약 한국신약　한중제약	동의제약 정우신약 한풍제약	경희제약 한국인스팜		0.540	72
12	당귀엑스산	경방신약　기화제약 아이월드제약 한국신약　한중제약	동의제약 정우신약 한풍제약	경희제약 한국인스팜		0.460	61
13	대추엑스산	경방신약　기화제약 아이월드제약 한국신약　한중제약	동의제약 정우신약 한풍제약	경희제약 한국인스팜		0.728	75
14	대황엑스산	경방신약　기화제약 아이월드제약 한국신약　한중제약	동의제약 정우신약 한풍제약	경희제약 한국인스팜		0.426	62
15	도인엑스산	경방신약　기화제약 아이월드제약 한국신약　한중제약	동의제약 정우신약 한풍제약	경희제약 한국인스팜		0.360	58
16	독활엑스산	경방신약　기화제약 아이월드제약 한국신약　한중제약	동의제약 정우신약 한풍제약	경희제약 한국인스팜		0.336	59

연번	제품명	업 체 명				원료생약의 건조엑스 함량(g)	상한금액 (원)
17	마황엑스산	경방신약	기화제약	동의제약	경희제약	0.400	53
		아이월드제약		정우신약	한국인스팜		
		한국신약	한중제약				
18	만형 자엑스산	경방신약	기화제약	동의제약	아이월드제약	0.268	86
		정우신약	한국인스팜	한국신약	한중제약		
		한풍제약					
19	망초가루	경방신약	기화제약	동의제약	아이월드제약	1.000	17
		정우신약	한국인스팜	한국신약	한중제약		
		한풍제약					
20	맥문 동엑스산	경방신약	기화제약	동의제약	경희제약	0.384	121
		아이월드제약		정우신약	한국인스팜		
		한국신약	한중제약	한풍제약			
21	맥아엑스산	경방신약	기화제약	동의제약	경희제약	0.310	40
		아이월드제약		정우신약	한국인스팜		
		한국신약	한중제약	한풍제약			
22	목단 피엑스산	경방신약	기화제약	동의제약	경희제약	0.450	82
		아이월드제약		정우신약	한국인스팜		
		한국신약	한중제약	한풍제약			
23	목향엑스산	경방신약	기화제약	동의제약	경희제약	0.658	47
		아이월드제약		정우신약	한국인스팜		
		한국신약	한중제약	한풍제약			
24	박하엑스산	경방신약	기화제약	동의제약	경희제약	0.496	69
		아이월드제약		정우신약	한국인스팜		
		한국신약	한중제약	한풍제약			
25	반하엑스산	경방신약	기화제약	동의제약	경희제약	0.306	118
		아이월드제약		정우신약	한국인스팜		
		한국신약	한중제약	한풍제약			

연번	제품명	업 체 명				원료생약의 건조엑스 함량(g)	상한금액 (원)
26	방풍엑스산	경방신약 아이월드제약 한국신약	기화제약 한중제약	동의제약 정우신약 한풍제약	경희제약 한국인스팜	0.420	80
27	인삼엑스산	경방신약 아이월드제약 한국신약	기화제약 한중제약	동의제약 정우신약 한풍제약	경희제약 한국인스팜 함소아제약	0.300	349
28	백지엑스산	경방신약 아이월드제약 한국신약	기화제약 한중제약	동의제약 정우신약 한풍제약	경희제약 한국인스팜	0.434	64
29	백출엑스산	경방신약 아이월드제약 한국신약	기화제약 한중제약	동의제약 정우신약 한풍제약	경희제약 한국인스팜	0.460	65
30	복령엑스산	경방신약 아이월드제약 한국신약	기화제약 한중제약	동의제약 정우신약 한풍제약	경희제약 한국인스팜	0.100	315
31	아출엑스산	경방신약 정우신약	기화제약 한국신약	동의제약 한중제약	아이월드제약 한풍제약	0.228	75
32	사인엑스산	사인엑스산 경희제약 한국신약	경방신약 아이월드제약 한중제약	기화제약 정우신약 한풍제약	동의제약 한국인스팜	0.296	107
33	산사 육엑스산	경방신약 아이월드제약 한국신약	기화제약 한중제약	동의제약 정우신약 한풍제약	경희제약 한국인스팜	0.434	52
34	삼릉엑스산	경방신약 아이월드제약 한국신약	기화제약 한중제약	동의제약 정우신약 한풍제약	경희제약 한국인스팜	0.320	78

연번	제품명	업 체 명				원료생약의 건조엑스 함량(g)	상한금액 (원)
35	생강엑스산	경방신약 아이월드제약 한국신약	기화제약 한중제약	동의제약 정우신약 한풍제약	경희제약 한국인스팜	0.350	122
36	생지 황엑스산	경방신약 아이월드제약 한국신약	기화제약 한중제약	동의제약 정우신약 한풍제약	경희제약 한국인스팜	0.464	92
37	석고가루	경방신약 정우신약 한풍제약	기화제약 한국인스팜	동의제약 한국신약	아이월드제약 한중제약	1.000	17
38	세신엑스산	경방신약 아이월드제약 한국신약	기화제약 한중제약	동의제약 정우신약 한풍제약	경희제약 한국인스팜	0.344	254
39	소엽엑스산	경방신약 아이월드제약 한국신약	기화제약 한중제약	동의제약 정우신약 한풍제약	경희제약 한국인스팜	0.400	76
40	숙지 황엑스산	경방신약 아이월드제약 한중제약	기화제약 한풍제약	동의제약 한국인스팜	경희제약 한국신약	0.634	82
41	승마엑스산	경방신약 아이월드제약 한국신약	기화제약 한중제약	동의제약 정우신약 한풍제약	경희제약 한국인스팜	0.400	78
42	시호엑스산	경방신약 아이월드제약 한국신약	기화제약 한중제약	동의제약 정우신약 한풍제약	경희제약 한국인스팜	0.412	347
43	신곡엑스산	경방신약 아이월드제약 한국신약	기화제약 한중제약	동의제약 정우신약 한풍제약	경희제약 한국인스팜	0.742	42

연번	제품명	업 체 명				원료생약의 건조엑스 함량(g)	상한금액 (원)
44	연교엑스산	경방신약 기화제약 아이월드제약 한국신약 한중제약	동의제약 정우신약 한풍제약	경희제약 한국인스팜		0.464	171
45	오미자 엑스산	경방신약 기화제약 아이월드제약 한국신약 한중제약	동의제약 정우신약 한풍제약	경희제약 한국인스팜		0.360	71
46	육계엑스산	경방신약 기화제약 아이월드제약 한국신약 한중제약	동의제약 정우신약 한풍제약	경희제약 한국인스팜		0.320	176
47	인진 호엑스산	경방신약 기화제약 아이월드제약 한국신약 한중제약	동의제약 정우신약 한풍제약	경희제약 한국인스팜		0.440	82
48	작약엑스산	경방신약 기화제약 아이월드제약 한국신약 한중제약	동의제약 정우신약 한풍제약	경희제약 한국인스팜 함소아제약		0.340	67
49	전호엑스산	경방신약 기화제약 아이월드제약 한국신약 한중제약	동의제약 정우신약 한풍제약	경희제약 한국인스팜		0.364	75
50	지각엑스산	경방신약 기화제약 아이월드제약 한국신약 한중제약	동의제약 정우신약 한풍제약	경희제약 한국인스팜		0.384	52
51	지모엑스산	방신약 경진제약사 경희제약 아이월드제약 한국신약 한중제약	기화제약 정우신약 한풍제약	동의제약 한국인스팜		0.468	52
52	지실엑스산	경방신약 경진제약사 경희제약 아이월드제약 한국신약 한중제약	기화제약 정우신약 한풍제약	동의제약 한국인스팜		0.360	74

연번	제품명	업 체 명				원료생약의 건조엑스 함량(g)	상한금액 (원)
53	진피엑스산	경방신약 기화제약 아이월드제약 한국신약 한중제약	동의제약 정우신약 한풍제약	경희제약 한국인스팜		0.400	38
54	창출엑스산	경방신약 기화제약 아이월드제약 한국신약 한중제약	동의제약 정우신약 한풍제약	경희제약 한국인스팜		0.480	63
55	천궁엑스산	경방신약 기화제약 아이월드제약 한국신약 한중제약	동의제약 정우신약 한풍제약	경희제약 한국인스팜		0.420	74
56	천마엑스산	경방신약 기화제약 아이월드제약 한국신약 한중제약	동의제약 정우신약 한풍제약	경희제약 한국인스팜		0.346	340
57	천문 동엑스산	방신약 기화제약 아이월드제약 한국신약 한중제약	동의제약 정우신약 한풍제약	경희제약 한국인스팜		0.646	62
58	청피엑스산	경방신약 기화제약 아이월드제약 한국신약 한중제약	동의제약 정우신약 한풍제약	경희제약 한국인스팜		0.390	52
59	치자엑스산	경방신약 기화제약 아이월드제약 한국신약 한중제약	동의제약 정우신약 한풍제약	경희제약 한국인스팜		0.432	56
60	택사엑스산	경방신약 기화제약 아이월드제약 한국신약 한중제약	동의제약 정우신약 한풍제약	경희제약 한국인스팜		0.412	93
61	행인엑스산	경방신약 기화제약 아이월드제약 한국신약 한중제약	동의제약 정우신약 한풍제약	경희제약 한국인스팜		0.576	64

연번	제품명	업 체 명				원료생약의 건조엑스 함량(g)	상한금액 (원)
62	향부자엑스	경방신약 기화제약 아이월드제약 한국신약 한중제약	동의제약 정우신약 한풍제약	경희제약 한국인스팜		0.396	48
63	형개엑스산	경방신약 기화제약 아이월드제약 한국신약 한중제약	동의제약 정우신약 한풍제약	경희제약 한국인스팜		0.356	71
64	황금엑스산	경방신약 기화제약 아이월드제약 한국신약 한중제약	동의제약 정우신약 한풍제약	경희제약 한국인스팜		0.560	72
65	황기엑스산	경방신약 기화제약 아이월드제약 한국신약 한중제약	동의제약 정우신약 한풍제약	경희제약 한국인스팜		0.540	182
66	황련엑스산	경방신약 기화제약 아이월드제약 한국신약 한중제약	동의제약 정우신약 한풍제약	경희제약 한국인스팜		0.448	518
67	황백엑스산	경방신약 기화제약 아이월드제약 한국신약 한중제약	동의제약 정우신약 한풍제약	경희제약 한국인스팜		0.540	78
68	후박엑스산	경방신약 기화제약 아이월드제약 한국신약 한중제약	동의제약 정우신약 한풍제약	경희제약 한국인스팜		0.200	97

2. 혼합엑스산제

연번	제품명	업 체 명				원료생약의 건조엑스 함량(g)	상한금액 (원)
1	가미소요산	경방신약 경진제약사 아이월드제약 한국인스팜 한솔신약	기화제약 정우신약 한중제약	경희제약 한국신약 한풍제약		5.309	1,211
2	갈근탕	경방신약 경진제약사 아이월드제약 한국신약 한국인스팜 한솔신약	기화제약 원광제약 한중제약	경희제약 정우신약 한풍제약		6.264	740
3	갈근해기탕	경방신약 경진제약사 아이월드제약 한국인스팜 한중제약	기화제약 정우신약 한풍제약	경희제약 한국신약 한솔신약		7.122	1,412
4	구미강활탕	경방신약 경진제약사 아이월드제약 한국인스팜 한솔신약	기화제약 정우신약 한중제약	경희제약 한국신약 한풍제약		7.467	1,424
5	궁소산	경방신약 기화제약 제약 정우신약 한중제약 한풍제약	경희제약 한국신약 한솔신약	아이월드 한국인스팜		5.884	1,004
6	궁하탕	경방신약 기화제약 제약 정우신약 한중제약 한풍제약	경희제약 한국신약 한솔신약	아이월드 한국인스팜		2.96	701
7	내소산	경방신약 경진제약사 아이월드제약 한국인스팜 한솔신약	기화제약 정우신약 한중제약	경희제약 한국신약 한풍제약		6.302	1,151
8	당귀연교음	경방신약 기화제약 정우신약 한국신약 한풍제약	경희제약 한국인스팜	아이월드제약 한중제약		5.943	1,115

연번	제품명	업 체 명				원료생약의 건조엑스 함량(g)	상한금액 (원)
9	당귀육황탕	경방신약 정우신약 한풍제약	기화제약 한국신약 한솔신약	경희제약 한국인스팜	아이월드제약 한중제약	4.883	1,179
10	대시호탕	경방신약 아이월드제약 한국인스팜	경진제약사 한중제약	기화제약 정우신약 한풍제약	경희제약 한국신약 한솔신약	8.949	2,613
11	대청룡탕	경방신약 아이월드제약 한국인스팜	경진제약사 한중제약	기화제약 정우신약 한풍제약	경희제약 한국신약 한솔신약	3.5	770
12	대화중음	경방신약 아이월드제약 한국인스팜	경진제약사 한중제약	기화제약 정우신약 한풍제약	경희제약 한국신약	5.584	908
13	대황 목단피탕	경방신약 아이월드제약 한국인스팜	경진제약사 한중제약	기화제약 정우신약 한풍제약	경희제약 한국신약 한솔신약	5.323	1,091
14	도인승기탕	경방신약 아이월드제약 한국인스팜	경진제약사 한중제약	기화제약 정우신약 한풍제약	경희제약 한국신약 한솔신약	4.98	945
15	반하 백출천마탕	경방신약 아이월드제약 한국인스팜	경진제약사 한중제약	기화제약 정우신약 한풍제약	경희제약 한국신약 한솔신약	6.979	1,717
16	반하사심탕	경방신약 아이월드제약 한국인스팜	경진제약사 한중제약	기화제약 정우신약 한풍제약	경희제약 한국신약 한솔신약	6.034	2,221
17	반하후박탕	경방신약 아이월드제약 한국인스팜	경진제약사 한중제약	기화제약 정우신약 한풍제약	경희제약 한국신약 한솔신약	2.584	915

연번	제품명	업 체 명				원료생약의 건조엑스 함량(g)	상한금액 (원)
18	백출탕	경방신약 한국신약 한솔신약	기화제약 한국인스팜	경희제약 한중제약	아이월드제약 한풍제약	6.05	1,267
19	보중익기탕	경방신약 아이월드제약 한국인스팜 한솔신약	경진제약사	기화제약 정우신약 한중제약	경희제약 한국신약 한풍제약	3.854	1,357
20	보허탕	경방신약 정우신약 한풍제약	기화제약 한국신약 한솔신약	경희제약 한국인스팜 경진제약사	아이월드제약 한중제약	5.541	1,758
21	복령보심탕	경방신약 아이월드제약 한국인스팜 한중제약	경진제약사	기화제약 정우신약 한풍제약	경희제약 한국신약 한솔신약	9.126	1,909
22	불환금정기산	경방신약 아이월드제약 한국인스팜 한중제약	경진제약사	기화제약 정우신약 한풍제약	경희제약 한국신약 한솔신약	5.087	881
23	삼소음	경방신약 정우신약 한솔신약	경진제약사 한국신약 한중제약	기화제약 한국인스팜 한풍제약	경희제약 아이월드제약 함소아제약	6.415	1,692
24	삼출건비탕	경방신약 아이월드제약 한국인스팜 한솔신약	경진제약사	기화제약 정우신약 한중제약	경희제약 한국신약 한풍제약	6.49	1,645
25	삼호작약탕	경방신약 정우신약 한풍제약	기화제약 한국신약 한솔신약	경희제약 한국인스팜	아이월드제약 한중제약	5.707	1,823
26	삼황사심탕	경방신약 아이월드제약 한국인스팜 한중제약	경진제약사	기화제약 정우신약 한풍제약	경희제약 한국신약 한솔신약	4.736	1,140

연번	제품명	업 체 명				원료생약의 건조엑스 함량(g)	상한금액 (원)
27	생맥산	경방신약 경진제약사 아이월드제약 한국인스팜 한중제약	기화제약 정우신약 한풍제약	경희제약 한국신약 한솔신약		2.678	1,243
28	소시호탕	경방신약 경진제약사 아이월드제약 한국인스팜 한중제약	기화제약 정우신약 한풍제약	경희제약 한국신약 한솔신약		5.494	2,272
29	소청룡탕	경방신약 경진제약사 정우신약 한국신약 한솔신약 한중제약	기화제약 한국인스팜 한풍제약	경희제약 아이월드제약 함소아제약		4.95	1,268
30	승양보위탕	경방신약 기화제약 정우신약 한국신약 한풍제약	경희제약 한국인스팜	아이월드제약 한중제약		4.982	1,176
31	시경반하탕	경방신약 기화제약 한국신약 한국인스팜 한솔신약 경진제약사	경희제약 한중제약	아이월드제약 한풍제약		5.585	1,494
32	시호계지탕	경방신약 경진제약사 아이월드제약 한국인스팜 한중제약	기화제약 정우신약 한풍제약	경희제약 한국신약 한솔신약		4.771	1,969
33	시호소간탕	경방신약 경진제약사 아이월드제약 한국인스팜 한중제약	기화제약 정우신약 한풍제약	경희제약 한국신약 한솔신약		4.57	985
34	시호청간탕	경방신약 기화제약 정우신약 한국신약 한풍제약 한솔신약	경희제약 한국인스팜 경진제약사	아이월드제약 한중제약		6.595	2,129
35	안태음	경방신약 기화제약 정우신약 한국신약 한풍제약	경희제약 한국인스팜	아이월드제약 한중제약		8.202	1,224

연번	제품명	업 체 명				원료생약의 건조엑스 함량(g)	상한금액 (원)
36	연교패독산	경방신약 경진제약사 아이월드제약 한국인스팜 한솔신약	기화제약 정우신약 한중제약	경희제약 한국신약 한풍제약		5.365	1,323
37	오림산	경방신약 경진제약사 아이월드제약 한국인스팜 한중제약	기화제약 정우신약 한풍제약	경희제약 한국신약 한솔신약		4.638	818
38	오적산	경방신약 경진제약사 정우신약 한국신약 한국인스팜 한솔신약	기화제약 함소아제약 한중제약	경희제약 아이월드제약 한풍제약		8.151	1,444
39	이중탕	경방신약 경진제약사 아이월드제약 한국인스팜 한중제약	기화제약 정우신약 한풍제약	경희제약 한국신약 한솔신약		4.534	1,846
40	이진탕	경방신약 경진제약사 아이월드제약 한국인스팜 한솔신약	기화제약 정우신약 한중제약	경희제약 한국신약 한풍제약		2.306	707
41	익위승양탕	경방신약 경진제약사 아이월드제약 한국인스팜 한중제약	기화제약 정우신약 한풍제약	경희제약 한국신약 한솔신약		4.827	1,199
42	인삼패독산	경방신약 경진제약사 아이월드제약 한국인스팜 한솔신약	기화제약 정우신약 한중제약	경희제약 한국신약 한풍제약		5.624	1,934
43	인진호탕	경방신약 기화제약 정우신약 한국신약 한풍제약 한솔신약	경희제약 한국인스팜	아이월드제약 한중제약		7.075	1,043
44	자음강화탕	경방신약 경진제약사 아이월드제약 한국인스팜 한솔신약	기화제약 정우신약 한중제약	경희제약 한국신약 한풍제약		7.299	1,156

연번	제품명	업 체 명				원료생약의 건조엑스 함량(g)	상한금액 (원)
45	조위승기탕	경방신약 경진제약사 아이월드제약 한국인스팜 한중제약	기화제약 정우신약 한풍제약	경희제약 한국신약 한솔신약		3.829	705
46	청상견통탕	경방신약 경진제약사 아이월드제약 한국인스팜 한솔신약	기화제약 정우신약 한중제약	경희제약 한국신약 한풍제약		8.677	1,602
47	청서익기탕	경방신약 경진제약사 아이월드제약 한국인스팜 한중제약	기화제약 정우신약 한풍제약	경희제약 한국신약 한솔신약		5.563	1,138
48	청위산	경방신약 기화제약 정우신약 한국신약 한풍제약 한솔신약	경희제약 한국인스팜	아이월드제약 한중제약		3.734	1,065
49	팔물탕	경방신약 경진제약사 아이월드제약 한국인스팜 한중제약	기화제약 정우신약 한풍제약	경희제약 한국신약 한솔신약		6.688	1,847
50	평위산	경방신약 경진제약사 아이월드제약 한국인스팜 한솔신약	기화제약 정우신약 한중제약	경희제약 한국신약 한풍제약		4.199	587
51	행소탕	경방신약 경진제약사 아이월드제약 한국인스팜 한중제약	기화제약 정우신약 한풍제약	경희제약 한국신약 한솔신약		4.625	950
52	향사평위산	경방신약 경진제약사 아이월드제약 한국인스팜 한솔신약	기화제약 정우신약 한중제약	경희제약 한국신약 한풍제약		5.433	805
53	황금작약탕	경방신약 경진제약사 아이월드제약 한국인스팜 한중제약	기화제약 정우신약 한풍제약	경희제약 한국신약 한솔신약		4.009	632

연번	제품명	업 체 명				원료생약의 건조엑스 함량(g)	상한금액 (원)
54	황련해독탕	경방신약 경진제약사 아이월드제약 한국인스팜 한중제약	기화제약 정우신약 한풍제약	경희제약 한국신약 한솔신약		3.484	998
55	형개연교탕	경방신약 경진제약사 아이월드제약 한국인스팜 한중제약	기화제약 정우신약 한풍제약	경희제약 한국신약		6.362	1,228
56	회춘양격산	경방신약 경진제약사 아이월드제약 한국인스팜 한중제약	기화제약 정우신약 한풍제약	경희제약 한국신약 한솔신약		5.456	1,216

[별표 2]

한방건강보험 기준처방별 가격표

* 석고 및 망초의 경우, 건조엑스 추출하지 않고 가루 자체를 혼합함

처방명	처방내용		1일 복용 기준		1일 기준 가격(원)
			원료생약(g)	건조엑스 함량(g)	
1 加味逍遙散(가미소요산) (원전 : 方藥合編)	당귀	當歸	3.75	0.863	114.8
	작약	芍藥	3.75	0.638	125.3
	복령	茯苓	3.75	0.038	119.5
	백출	白朮	3.75	0.863	122.0
	시호	柴胡	3.75	0.386	325.2
	치자	梔子	3.75	0.810	104.8
	목단피	牧丹皮	3.75	0.844	154.6
	감초	甘草	3.75	0.634	112.4
	박하	薄荷	1.88	0.233	32.3
	계		31.88	5.309	1,211.0
2 葛根湯(갈근탕) (원전 : 醫學入門)	갈근	葛根	32	9.088	416.0
	마황	麻黃	24	2.400	174.0
	생강	生薑	24	0.840	91.2
	계지	桂枝	16	0.320	78.4
	작약	芍藥	16	2.720	296.0
	감초	甘草	16	2.704	264.0
	대추	大棗	60	21.840	1,290.0
	계		31.88	5.309	1,211.0
3 葛根解肌湯(갈근해기탕) (원전 : 方藥合編)	갈근	葛根	3.75	1.065	78.7
	시호	柴胡	3.75	0.386	325.2
	황금	黃芩	3.75	1.050	134.7
	강활	羌活	3.75	0.683	203.9
	석고*	石膏	3.75		64.6
	작약	芍藥	3.75	0.638	125.3
	승마	升麻	3.75	0.375	73.3
	백지	白芷	3.75	0.814	120.9

길경	桔梗	3.75	1.013	136.0	
감초	甘草	1.88	0.317	56.2	
생강	生薑	1.50	0.053	18.5	
대추	大棗	2.00	0.728	74.9	
계		39.13	7.122	1,412.0	

4 九味羌活湯(구미강활탕) (원전 : 方藥合編)	강활	羌活	5.63	1.024	305.7
	방풍	防風	5.63	1.181	224.8
	천궁	川芎	4.50	0.945	167.3
	백지	白芷	4.50	0.977	145.1
	창출	蒼朮	4.50	1.080	141.4
	황금	黃芩	4.50	1.260	161.7
	생지황	生地黃	4.50	0.522	103.1
	세신	細辛	1.88	0.161	118.8
	감초	甘草	1.88	0.317	56.2
	계		37.52	7.467	1,424.0

5 芎蘇散(궁소산) (원전 : 方藥合編)	황금	黃芩	3.75	1.050	134.7
	전호	前胡	3.75	0.683	141.5
	맥문동	麥門冬	3.75	0.720	227.2
	천궁	川芎	3.00	0.630	111.5
	진피	陳皮	3.00	0.600	56.9
	백출	白朮	3.00	0.690	97.6
	작약	芍藥	3.00	0.510	100.2
	자소엽	紫蘇葉	2.25	0.225	42.7
	갈근	葛根	1.88	0.533	39.4
	감초	甘草	1.13	0.190	33.7
	생강	生薑	1.50	0.053	18.5
	계		30.01	5.884	1,004.0

6 芎夏湯(궁하탕) (원전 : 方藥合編)	천궁	川芎	3.75	0.788	139.5
	반하	半夏	3.75	0.574	220.8
	복령	茯苓	3.75	0.038	119.5
	진피	陳皮	1.88	0.375	35.5
	청피	青皮	1.88	0.366	49.0
	지각	枳殼	1.88	0.360	48.5

처방명	처방내용		1일 복용 기준		1일 기준 가격(원)
			원료생약(g)	건조엑스 함량(g)	
	백출	白朮	0.94	0.216	30.5
	감초	甘草	0.94	0.158	28.0
	생강	生薑	2.50	0.085	29.7
	계		21.27	2.960	701.0
7 內消散(내소산) (원전 : 方藥合編)	진피	陳皮	3.75	0.750	71.1
	반하	半夏	3.75	0.574	220.8
	복령	茯苓	3.75	0.038	119.5
	지실	枳實	3.75	0.675	138.6
	산사	山査	3.75	0.814	97.6
	신곡	神麯	3.75	1.391	79.2
	사인	砂仁	3.75	0.278	100.2
	향부자	香附子	3.75	0.743	90.4
	삼릉	三稜	3.75	0.300	73.0
	아출	莪朮	3.75	0.214	70.1
	건강	乾薑	3.75	0.525	90.2
	계		41.25	6.302	1,151.0
8 當歸連翹飮(당귀연교음) (원전 : 東醫寶鑑)	백지	白芷	2.63	0.570	84.6
	당귀	當歸	2.63	0.604	80.3
	생지황	生地黃	2.63	0.305	60.3
	천궁	川芎	2.63	0.551	97.5
	연교	連翹	2.63	0.305	112.7
	방풍	防風	2.63	0.551	104.9
	형개	荊芥	2.63	0.233	46.2
	강활	羌活	2.63	0.478	142.7
	황금	黃芩	2.63	0.735	94.3
	치자	梔子	2.63	0.567	73.4
	지각	枳殼	2.63	0.504	67.9
	감초	甘草	2.63	0.443	78.5
	세신	細辛	1.13	0.097	71.5
	계		32.69	5.943	1,115.0

9	當歸六黃湯(당귀육황탕) (원전 : 方藥合編)	황기	黃芪	7.50	1.013	340.6
		당귀	當歸	3.75	0.863	114.8
		생지황	生地黃	3.75	0.435	85.9
		숙지황	熱地黃	3.75	1.189	153.0
		황백	黃栢	2.63	0.354	50.9
		황련	黃連	2.63	0.294	339.9
		황금	黃芩	2.63	0.735	94.3
		계		26.64	4.883	1,179.0

10	大柴胡湯(대시호탕) (원전 : 方藥合編)	시호	柴胡	15.00	1.545	1,301.8
		황금	黃芩	9.38	2.625	336.8
		작약	芍藥	9.38	1.594	313.1
		대황	大黃	7.50	1.598	232.1
		지실	枳實	5.63	1.013	207.9
		반하	半夏	3.75	0.574	220.8
		계		50.64	8.949	2,613.0

11	大靑龍湯(대청룡탕) (원전 : 方藥合編)	마황	麻黃	11.25	1.125	150.4
		계지	桂枝	7.50	0.150	64.9
		행인	杏仁	5.63	0.810	90.0
		감초	甘草	3.75	0.634	112.4
		석고*	石膏	15.00		258.4
		생강	生薑	1.50	0.053	18.5
		대추	大棗	2.00	0.728	74.9
		계		46.63	3.500	770.0

12	大和中飮(대화중음) (원전 : 方藥合編)	산사	山査	7.50	1.628	195.2
		맥아	麥芽	7.50	1.157	150.9
		진피	陳皮	5.63	1.125	106.6
		후박	厚朴	5.63	0.281	136.5
		택사	澤瀉	5.63	0.579	130.2
		지실	枳實	3.75	0.675	138.6
		사인	砂仁	1.88	0.139	50.1
		계		37.52	5.584	908.0

처방명	처방내용		1일 복용 기준		1일 기준 가격(원)
			원료생약(g)	건조엑스 함량(g)	
13 大黃牧丹皮湯(대황목단피탕) (원전 : 東醫寶鑑)	목단피	牧丹皮	9.38	2.109	386.3
	도인	桃仁	9.38	1.688	273.5
	괄루인	栝樓仁	9.38	0.328	160.8
	대황	大黃	5.63	1.198	174.0
	망초*	芒硝	5.63		96.1
	계		39.40	5.323	1,091.0
14 桃仁承氣湯(도인승기탕) (원전 : 方藥合編)	대황	大黃	11.25	2.396	348.0
	도인	桃仁	10.00	1.800	291.7
	계지	桂枝	7.50	0.150	64.9
	망초*	芒硝	7.50		128.1
	감초	甘草	3.75	0.634	112.4
	계		40.00	4.980	945.0
15 半夏白朮天麻湯 (반하백출천마탕) (원전 : 方藥合編)	반하	半夏	5.63	0.861	331.3
	진피	陳皮	5.63	1.125	106.6
	맥아	麥芽	5.63	0.872	113.7
	백출	白朮	3.75	0.863	122.0
	신곡	神麯	3.75	1.391	79.2
	창출	蒼朮	1.88	0.450	58.9
	인삼	人蔘	1.88	0.281	327.0
	황기	黃芪	1.88	0.253	85.1
	천마	天麻	1.88	0.324	318.0
	복령	茯苓	1.88	0.019	59.8
	택사	澤瀉	1.88	0.193	43.4
	건강	乾薑	1.13	0.158	27.1
	황백	黃栢	0.75	0.101	14.5
	생강	生薑	2.50	0.088	30.8
	계		40.05	6.979	1,717.0

16 半夏瀉心湯(반하사심탕) (원전 : 東醫寶鑑)	반하	半夏	7.50	1.148	441.7
	황금	黃芩	5.63	1.575	202.1
	인삼	人蔘	5.63	0.844	982.2
	감초	甘草	5.63	0.951	168.6
	건강	乾薑	3.75	0.525	90.2
	황련	黃連	1.88	0.210	242.8
	생강	生薑	1.50	0.053	18.5
	대추	大棗	2.00	0.728	74.9
	계		33.52	6.034	2,221.0

17 半夏厚朴湯(반하후박탕) (원전 : 方藥合編)	반하	半夏	7.50	1.148	441.7
	복령	茯苓	6.00	0.060	188.7
	후박	厚朴	4.50	0.225	109.3
	자소엽	紫蘇葉	3.00	0.300	56.9
	생강	生薑	3.50	0.123	43.0
	대추	大棗	2.00	0.728	74.9
	계		26.50	2.584	915.0

18 白朮湯(백출탕) (원전 : 東醫寶鑑)	백출	白朮	11.25	2.588	366.0
	반하	半夏	5.63	0.861	331.3
	진피	陳皮	5.63	1.126	106.7
	복령	茯苓	5.63	0.056	176.2
	오미자	五味子	5.63	1.013	199.8
	감초	甘草	1.88	0.318	56.4
	생강	生薑	2.50	0.088	30.8
	계		38.15	6.050	1,267.0

19 補中益氣湯(보중익기탕) (원전 : 方藥合編)	황기	黃芪	5.63	0.759	255.2
	인삼	人蔘	3.75	0.563	655.2
	백출	白朮	3.75	0.863	122.0
	감초	甘草	3.75	0.634	112.4
	당귀	當歸	1.88	0.431	57.3
	진피	陳皮	1.88	0.375	35.5
	승마	升麻	1.13	0.113	22.1
	시호	柴胡	1.13	0.116	97.7
	계		22.90	3.854	1,357.0

처방명	처방내용		1일 복용 기준		1일 기준 가격(원)
			원료생약(g)	건조엑스 함량(g)	
20 補虛湯(보허탕) (원전 : 方藥合編)	인삼	人蔘	5.63	0.844	982.2
	백출	白朮	5.63	1.294	183.0
	당귀	當歸	3.75	0.863	114.8
	천궁	川芎	3.75	0.788	139.5
	황기	黃芪	3.75	0.506	170.1
	진피	陳皮	3.75	0.750	71.1
	감초	甘草	2.63	0.443	78.5
	생강	生薑	1.50	0.053	18.5
	계		30.39	5.541	1,758.0
21 茯苓補心湯(복령보심탕) (원전 : 方藥合編)	작약	芍藥	7.50	1.275	250.4
	숙지황	熟地黃	5.63	1.783	229.4
	당귀	當歸	4.88	1.122	149.2
	천궁	川芎	2.63	0.551	97.5
	복령	茯苓	2.63	0.026	81.8
	인삼	人蔘	2.63	0.394	458.5
	반하	半夏	2.63	0.402	154.7
	전호	前胡	2.63	0.478	99.0
	진피	陳皮	1.88	0.375	35.5
	지각	枳殼	1.88	0.360	48.5
	길경	桔梗	1.88	0.506	67.9
	갈근	葛根	1.88	0.533	39.4
	자소엽	紫蘇葉	1.88	0.188	35.7
	감초	甘草	1.88	0.317	56.2
	생강	生薑	2.50	0.088	30.8
	대추	大棗	2.00	0.728	74.9
	계		46.94	9.126	1,909.0
22 不換金正氣散 (불환금정기산) (원전 : 東醫寶鑑)	창출	蒼朮	7.50	1.800	235.6
	후박	厚朴	3.75	0.188	91.4
	진피	陳皮	3.75	0.750	71.1
	곽향	藿香	3.75	0.360	55.9
	반하	半夏	3.75	0.574	220.8

감초	甘草	3.75	0.634	112.4
생강	生薑	1.50	0.053	18.5
대추	大棗	2.00	0.728	74.9
계		29.75	5.087	881.0

23 蔘蘇飮(삼소음) (원전 : 東醫寶鑑)	인삼	人蔘	3.75	0.563	655.2
자소엽	紫蘇葉	3.75	0.375	71.1
전호	前胡	3.75	0.683	141.5
반하	半夏	3.75	0.574	220.8
갈근	葛根	3.75	1.065	78.7
복령	茯苓	3.75	0.038	119.5
진피	陳皮	2.81	0.562	53.3
길경	桔梗	2.81	0.759	101.9
지각	枳殼	2.81	0.540	72.7
감초	甘草	2.81	0.475	84.2
생강	生薑	1.50	0.053	18.5
대추	大棗	2.00	0.728	74.9
계		37.24	6.415	1,692.0

24 蔘朮健脾湯(삼출건비탕)
(원전 : 東醫寶鑑)

인삼	人蔘	3.75	0.563	655.2
백출	白朮	3.75	0.863	122.0
복령	茯苓	3.75	0.038	119.5
후박	厚朴	3.75	0.188	91.4
진피	陳皮	3.75	0.750	71.1
산사	山査	3.75	0.814	97.6
지실	枳實	3.00	0.540	110.8
작약	芍藥	3.00	0.510	100.2
사인	砂仁	1.88	0.139	50.1
신곡	神麯	1.88	0.696	39.6
맥아	麥芽	1.88	0.291	37.9
감초	甘草	1.88	0.317	56.2
생강	生薑	1.50	0.053	18.5
대추	大棗	2.00	0.728	74.9
계		39.52	6.490	1,645.0

처방명	처방내용		1일 복용 기준		1일 기준 가격(원)
			원료생약(g)	건조엑스 함량(g)	
25 蔘胡芍藥湯(삼호작약탕) (원전 : 方藥合編)	생지황	生地黃	5.63	0.653	129.0
	인삼	人蔘	3.75	0.563	655.2
	시호	柴胡	3.75	0.386	325.2
	작약	芍藥	3.75	0.638	125.3
	황금	黃芩	3.75	1.050	134.7
	지모	知母	3.75	0.878	96.7
	맥문동	麥門冬	3.75	0.720	227.2
	지각	枳殼	3.00	0.576	77.6
	감초	甘草	1.13	0.190	33.7
	생강	生薑	1.50	0.053	18.5
	계		33.76	5.707	1,823.0
26 三黃瀉心湯(삼황사심탕) 원전 : 東醫寶鑑)	대황	大黃	11.25	2.396	348.0
	생지황	生地黃	7.50	0.870	171.9
	황련	黃連	3.75	0.420	485.6
	황금	黃芩	3.75	1.050	134.7
	계		26.25	4.736	1,140.0
27 生脈散(생맥산) (원전 : 方藥合編)	맥문동	麥門冬	7.50	1.440	454.4
	인삼	人蔘	3.75	0.563	655.2
	오미자	五味子	3.75	0.675	133.2
	계		15.00	2.678	1,243.0
28 小柴胡湯(三禁湯) (소시호탕(삼금탕)) (원전 : 方藥合編)	시호	柴胡	11.25	1.159	976.5
	황금	黃芩	7.50	2.100	269.4
	인삼	人蔘	3.75	0.563	655.2
	반하	半夏	3.75	0.574	220.8
	감초	甘草	1.88	0.317	56.2
	생강	生薑	1.50	0.053	18.5
	대추	大棗	2.00	0.728	74.9
	계		31.63	5.494	2,272.0

29	小靑龍湯(소청룡탕)	마황	麻黃	5.63	0.563	75.3
	(원전 : 方藥合編)	작약	芍藥	5.63	0.956	187.8
		반하	半夏	5.63	0.861	331.3
		오미자	五味子	5.63	1.013	199.8
		계지	桂枝	3.75	0.075	32.5
		세신	細辛	3.75	0.323	238.2
		감초	甘草	3.75	0.634	112.4
		건강	乾薑	3.75	0.525	90.2
		계		37.52	4.950	1,268.0

30	升陽補胃湯(승양보위탕)	작약	芍藥	5.63	0.956	187.8
	(원전 : 東醫寶鑑)	승마	升麻	3.75	0.375	73.3
		강활	羌活	3.75	0.683	203.9
		황기	黃芪	3.75	0.506	170.1
		생지황	生地黃	1.88	0.218	43.1
		독활	獨活	1.88	0.315	55.2
		시호	柴胡	1.88	0.193	162.6
		방풍	防風	1.88	0.394	75.0
		목단피	牧丹皮	1.88	0.422	77.3
		감초	甘草	1.88	0.317	56.2
		당귀	當歸	1.13	0.259	34.4
		갈근	葛根	1.13	0.320	23.6
		육계	肉桂	0.75	0.024	13.2
		계		31.17	4.982	1,176.0

31	柴梗半夏湯(시경반하탕)	시호	柴胡	7.50	0.773	651.3
	(원전 : 方藥合編)	괄루인	栝樓仁	3.75	0.131	64.2
		반하	半夏	3.75	0.574	220.8
		황금	黃芩	3.75	1.050	134.7
		지각	枳殼	3.75	0.720	97.0
		길경	桔梗	3.75	1.013	136.0
		청피	靑皮	3.00	0.585	78.3
		행인	杏仁	3.00	0.432	48.0
		감초	甘草	1.50	0.254	45.0
		생강	生薑	1.50	0.053	18.5
		계		35.25	5.585	1,494.0

처방명	처방내용		1일 복용 기준		1일 기준 가격(원)
			원료생약(g)	건조엑스 함량(g)	
32 柴胡桂枝湯(시호계지탕) (원전 : 東醫寶鑑)	시호	柴胡	7.50	0.773	651.3
	계지	桂枝	3.75	0.075	32.5
	황금	黃芩	3.75	1.050	134.7
	인삼	人蔘	3.75	0.563	655.2
	작약	芍藥	3.75	0.638	125.3
	반하	半夏	3.75	0.574	220.8
	감초	甘草	1.88	0.317	56.2
	생강	生薑	1.50	0.053	18.5
	대추	大棗	2.00	0.728	74.9
	계		31.63	4.771	1,969.0
33 柴胡疏肝湯(시호소간탕) (원전 : 方藥合編)	시호	柴胡	4.50	0.464	391.0
	진피	陳皮	4.50	0.900	85.3
	천궁	川芎	3.75	0.788	139.5
	작약	芍藥	3.75	0.638	125.3
	지각	枳殼	3.75	0.720	97.0
	향부자	香附子	3.75	0.743	90.4
	감초	甘草	1.88	0.317	56.2
	계		25.88	4.570	985.0
34 柴胡淸肝湯(시호청간탕) (원전 : 東醫寶鑑)	시호	柴胡	7.50	0.773	651.3
	치자	梔子	5.63	1.215	157.2
	황금	黃芩	3.75	1.050	134.7
	인삼	人蔘	3.75	0.563	655.2
	천궁	川芎	3.75	0.788	139.5
	청피	靑皮	3.75	0.731	97.9
	연교	連翹	3.00	0.348	128.5
	길경	桔梗	3.00	0.810	108.7
	감초	甘草	1.88	0.317	56.2
	계		36.01	6.595	2,129.0

35 安胎飮(안태음) (원전 : 東醫寶鑑)	백출	白朮	7.50	1.725	243.9
	황금	黃芩	5.63	1.575	202.1
	당귀	當歸	3.75	0.863	114.8
	작약	芍藥	3.75	0.638	125.3
	숙지황	熟地黃	3.75	1.189	153.0
	사인	砂仁	3.75	0.278	100.2
	진피	陳皮	3.75	0.750	71.1
	천궁	川芎	3.00	0.630	111.5
	자소엽	紫蘇葉	3.00	0.300	56.9
	감초	甘草	1.50	0.254	45.0
	계		39.38	8.202	1,224.0

36 連翹敗毒散(연교패독산) (원전 : 東醫寶鑑)	연교	連翹	2.63	0.305	112.7
	금은화	金銀花	2.63	0.473	126.8
	형개	荊芥	2.63	0.234	46.4
	방풍	防風	2.63	0.551	104.9
	강활	羌活	2.63	0.478	142.7
	독활	獨活	2.63	0.441	77.3
	시호	柴胡	2.63	0.270	227.5
	천궁	川芎	2.63	0.551	97.5
	지각	枳殼	2.63	0.504	67.9
	길경	桔梗	2.63	0.709	95.2
	복령	茯苓	2.63	0.026	81.8
	감초	甘草	2.63	0.444	78.7
	박하	薄荷	2.63	0.326	45.2
	생강	生薑	1.50	0.053	18.5
	계		35.69	5.365	1,323.0

37 五淋散(오림산) (원전 : 方藥合編)	작약	芍藥	7.50	1.275	250.4
	치자	梔子	7.50	1.620	209.6
	당귀	當歸	3.75	0.863	114.8
	복령	茯苓	3.75	0.038	119.5
	감초	甘草	1.88	0.317	56.2
	황금	黃芩	1.88	0.525	67.4
	계		26.26	4.638	818.0

처방명	처방내용		1일 복용 기준		1일 기준 가격(원)
			원료생약(g)	건조엑스 함량(g)	
38 五積散(오적산) (원전 : 方藥合編)	창출	蒼朮	7.50	1.800	235.6
	마황	麻黃	3.75	0.375	50.1
	진피	陳皮	3.75	0.750	71.1
	후박	厚朴	3.00	0.150	72.9
	길경	桔梗	3.00	0.810	108.7
	지각	枳殼	3.00	0.576	77.6
	당귀	當歸	3.00	0.690	91.8
	건강	乾薑	3.00	0.420	72.2
	작약	芍藥	3.00	0.510	100.2
	복령	茯笭	3.00	0.030	94.4
	천궁	川芎	2.63	0.551	97.5
	백지	白芷	2.63	0.570	84.6
	반하	半夏	2.63	0.402	154.7
	육계	肉桂	2.63	0.084	46.2
	감초	甘草	2.25	0.380	67.4
	생강	生薑	1.50	0.053	18.5
	계		50.27	8.151	1,444.0

처방명	처방내용		1일 복용 기준		1일 기준 가격(원)
			원료생약(g)	건조엑스 함량(g)	
39 理中湯(이중탕) (원전 : 方藥合編)	인삼	人蔘	7.50	1.125	1,309.2
	백출	白朮	7.50	1.725	243.9
	건강	乾薑	7.50	1.050	180.4
	감초	甘草	3.75	0.634	112.4
	계		26.25	4.534	1,846.0

처방명	처방내용		1일 복용 기준		1일 기준 가격(원)
			원료생약(g)	건조엑스 함량(g)	
40 二陳湯(이진탕) (원전 : 方藥合編)	반하	半夏	7.50	1.148	441.7
	복령	茯笭	3.75	0.038	119.5
	진피	陳皮	3.75	0.750	71.1
	감초	甘草	1.88	0.317	56.2
	생강	生薑	1.50	0.053	18.5
	계		18.38	2.306	707.0

41 益胃升陽湯(익위승양탕) (원전 : 方藥合編)	백출	白朮	5.63	1.294	183.0
	황기	黃芪	3.75	0.506	170.1
	인삼	人蔘	2.81	0.422	491.1
	신곡	神麯	2.81	1.043	59.4
	당귀	當歸	1.88	0.431	57.3
	진피	陳皮	1.88	0.375	35.5
	감초	甘草	1.88	0.317	56.2
	승마	升麻	1.13	0.113	22.1
	시호	柴胡	1.13	0.116	97.7
	황금	黃芩	0.75	0.210	26.9
	계		23.65	4.827	1,199.0

42 人蔘敗毒散(인삼패독산) (원전 : 東醫寶鑑)	인삼	人蔘	3.75	0.563	655.2
	강활	羌活	3.75	0.683	203.9
	독활	獨活	3.75	0.630	110.4
	시호	柴胡	3.75	0.386	325.2
	천궁	川芎	3.75	0.788	139.5
	지각	枳殼	3.75	0.720	97.0
	길경	桔梗	3.75	1.013	136.0
	복령	茯笭	3.75	0.038	119.5
	감초	甘草	3.75	0.634	112.4
	박하	薄荷	0.94	0.116	16.1
	생강	生薑	1.50	0.053	18.5
	계		36.19	5.624	1,934.0

43 茵蔯蒿湯(인진호탕) (원전 : 方藥合編)	인진호	茵蔯蒿	13.13	1.444	269.9
	대황	大黃	13.13	2.796	406.1
	치자	梔子	13.13	2.835	366.9
	계		39.39	7.075	1,043.0

44 滋陰降火湯(자음강화탕) (원전 : 方藥合編)	작약	芍藥	4.88	0.829	162.8
	당귀	當歸	4.50	1.035	137.7
	숙지황	熟地黃	3.75	1.189	153.0
	백출	白朮	3.75	0.863	122.0
	맥문동	麥門冬	3.75	0.720	227.2
	생지황	生地黃	3.00	0.348	68.8

처방명	처방내용		1일 복용 기준		1일 기준 가격(원)
			원료생약(g)	건조엑스 함량(g)	
	진피	陳皮	2.63	0.525	49.8
	지모	知母	1.88	0.439	48.3
	황백	黃栢	1.88	0.253	36.4
	감초	甘草	1.88	0.317	56.2
	대추	大棗	2.00	0.728	74.9
	생강	生薑	1.50	0.053	18.5
	계		35.40	7.299	1,156.0
45 調胃承氣湯(조위승기탕) (원전 : 東醫寶鑑)	대황	大黃	15.00	3.195	464.1
	망초*	芒硝	7.50		128.1
	감초	甘草	3.75	0.634	112.4
	계		26.25	3.829	705.0
46 淸上蠲痛湯(청상견통탕) (원전 : 濟衆新編)	황금	黃芩	5.63	1.575	202.1
	창출	蒼朮	3.75	0.900	117.8
	강활	羌活	3.75	0.683	203.9
	독활	獨活	3.75	0.630	110.4
	방풍	防風	3.75	0.788	150.0
	천궁	川芎	3.75	0.788	139.5
	당귀	當歸	3.75	0.863	114.8
	백지	白芷	3.75	0.814	120.9
	맥문동	麥門冬	3.75	0.720	227.2
	만형자	蔓荊子	1.88	0.126	40.4
	감국	甘菊	1.88	0.503	70.2
	세신	細辛	1.13	0.097	71.5
	감초	甘草	1.13	0.190	33.7
	계		41.65	8.677	1,602.0
47 淸署益氣湯(청서익기탕) (원전 : 方藥合編)	창출	蒼朮	5.63	1.350	176.7
	황기	黃芪	3.75	0.506	170.1
	승마	升麻	3.75	0.375	73.3
	인삼	人蔘	1.88	0.281	327.0
	백출	白朮	1.88	0.431	60.9

진피	陳皮	1.88	0.375	35.5
신곡	神麯	1.88	0.696	39.6
택사	澤瀉	1.88	0.193	43.4
황백	黃栢	1.13	0.152	21.8
당귀	當歸	1.13	0.259	34.4
갈근	葛根	1.13	0.320	23.6
청피	靑皮	1.13	0.219	29.3
맥문동	麥門冬	1.13	0.216	68.2
감초	甘草	1.13	0.190	33.7
계		29.31	5.563	1,138.0

48 淸胃散(청위산) (원전 : 方藥合編)	승마	升麻	7.50	0.750	146.6
	목단피	牧丹皮	5.63	1.266	231.9
	당귀	當歸	3.75	0.863	114.8
	황련	黃連	3.75	0.420	485.6
	생지황	生地黃	3.75	0.435	85.9
	계		24.38	3.734	1,065.0

49 八物湯(팔물탕) (원전 : 方藥合編)	인삼	人蔘	4.50	0.675	785.5
	백출	白朮	4.50	1.035	146.4
	복령	茯苓	4.50	0.045	141.6
	감초	甘草	4.50	0.761	134.9
	숙지황	熟地黃	4.50	1.427	183.6
	작약	芍藥	4.50	0.765	150.3
	천궁	川芎	4.50	0.945	167.3
	당귀	當歸	4.50	1.035	137.7
	계		36.00	6.688	1,847.0

50 平胃散(평위산) (원전 : 東醫寶鑑)	창출	蒼朮	7.50	1.800	235.6
	진피	陳皮	5.25	1.050	99.5
	후박	厚朴	3.75	0.188	91.4
	감초	甘草	2.25	0.380	67.4
	생강	生薑	1.50	0.053	18.5
	대추	大棗	2.00	0.728	74.9
	계		22.25	4.199	587.0

처방명	처방내용		1일 복용 기준		1일 기준 가격(원)
			원료생약(g)	건조엑스 함량(g)	
51 杏蘇湯(散)(행소탕(산)) (원전 : 東醫寶鑑)	행인	杏仁	3.75	0.540	60.0
	자소엽	紫蘇葉	3.75	0.375	71.1
	진피	陳皮	3.75	0.750	71.1
	상백피	桑白皮	3.75	0.237	74.8
	반하	半夏	3.75	0.574	220.8
	절패모	浙貝母	3.75	0.206	109.7
	백출	白朮	3.75	0.863	122.0
	오미자	五味子	3.75	0.675	133.2
	감초	甘草	1.88	0.317	56.2
	생강	生薑	2.50	0.088	30.8
	계		34.38	4.625	950.0
52 香砂平胃散(향사평위산) (원전 : 方藥合編)	창출	蒼朮	7.50	1.800	235.6
	진피	陳皮	3.75	0.750	71.1
	향부자	香附子	3.75	0.743	90.4
	지실	枳實	3.00	0.540	110.8
	곽향	藿香	3.00	0.288	44.7
	후박	厚朴	2.63	0.131	63.7
	사인	砂仁	2.63	0.194	69.9
	목향	木香	1.88	0.617	43.8
	감초	甘草	1.88	0.317	56.2
	생강	生薑	1.50	0.053	18.5
	계		31.52	5.433	805.0
53 黃金芍藥湯(황금작약탕) (원전 : 方藥合編)	황금	黃芩	7.50	2.100	269.4
	작약	芍藥	7.50	1.275	250.4
	감초	甘草	3.75	0.634	112.4
	계		18.75	4.009	632.2
54 黃連解毒湯(황련해독탕) (원전 : 方藥合編)	황련	黃連	4.69	0.525	606.9
	황금	黃芩	4.69	1.313	168.5
	황백	黃栢	4.69	0.633	91.0
	치자	梔子	4.69	1.013	131.1
	계		18.76	3.484	998.0

55 荊芥連翹湯(형개연교탕) (원전 : 方藥合編)	형개	荊芥	2.63	0.233	46.2
	연교	連翹	2.63	0.305	112.7
	방풍	防風	2.63	0.551	104.9
	당귀	當歸	2.63	0.604	80.3
	천궁	川芎	2.63	0.551	97.5
	시호	柴胡	2.63	0.270	227.5
	지각	枳殼	2.63	0.504	67.9
	황금	黃芩	2.63	0.735	94.3
	백지	白芷	2.63	0.570	84.6
	길경	桔梗	2.63	0.709	95.2
	작약	芍藥	2.63	0.446	87.6
	치자	梔子	2.63	0.567	73.4
	감초	甘草	1.88	0.317	56.2
계			33.44	6.362	1,228.0

56 人蔘敗毒散(인삼패독산) (원전 : 方藥合編)	연교	連翹	4.50	0.522	192.8
	황금	黃芩	2.63	0.735	94.3
	치자	梔子	2.63	0.567	73.4
	길경	桔梗	2.63	0.709	95.2
	황련	黃連	2.63	0.294	339.9
	박하	薄荷	2.63	0.326	45.2
	당귀	當歸	2.63	0.604	80.3
	생지황	生地黃	2.63	0.305	60.3
	지각	枳殼	2.63	0.504	67.9
	감초	甘草	2.63	0.444	78.7
	작약	芍藥	2.63	0.446	87.6
계			30.80	5.456	1,216.0

보험한약 색인

348